现代妇产科护理技术与应用

杨秀霞 著

汕頭大學出版社

图书在版编目（CIP）数据

现代妇产科护理技术与应用 / 杨秀霞著 . -- 汕头 :
汕头大学出版社 , 2020.5
ISBN 978-7-5658-4054-8

Ⅰ . ①现… Ⅱ . ①杨… Ⅲ . ①妇产科学—护理学
Ⅳ . ① R473.71

中国版本图书馆 CIP 数据核字 (2020) 第 062102 号

现代妇产科护理技术与应用

XIANDAI FUCHANKE HULI JISHU YU YINGYONG

作　　者: 杨秀霞
责任编辑: 汪艳蕾
责任技编: 黄东生
封面设计: 飒　飒
出版发行: 汕头大学出版社
　　　　　广东省汕头市大学路 243 号汕头大学校园内 邮政编码: 515063
电　　话: 0754-82904613
印　　刷: 北京军迪印刷有限责任公司
开　　本: 710 mm × 1000 mm　1/16
印　　张: 15
字　　数: 200 千字
版　　次: 2020 年 5 月第 1 版
印　　次: 2020 年 7 月第 1 次印刷
定　　价: 88.00 元
ISBN 978-7-5658-4054-8

前言

全书本着“以人的健康为中心”的宗旨，首先叙述妇女妊娠、分娩和产褥期的正常生理变化过程及其护理活动内容，在此基础上介绍了其异常过程及患病妇女的护理、女性生殖系统炎症病人的护理、月经失调病人的护理以及不孕症妇女的护理等内容。本书突出了妇产科护理的基本理论和实践，对提高妇产科护理人员的工作质量、防范医疗风险具有重要的指导意义，同时促进了整体化护理工作的开展，从单纯的“护理疾病”发展为“保障人类健康”，为生命各阶段不同健康状况的妇女提供全方位的优质护理服务。

本书与高等教育护理人才培养目标相结合，参照护理专业教学大纲与国家护士执业资格考试大纲编写而成。本书充分突出基本理论、基本知识和基本技能，着力构建具有妇产科护理专业特色和专科层次特点的护理理念，以职业技能的培养为根本，力求满足学科、教学和社会三方面的需求。全书围绕技术应用型人才的培养目标，强调“突出护理、注重整体、体现社区、加强人文”的原则，构建以护理技术应用能力为主线、相对独立的实践教学体系，充分体现理论与实践的结合，知识传授与能力、素质培养的结合，突出了职业教育的特色。

全书根据疾病的临床及护理特点进行编写，共八章，内容包括疾病定义、发病状况、病因病理、临床表现、治疗要点、护理评估、护理诊断、护理目标、护理措施、健康教育、结果评价等。正文按照教学要求组织教学内容，循序渐进，重点突出。

本书编写层次分明，逻辑性强，结构严谨，文字简洁流畅。

当今社会医学快速发展，护理知识日益更新，由于编写人员水平和经验有限，书中内容虽几经修改、审核，但疏漏之处在所难免，殷切希望使用本教材的读者提出指正，便于我们以后进一步纠正及完善。

目录

第一章　女性生殖系统解剖与生理

第一节　女性生殖系统解剖

一、外生殖器

女性外生殖器指生殖器官的外露部分，又称外阴，包括两股内侧从耻骨联合到会阴之间的组织。

(一) 阴阜

阴阜为耻骨联合前面隆起的脂肪垫。青春期开始生长阴毛，分布呈倒置的三角形。阴毛为女性第二性征之一，其疏密、粗细、色泽可因人或种族而异。

(二) 大阴唇

大阴唇为两股内侧一对隆起的皮肤皱襞，前起于阴阜，后止于会阴。大阴唇外侧面皮肤有皮脂腺和汗腺，青春期长出阴毛，其内侧面皮肤湿润似黏膜。大阴唇有很厚的皮下脂肪层，内有丰富的血管、淋巴管和神经，受伤后易形成血肿。未婚妇女大阴唇自然合拢，遮盖尿道口及阴道口，产后大阴唇向两侧分开；绝经后妇女的大阴唇呈萎缩状，阴毛也稀少。

(三) 小阴唇

小阴唇是一对位于大阴唇内侧的薄皱襞，表面湿润、色褐、无毛，神经末梢丰富，敏感性强。小阴唇在前端分成两叶包绕阴蒂，前叶形成阴蒂包皮，后叶形成阴蒂系带；后端与大阴唇后端在正中线会合形成一条横皱襞，称为阴唇系带，此系带因产妇受分娩影响已不明显。

(四) 阴蒂

阴蒂位于小阴唇的顶端，与男性阴茎海绵体组织相似，有勃起性，分为阴蒂头、阴蒂体和阴蒂脚三部分。女性仅有阴蒂头显露，含有丰富的神经末梢，极为敏感。

(五) 阴道前庭

阴道前庭指两侧小阴唇之间的菱形区，前为阴蒂，后为阴唇系带，在此区域内有下列各部：

(1) 前庭球。前庭球也称球海绵体，位于前庭两侧，前部与阴蒂相接，后部与前庭大腺相邻，表面被球海绵体肌覆盖。

(2) 前庭大腺。前庭大腺又称巴氏腺，位于大阴唇后部，如黄豆大小，左右各一。腺管细长 (1 ~ 2 cm)，开口于前庭后方小阴唇与处女膜之间的沟内，性兴奋时分泌黄白色黏液，起润滑作用。正常情况下不能触及此腺体，若感染致管口堵塞形成脓肿或囊肿时可触及。

(3) 尿道口。尿道口位于阴蒂头后下方的前庭前部，后壁上有一对腺体称为尿道旁腺，其分泌物有润滑尿道口的作用。

(4) 阴道口及处女膜。阴道口位于尿道口后方，前庭后部，其周缘覆有一层较薄的黏膜称为处女膜。在处女膜中央有一小孔，孔的形状、大小及膜的厚薄因人而异。处女膜可在初次性交或剧烈运动时破裂，经阴道分娩后变为数个小隆起，称为处女膜痕。

二、内生殖器

女性内生殖器包括阴道、子宫、输卵管及卵巢。输卵管和卵巢合称子宫附件。

(一) 阴道

阴道是性交器官，也是月经血排出及胎儿娩出的通道。它位于真骨盆下部的中央，前壁相邻膀胱及尿道，后壁贴近直肠，上端包绕子宫颈，下端开口于阴道前庭，前壁长 7 ~ 9 cm，后壁长 10 ~ 12 cm。环绕子宫颈周围的部分称为阴道穹隆，按其位置分为前、后、左、右四部分，其中后穹隆较深，其顶端与盆腔最低部位的子宫直肠陷凹贴近，在临床上具有重要意义。阴道壁有许多皱襞和弹力纤维，有较大的伸展性，由黏膜层、肌层和纤维层构成。黏膜层由复层鳞状上皮覆盖，无腺体，受性激素影响发生周期性变化。阴道前后壁呈闭合状态，分泌物又为酸性，可预防感染并抑制病原菌的生长。幼女及绝经后妇女的阴道黏膜上皮甚薄，皱襞少，伸展性小，容易受创伤及感染。阴道壁因富有静脉丛，故局部受损伤易出血或形成血肿。

(二) 子宫

子宫是孕育胚胎、胎儿和产生月经的器官。

1. 位置

子宫位于骨盆腔中央，前邻膀胱，后邻直肠，下端接阴道，两侧是输卵管和卵巢。其呈前倾前屈位，主要靠子宫韧带及骨盆底肌肉和筋膜的支托作用。

2. 形态

子宫呈前后略扁的倒置梨形。成人非孕时，子宫长 7 ~ 8 cm，宽 4 ~ 5 cm，厚 2 ~ 3 cm，子宫腔容量约为 5 ml，重约 50 g。子宫上部较宽的部分称为子宫体，其上端隆突部分为子宫底，宫底两侧为子宫角，与输卵管相通；子宫下部较窄呈圆柱形的部分称为子宫颈。子宫体与子宫颈比例：婴儿期为 1∶2，成年女子为 2∶1，老人为 1∶1。

子宫腔为一上宽下窄的倒三角形。在宫体与宫颈之间最狭窄的部分称为子宫峡部。宫颈内腔称为宫颈管，宫颈下端伸入阴道内的部分称为宫颈阴道部，在阴道以上的部分称为宫颈阴道上部。

3. 组织结构

（1）子宫体。子宫体壁由三层组织构成，内层为黏膜层即子宫内膜，中间层为肌层，外层为浆膜层。子宫内膜从青春期开始受卵巢激素的影响，其表面 2/3 能发生周期性变化的称为功能层；靠近肌层 1/3 内膜无周期性变化的称为基底层。

子宫肌层较厚，非孕时厚约 0.8 cm，肌层中含有血管，子宫收缩时血管被挤压可有效地制止出血。子宫浆膜层即脏腹膜，与肌层紧贴，但在子宫前面近子宫峡部处，腹膜与子宫壁结合较疏松，向前反折覆盖膀胱，形成膀胱子宫陷凹。在子宫后面，腹膜沿子宫壁向下，至子宫颈后方及阴道后穹隆再折向直肠，形成直肠子宫陷凹。

（2）子宫颈。子宫颈主要由结缔组织构成，宫颈管黏膜为单层高柱状上皮，黏膜内腺体能分泌碱性黏液，形成颈管内黏液栓，堵塞宫颈管。宫颈阴道部被复层鳞状上皮覆盖。在宫颈外口柱状上皮与鳞状上皮交界处是子宫颈癌的好发部位。

4. 子宫韧带

子宫有 4 对韧带，它们与骨盆底肌肉和筋膜共同维持子宫的正常位置。

（1）子宫圆韧带。子宫圆韧带起自子宫角前面，向前下方倾斜，穿过腹股沟，终止于大阴唇前端。其作用是维持子宫的前倾位置。

（2）子宫阔韧带。子宫阔韧带为一对翼形的腹膜皱襞，由覆盖子宫前后壁的腹膜自子宫侧缘向两侧延伸达骨盆壁而成。阔韧带内 2/3 包裹输卵管，外 1/3 移行为骨盆漏斗韧带。卵巢与子宫角之间的阔韧带稍增厚，称为卵巢韧带。在宫体两侧的阔韧带中有丰富的血管、神经、淋巴管及大量疏松结缔组织，称为子宫旁组织。阔韧带的作用是保持子宫位于盆腔中央的位置。

(3) 子宫主韧带。子宫主韧带在圆韧带的下部，横行于宫颈两侧和骨盆侧壁之间，为一对坚韧的平滑肌与结缔组织纤维束，其作用是固定宫颈位置，是保持子宫不致下垂的主要结构。

(4) 子宫骶韧带。子宫骶韧带起自宫颈后面的上侧方，向两侧绕过直肠达第二、三骶椎前面的筋膜。其作用是将宫颈向后、向上牵引，间接地保持子宫前倾位置。

(三) 输卵管

输卵管是精子与卵子相遇结合成为受精卵的部位，也是向宫腔运送受精卵的通道。其为一对细长、弯曲的肌性管道，全长为 8 ~ 14 cm，内侧连于子宫角，外侧游离。根据输卵管的形态由内向外分为间质部、峡部、壶腹部和伞部四个部分。间质部狭窄而短；峡部管腔较窄；壶腹部管腔较宽大；伞部为输卵管的末端，开口于腹腔，游离端呈漏斗形，又称漏斗部，有“拾卵”作用。

(四) 卵巢

卵巢具有生殖和内分泌功能。其为一对扁椭圆形的性腺，位于输卵管后下方，附着于阔韧带后叶，其外侧以骨盆漏斗韧带连于骨盆壁，内侧以卵巢固有韧带与子宫相连。青春期前，卵巢无排卵，表面较光滑；青春期开始排卵后，表面逐渐凹凸不平。成年妇女的卵巢大小约 4 cm × 3 cm × 1 cm，重 5 ~ 6 g，呈灰白色，绝经后萎缩变小、变硬。

卵巢表面无腹膜，其内为卵巢组织，分为皮质与髓质两部分。皮质在外层，其中含数以万计的原始卵泡及致密的结缔组织；髓质在卵巢的中央，内无卵泡，含有疏松的结缔组织及丰富的血管、神经、淋巴管及少量的平滑肌纤维[①]。

三、骨盆及骨盆底

(一) 骨盆

女性骨盆为生殖器官所在，也是胎儿自阴道娩出的必经途径。女性骨盆除了支持上部躯体的重量使之均匀分布于下肢外，还具有独立支持和保护骨盆内器官的作用。骨盆的大小、形态对分娩有直接影响。

1. 骨盆的组成

(1) 骨骼。骨盆由 1 块骶骨、1 块尾骨及左、右两块髋骨组成。每块髋骨又由髂

① 朱钰琦 . 改良 PBL 教学法在中职信息化教学中的应用研究——以妇产科护理学为例 [J]. 卫生职业教育，2019，37(21)：75-76.

骨、坐骨及耻骨融合而成。骶骨由 5 ~ 6 块骶椎融合而成，尾骨由 4 ~ 5 块尾椎合成。

（2）关节。关节包括耻骨联合、骶髂关节和骶尾关节。两耻骨之间的纤维软骨形成耻骨联合，骶骨和髂骨之间形成骶髂关节，骶骨与尾骨之间为骶尾关节。

（3）韧带。骶骨、尾骨与坐骨棘之间为骶棘韧带；骶骨、尾骨与坐骨结节之间为骶结节韧带。妊娠期受激素影响韧带较松弛，关节的活动性增加，尤其是骶尾关节，分娩时尾骨后翘，有利于胎儿的娩出。

2. 骨盆的分界

骨盆以耻骨联合上缘、髂耻缘及骶岬上缘的连线（即髂耻线）为界，分界线以上为假骨盆，又称大骨盆；分界线以下为真骨盆，又称小骨盆、骨产道或硬产道，是胎儿娩出的通道。测量假骨盆的径线可以间接了解真骨盆的大小。

3. 骨盆的标记

（1）骶岬。骶岬是由第一骶椎向前凸出形成，是骨盆内测量的重要依据点。

（2）坐骨棘。坐骨棘位于真骨盆的中部，是坐骨后缘中点突出的部分，可经肛诊或阴道检查触到。

（3）耻骨弓。耻骨两降支的前部相连构成耻骨弓，正常角度为 90° 。

（4）坐骨结节。坐骨结节位于真骨盆下部的坐骨隆突部位。

（二）骨盆底

骨盆底由内、中、外三层肌肉和筋膜组成，封闭骨盆下口，承托盆腔脏器。骨盆底由外向内分：

1. 外层

外层为浅层筋膜与肌肉。在外生殖器、会阴皮肤及皮下组织的下面有会阴浅筋膜，其深面有球海绵体肌、坐骨海绵体肌、会阴浅横肌三对肌肉和肛门外括约肌，此层肌肉的肌腱汇合于阴道外口与肛门之间，形成会阴中心腱。

2. 中层

中层即泌尿生殖膈，由上下两层坚韧的筋膜和位于其间的会阴深横肌、尿道括约肌构成。

3. 内层

内层即盆膈，是骨盆底最坚韧的一层，由肛提肌及筋膜组成。内层由前向后有尿道、阴道和肛门穿过。

会阴：广义的会阴指封闭骨盆下口的所有软组织；狭义的会阴指阴道口与肛门之间的软组织，厚 3 ~ 4 cm，由外向内逐渐变窄呈楔形，表面为皮肤及皮下脂肪，内层为会阴中心腱，又称会阴体。因妊娠后组织变软有利于分娩，但也可对胎儿先露娩出形成障碍，若产力强，往往发生裂伤。

四、邻近器官

内生殖器的邻近器官虽然不属于生殖器官，但同在盆腔且位置相邻，关系密切，包括尿道、膀胱、输尿管、直肠和阑尾等。

(一) 尿道

尿道长 4 ~ 5 cm，从膀胱三角尖端开始，穿过泌尿生殖膈，终于阴道前部的尿道外口。由于女性尿道短而直，又接近阴道，易发生泌尿系统感染。

(二) 膀胱

膀胱位于耻骨联合之后、子宫之前。其大小、形状可因其充盈程度及邻近器官的情况而变化。充盈的膀胱可升至腹腔，影响子宫的位置，故妇科检查及手术前必须排空膀胱。

第二节　女性生殖系统生理

一、妇女一生各阶段的生理特点

女性各时期有其不同的生理特点，但受遗传、环境、营养、心理因素等影响，个体间又有差异。

(一) 胎儿期

受精卵是由父系和母系来源的 23 对 (46 条) 染色体组成的新个体。其中性染色体 X 与 Y 决定着胎儿的性别，即 XX 合子发育为女性，XY 合子发育为男性。女性胎儿的卵巢形成后因无雄激素、无副中肾管抑制因子，所以中肾管退化，两条副中肾管发育成为女性生殖道。

(二) 新生儿期

出生后 4 周内为新生儿期。女性胎儿由于受母体卵巢、胎盘所产生的女性激素影响，子宫、卵巢及乳房均有一定程度的发育，出生后与母体分离，血液中性激素量迅速下降、消失。新生儿在出生后几日出现乳房肿大或有乳样分泌物、阴道少量

出血，可在短期内自然消退。

(三) 儿童期

从出生后 4 周至 12 岁为儿童期。10 岁以前，儿童身体持续发育，但生殖器官仍为幼稚型；10 岁以后，随着儿童体格的增长和发育，卵巢内的卵泡受垂体促性腺激素的影响有一定发育并分泌性激素，但仍不成熟。性器官生长发育表现为阴唇丰满、增大、阴道加深，子宫体生长显著，卵巢逐渐变为扁卵圆形，内有少量卵泡发育，但不能发育成熟。女性特征开始出现，皮下脂肪在胸、髋、肩、耻骨前面蓄积，子宫、输卵管及卵巢逐渐向骨盆腔内下降，乳房也开始发育。

(四) 青春期

自月经初潮至生殖器官逐渐发育成熟的时期称为青春期，一般为 10 ~ 19 岁（世界卫生组织规定）。这一过程的特点包括以下几点。

1. 体格发育

青春期身体发育迅速，各器官的生理功能也逐步发育成熟。

2. 第一性征发育

第一性征发育表现为生殖器官发育。在促性腺激素的作用下，卵巢增大，卵泡开始发育并分泌雌激素，外生殖器从幼稚型变为成人型，阴阜隆起，大阴唇变肥厚，小阴唇变大且色素沉着；阴道的长度及宽度增加，黏膜增厚，出现皱襞；子宫体明显增大，宫体与宫颈的比例为 3 ∶ 2；输卵管变粗，曲度减少；卵巢增大，皮质内有不同发育阶段的卵泡，使卵巢表面凹凸不平。

3. 第二性征发育

第二性征发育表现为：音调变高；乳房丰满而隆起；出现阴毛及腋毛；骨盆横径大于前后径；胸、肩部皮下脂肪增多，显现女性特有体态。

4. 月经初潮

月经初期是青春期开始的一个重要标志。由于卵巢功能尚不完善，初潮后月经周期不规律，需逐步调整。女性青春期生理及心理变化很大，应给予关照和心理疏导。

(五) 性成熟期

卵巢功能成熟并有性激素分泌及周期性排卵的时期统称为性成熟期，也称生育期。一般自 18 岁左右开始，持续约 30 年。在性成熟期，卵巢功能成熟并分泌性激素，已建立规律的周期性排卵。生殖器官和乳房在卵巢激素的作用下发生周期变化。

(六)围绝经期

围绝经期是从卵巢功能开始衰退直至绝经后1年内的时期，包括绝经前期、绝经期和绝经后期。绝经前期，卵巢功能逐渐衰退，卵泡不能发育成熟及排卵，突出表现为月经量渐少、周期不规则；自然绝经指女性生命中最后一次月经，一般发生在44～54岁；绝经后期，妇女卵巢功能逐渐萎缩，其内分泌功能逐渐消退，生殖器官萎缩。此期由于卵巢功能逐渐衰退，雌激素水平降低，可出现血管舒缩障碍和神经精神症状，表现为潮热、出汗、情绪不稳定、失眠等，称为围绝经期综合征。

(七)老年期

一般60岁以后，妇女机体逐渐老化进入老年期。此期卵巢功能完全衰竭，卵巢缩小、变硬、表面光滑，阴唇的皮下脂肪减少；阴道黏膜变光滑，阴道腔逐渐缩小；子宫及宫颈萎缩。由于衰老，性激素减少，易发生代谢紊乱。

二、卵巢周期性变化及内分泌功能

(一)卵巢的功能

卵巢为女性性腺，其主要功能是产生卵子、排卵并分泌女性激素，也称为卵巢的生殖功能和内分泌功能。

(二)卵巢的周期性变化

1. 卵泡的发育与成熟

近青春期，在促卵泡素的作用下，卵巢中原始卵泡开始发育，形成生长卵泡并产生激素。每一个月经周期一般只有一个卵泡发育成熟，称为成熟卵泡[①]。妇女一生中一般只有400～500个卵泡发育成熟并排卵。

2. 排卵

随着卵泡的发育成熟，卵泡逐渐向卵巢表面移行向外突出，接近卵巢表面时，表面细胞变薄、破裂，出现排卵。排卵多发生在两次月经中间，一般在下次月经来潮前14天左右，两侧卵巢交替排卵，也可由一侧卵巢连续排卵。

3. 黄体形成

排卵后，卵泡壁塌陷，卵泡膜血管破裂，血液流入腔内形成血体。卵泡壁的破

① 刘杨. 信息化融合PBL教学法在中职医药市场营销技术课程中的应用与探索[J]. 卫生职业教育，2019，37(2)：94-95.

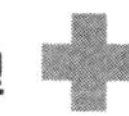

口很快由纤维蛋白封闭，残留的颗粒细胞变大，胞浆内出现黄色颗粒状的类脂质，称为颗粒黄体细胞。黄体细胞不断发育形成黄体，成熟黄体直径 1 ~ 2 cm，外观色黄，呈花瓣状凸出于卵巢表面。

4. 黄体退化

若卵子未受精，排卵后 9 ~ 10 天黄体开始萎缩，黄色减退，细胞变性。一般黄体平均寿命为 14 天，黄体萎缩后月经来潮，卵巢中又有新的卵泡发育，开始新的周期。

(三) 卵巢分泌的性激素

卵巢主要合成、分泌雌激素和孕激素，也合成少量雄激素。除卵巢外，肾上腺皮质也能分泌少量雌激素和孕激素。

1. 雌激素

人体分泌的雌激素主要有雌二醇、雌酮及代谢产物雌三醇。其生理作用如下：

(1) 促进卵泡发育。

(2) 促进子宫发育，增加血运，促进子宫平滑肌细胞增生、肥大，提高子宫平滑肌对缩宫素的敏感性，增强子宫收缩力；对子宫内膜的功能层上皮细胞和腺体有增生作用；使宫颈口松弛，宫颈黏液分泌增多，质变稀薄，易拉成丝状。

(3) 促进输卵管发育，加强输卵管节律性收缩，使上皮细胞分泌增多、纤毛生长，有利于受精卵的运行。

(4) 促进阴道上皮增生和角化。

(5) 使乳腺管增生，乳头、乳晕着色，促进其他第二性征的发育。

(6) 对下丘脑和垂体产生正、负反馈调节。

(7) 促进水、钠潴留，钙盐沉积，降低总胆固醇。

2. 孕激素

体内的孕激素以黄体酮为主，代谢产物为孕二醇。其生理作用如下：

(1) 抑制子宫肌肉的自发性收缩，降低子宫对缩宫素的敏感性，有利于受精卵在子宫腔内生长发育；使子宫内膜由增生期转化为分泌期；使宫颈黏液分泌减少、变稠。

(2) 减小输卵管的收缩振幅，抑制输卵管内膜上皮的生成，减少黏液分泌，调节孕卵运行。

(3) 使阴道上皮脱落加快。

(4) 对下丘脑、垂体有负反馈作用。

(5) 促进乳腺腺泡的发育。

(6) 促进水、钠的排泄。

(7) 孕激素有升高体温的作用，可使基础体温在排卵后升高 0.3～0.5℃。

3. 雄激素

体内的雄激素主要有睾酮。其生理作用如下：

(1) 是合成雌激素的前体。

(2) 维持女性正常生育功能，维持第二性征，促进阴毛和腋毛的生长。

(3) 促进蛋白质的合成，促进肌肉和骨骼的发育。

三、子宫内膜及其他生殖系统的周期性变化

(一) 子宫内膜的周期性变化

随着卵巢的周期性变化，子宫内膜在性激素的作用下也发生周期性变化。现将子宫内膜的连续性变化分期说明如下：

1. 增生期

在月经周期的第 5 至 14 天，功能层子宫内膜脱落、出血，仅留下基底层，在雌激素作用下内膜逐渐增厚，腺体增多，间质致密，间质内小动脉增生延长呈螺旋状卷曲，宫腔增大。

2. 分泌期

月经周期的第 15 至 24 天，卵巢内黄体形成，分泌孕激素和雌激素，使子宫内膜继续增厚，腺体增大并分泌糖原，为孕卵着床提供充足营养。

3. 月经前期

在月经周期的第 25 至 28 天，黄体萎缩退化，雌激素和孕激素分泌减少，子宫内膜出现退行性变化，组织致密，腺管被压，间质水肿消失，血流变慢，螺旋小动脉痉挛，子宫内膜缺血坏死。

4. 月经期

在月经周期的第 1 至 4 天。此期体内雌激素和孕激素水平降低，内膜小动脉痉挛，组织缺血、缺氧而发生局灶性坏死，坏死的内膜组织剥脱与血液混合而排出，形成月经。

(二) 其他生殖器官的变化

1. 子宫颈的变化

子宫颈腺细胞的分泌活动受雌激素和孕激素的影响，并有明显的周期性变化。月经过后，由于体内雌激素水平低，子宫颈黏液的分泌量也少。随激素水平不断增

高，宫颈黏液分泌量也逐渐增多，并变得稀薄透明，有利于精子通行。至排卵前黏液拉丝可长达 10 cm 以上。取黏液涂于玻片，干燥后可见羊齿植物叶状结晶。这种结晶于月经周期的 6 ~ 7 天即可出现，至排卵前最典型。排卵后，受孕激素影响，黏液分泌量减少，变得浑浊黏稠，拉丝易断，不利于精子通过，涂片干后，可见成排的椭圆体结晶。

2. 输卵管的变化

在雌激素和孕激素的影响下，输卵管黏膜也发生周期性变化，但不如子宫内膜明显。

3. 阴道黏膜的变化

在月经周期中，随体内雌激素和孕激素的变化，阴道黏膜也发生周期性改变，其中阴道上段黏膜改变更为明显。在卵泡期受雌激素影响，黏膜上皮增生，表皮细胞角化，以排卵期最明显。细胞内有丰富的糖原，糖原被阴道杆菌分解为乳酸，使阴道保持酸性环境，可以抑制致病菌的繁殖。排卵后，受孕激素影响，阴道黏膜上皮大量脱落，脱落细胞多为中层细胞或角化前细胞。临床上常根据阴道脱落细胞的变化间接了解卵巢的功能。

四、月经周期的调节及经期的临床表现

（一）月经及月经期临床表现

1. 月经

月经指伴随卵巢周期性变化而出现的子宫内膜周期性脱落、出血，是生殖功能成熟的标志之一。月经第一次来潮称月经初潮。月经初潮年龄多在 13 ~ 15 岁之间，如超过 16 岁应引起临床重视。月经的初潮主要受遗传因素的影响，近年有初潮年龄提前的趋势。

2. 临床表现

正常月经具有周期性，相邻两次月经第一天间隔的时间称为一个月经周期，一般为 28 ~ 30 天。月经持续的时间为经期，正常持续 2 ~ 7 天，平均 3 ~ 5 天。正常月经量为 30 ~ 50 ml，超过 80 ml 为月经过多。月经呈暗红色，主要是血液，还有子宫内膜碎片、宫颈黏液及脱落的阴道上皮细胞。月经血含有前列腺素及纤溶酶，纤溶酶对纤维蛋白有溶解作用，所以血液不凝固，但在出血多时可出现凝血块。

一般月经期无特殊症状，有些妇女可有下腹及腰骶部下坠感，或头痛、失眠、精神抑郁、易激动、恶心、呕吐、便秘和腹泻，但不影响工作与学习，需要注意经期卫生和休息。

(二) 月经周期的调节

月经周期的调节是一个非常复杂的过程，主要是在中枢神经系统的控制下，通过下丘脑、垂体和卵巢之间相互作用。下丘脑分泌促性腺激素释放激素，通过调节垂体促性腺激素的分泌调控卵巢功能；卵巢分泌的性激素对下丘脑、垂体又有反馈调节作用。下丘脑、垂体和卵巢之间相互调节，相互影响，形成完整而协调的神经内分泌系统，称为下丘脑 – 垂体 – 卵巢轴。此轴又受中枢神经系统控制。与月经周期调节相关的主要激素如下：

1. 下丘脑

下丘脑是下丘脑 – 垂体 – 卵巢轴的启动中心，分泌促性腺激素释放激素。促性腺激素释放激素包括卵泡刺激素释放激素和黄体生成素释放激素，其作用是促进垂体合成、释放卵泡刺激素和黄体生成素。

2. 垂体

垂体分泌促卵泡刺激素和黄体生成素，两者直接控制卵巢的周期性变化，能促进卵泡发育，刺激成熟卵泡排卵，促进排卵后的卵泡变成黄体，并产生孕激素与雌激素。

3. 卵巢

卵巢主要分泌雌激素和孕激素，其分泌量对下丘脑、垂体产生反馈作用。性激素作用于子宫内膜及其他生殖器官使其发生周期性变化。

4. 月经周期的调节机制

在前次月经周期卵巢黄体萎缩后，月经来潮，雌激素和孕激素水平降至最低，解除了对下丘脑、垂体的抑制。下丘脑开始分泌促性腺激素释放激素，垂体分泌促性腺激素，使卵泡逐渐发育，卵泡分泌雌激素。在雌激素的作用下，子宫内膜发生增生期变化。随着雌激素逐渐增多，对下丘脑的负反馈作用增强，抑制下丘脑促性腺激素释放激素的分泌和垂体促性腺激素的分泌。随着卵泡的发育成熟，雌激素分泌出现第一次高峰，对下丘脑产生正反馈作用，促使垂体释放大量黄体生成素并出现高峰，促卵泡素同时也形成一个较低的峰。在垂体激素的作用下，使成熟卵泡排卵。

排卵后，卵泡刺激素、黄体生成素急速下降。在少量卵泡刺激素、黄体生成素作用下，卵巢黄体形成并逐渐发育成熟。黄体主要分泌孕激素，使子宫内膜由增生期变为分泌期；黄体也分泌雌激素，并形成第二次高峰。在大量雌激素、孕激素的共同作用下，通过负反馈作用，垂体分泌的卵泡刺激素、黄体生成素相应减少，黄体开始萎缩，卵巢激素分泌也减少。子宫内膜失去性激素支持，发生坏死、脱落，从而月经来潮。下一个月经周期又重新开始，如此周而复始。

第二章　妇产科疾病的病因及诊断

第一节　病因及病机

一、病因

病因是指导致妇科疾病发生的因素，包括引起女性经、带、胎、产、乳和杂病发生的原因和条件。

本节主要研究致病因素的特性，致病特点、规律及所致病症的临床表现。

(一) 淫邪因素

因女性以血为用，而风、寒、暑、湿、燥、火六淫中，以寒、热、湿易与血作用而导致妇科疾病的发生。

1. 寒邪

(1) 来源：实寒可因感受寒邪，冒雨涉水，或过食生冷；虚寒则多因素体阳气不足，阳虚生内寒。

(2) 致病特点：寒为阴邪，易伤阳气，主收凝，易使血为寒凝，气血运行不畅。

(3) 导致的妇科病症：月经后期、痛经、经行身痛、月经过少、闭经、产后身痛、带下、不孕等。

2. 热邪

(1) 来源：实热可因感受热邪、五志过极化火、过服辛辣助阳的食物或药物；虚热则多因素体阴血不足，或久病阴亏，而阴虚生内热。

(2) 致病特点：热为阳邪，耗气伤津，迫血妄行。

(3) 导致的妇科病症：月经先期、月经过多、子淋、崩漏、胎动不安、恶露不绝、子痫、产后发热、阴疮等。

3. 湿邪

(1) 来源：外湿可因感受湿邪、冒雨涉水，或久居阴湿之地，使湿邪内停；内湿则多因脾虚运化失常，水湿内停或肾阳虚气化失常，水湿内停。

(2) 致病特点：湿为阴邪，重浊黏滞，易阻塞气机。可随机体的阴阳的盛衰转化为寒湿或湿热。

(3) 导致的妇科疾病：经行浮肿、经行泄泻、闭经、妊娠水肿、带下、阴痒、不孕、妊娠呕吐等。

(二) 情志因素

人体的七种情志变化为喜、怒、忧、思、悲、恐、惊太过，如突然、强烈、长期作用于人体，可导致脏腑、气血及经络功能失常，引起疾病的发生。妇科同样可因内伤七情致病。内伤七情中，以怒、思、恐为主。

怒：抑郁愤怒而伤肝，发生气滞、气逆。

思：忧思不解使气结，气血瘀滞；或损伤脾气而使化源不足或脾失统摄。

恐：惊恐过度，使气下、气乱，而伤肾，使肾失闭藏，冲任不固。

均可导致月经先期、月经后期、月经先后不定期、崩漏、痛经、胎动不安、堕胎、不孕等。

(三) 生活因素

(1) 房劳多产。早婚、房事不节、多产或多次人工流产，损伤肾气，耗伤气血，可导致经、带、胎、产等各种病症的发生。

(2) 饮食失节。暴饮暴食、过食肥甘油腻或偏嗜、过食寒凉或辛辣、长期服用助阳之品，可损伤脾胃，致使血寒或血热，而发生月经病、带下病或痛经等。

(3) 劳逸过度。过劳耗伤气血，过逸会影响气血的运行，可致月经不调、胎动不安、堕胎、小产、难产、子宫脱垂等。

(4) 跌仆外伤。可直接损伤胞宫、冲任，发生崩漏、胎动不安等。

(四) 体质因素

体质的好坏反映了抗病能力的强弱。它不仅决定了上面所述的种种因素能否使机体发病，还决定着疾病的种类、程度、转归和预后，在疾病的发生中起着决定性作用。

二、病机

病机是疾病发生、发展与变化的机理。妇科疾病发生的病机是以上的致病因素，导致了脏腑功能失常、气血失调、胞宫损伤，最终导致了冲任督带的损伤，发生妇科疾病。

(一) 脏腑功能失常

1. 肾虚

肾虚多因先天肾气不足；或房劳多产、多次堕胎、小产；或久病、大病，“穷必及肾”，致使肾的功能衰退，导致各种妇科疾病的发生。

(1) 肾气虚。肾气虚是指肾的气化、封藏、摄纳功能减退的病理状态。肾气与人体的生长、发育、生殖功能、性功能活动、天癸的至与竭、月经与妊娠等密切相关。因先天肾气不足，或后天损伤肾气，导致精不化血，冲任血海空虚，发生闭经、月经后期、月经过少、不孕等；肾气虚，冲任不固，导致月经先期、月经过多、崩漏、产后恶露不绝、胎动不安、子宫脱垂等。

(2) 肾阴虚。肾的精亏血少，导致冲任空虚，胞宫、胞脉失养，而导致月经后期、月经过少、闭经、绝经前后诸证、不孕等。阴虚生内热，热伏冲任，而发生月经先期、崩漏、经行吐衄、经行发热、胎动不安等。

(3) 肾阳虚。命门火衰，不能温煦冲任、胞宫而出现宫寒不孕。气化失常，水湿内停而发生带下病、经行泄泻、经行浮肿、子肿等。

2. 肝失和调

肝失和调是指因素性抑郁，或七情内伤，或其他脏腑病变伤及肝脏。女性的月经、妊娠、分娩、哺乳等生理都是以血为用，以血为本，而肝脏具有贮藏血液和调节血量功能，与月经、妊娠密切相关，故肝脏功能失常会导致多种妇科疾病发生。

(1) 肝郁气滞，气滞血瘀，血流不畅，发生月经先后不定期、痛经、闭经等。

(2) 肝郁化火，热伤冲任，迫血妄行，发生月经过多、月经先期、崩漏、带下、阴痒。

(3) 肝郁犯脾，肝脾失和，发生妊娠恶阻。

(4) 肝血不足，肝阳上亢，或肝风内动，发生妊娠眩晕、子痫。

(5) 肝经湿热，可循经下注阴器而发生带下病、阴痒等。

3. 脾虚

因素体脾胃虚弱，或因饮食不节，或受邪扰而损伤脾，导致其运化功能与统摄功能失常而发生妇科疾病。

(1) 脾气虚，统摄无权，冲任不固，发生月经过多、崩漏、胎动不安、恶露不绝、子宫脱垂。

(2) 脾虚运化失常，水湿内停，发生带下病、妊娠水肿。

(二) 气血失调

气血失调是妇科疾病的重要机理之一，这与女性的生理特点有密切关系。女子的月经、妊娠、分娩、哺乳均要以血为用，而最易耗伤阴血，因而机体处于阴血不足、阳气偏亢的状态。而气血是相互滋生、相互依存的，气为血帅，血为气之母，血病可以及气，气病可以及血，而导致气血失调，进一步导致冲任的损伤，发生经、孕、产、乳各种疾病。

1. 气分病症

(1) 气虚。多因素体虚弱，或劳倦过度而伤气，可使其冲任不固，统摄失权，发生月经先期、月经过多、崩漏、胎漏、胎动不安、产后恶露不绝、产后自汗、产后乳汁自出、子宫脱垂等。

(2) 气逆。冲气随气逆而上，发生经行头痛、经行吐衄、妊娠恶阻、子悬等。

(3) 气滞。气滞血瘀，冲任不畅，发生月经后期、闭经、月经前后不定期、痛经、不孕、症瘕。

(4) 气陷。气虚清阳不升反而下陷，可见子宫脱垂、崩漏等。

2. 血分病症

(1) 血虚。素体血虚，或大病、久病、产乳过多、劳倦思虑过度；或各种出血过多等耗伤血液；或脾胃虚弱、血液化生不足等而发生血虚。血虚则冲任空虚，血海不盈，发生月经后期、月经过少、闭经、妊娠腹痛、胎动不安、胎萎不长、产后缺乳、产后腹痛、不孕等①。

(2) 血瘀。可因寒、热、血虚、气滞、气虚等引起，在妇科导致冲任、胞脉瘀阻，而发生月经后期、痛经、闭经、不孕、症瘕。

(3) 血热。因素体阳盛，过食辛热助阳之食物或药物，肝郁化火或阴虚生内热，热与血相搏。热伤冲任，迫血妄行，发生月经先期、月经过多、崩漏、胎漏、胎动不安、产后恶露不绝、产后发热等。或因肝郁化火，火热上扰而出现经行头痛、经行情志异常。

(4) 血寒。因经期、产褥期感受寒邪，或素体阳虚生内寒，寒与血相搏。血为寒凝，冲任瘀阻，发生月经后期、月经过少、痛经、闭经、妊娠腹痛、产后腹痛、产后身痛、不孕等。

---

① 谢林峰，孙亚男，向俊蓓．高职护理 PBL 教学质量评价量表的编制 [J]. 卫生职业教育，2019，37(6)：54–56.

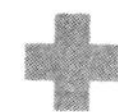

（三）直接损伤胞宫

在经期、产褥期感染邪毒、寒湿、房事不节、外伤及宫腔手术等直接损伤胞宫，而发生各种妇科病。

冲、任、督、带的损伤是妇科疾病发生的核心。因人体是一个整体，它们之间有着相互联系、相互影响的关系。若各种病因导致了脏腑功能失调、气血失调或直接损伤了胞宫，进一步导致冲、任、督、带的损伤，则会引起各种妇科疾病的发生。仅仅是脏腑功能失常、气血失调，如未影响到冲、任、督、带，则不会发生妇科病，所以说冲、任、督、带的损伤是妇科疾病发生的重要机理。

第二节　妇产科疾病的诊断思路

一、妇产科疾病诊断相关的基本概念

（一）诊断步骤

做出疾病的正确诊断通常需要经历三个阶段，即搜集患者的临床资料、整理临床资料后做出初步诊断、经过临床实际验证后最终确诊。搜集、整理和验证三个阶段构成一个完整的诊断思维过程。搜集包含归纳和分析的因素；整理能够找出进一步搜集的线索；验证则是更深入地搜集、归纳和分析临床资料的过程。

1. 初步诊断

经过详细的病史采集，配合系统的体格检查和辅助检查并进行分析综合后即可提出初步诊断。

2. 综合诊断

综合诊断包括病因诊断、病理形态诊断和病理生理诊断三个方面：病因诊断属于阐述疾病的基本性质；病理形态诊断是指出病变部位、范围、性质及组织结构的改变；病理生理诊断也称为功能诊断，阐明疾病引起的功能改变。但是不一定每位患者均有以上三个方面的诊断。

3. 个体化诊断

患者所患疾病的临床表现既可以是“同病异症”，也可以是“异病同症”，在诊断时要结合患者的性别、年龄、职业、发病季节和地区等个体化因素进行综合考虑做出诊断，即个体化诊断。

(二) 鉴别诊断

疾病的临床表现多种多样，“同病异症”和“同症异病”比比皆是。某种疾病可能有多种不同的临床表现，类似多种不同的疾病，如不重视鉴别诊断就有可能误诊或漏诊。疾病处于初期阶段症状不典型、病情不明朗时，找不到能够确诊某种疾病的特征性表现，只能找到若干个症状组成的综合征，这时就有可能提出一系列需要进行鉴别的疾病。此时应该尽可能将全部有可能的疾病均考虑在内，以防因为遗漏而导致诊断。此时要求临床医师必须全面考虑、认真分析所获得的临床资料，包括病史、体格检查和实验室检查等，提出一组与临床表现极相似的疾病，逐个予以鉴别以求缩小鉴别范围，一直排除直至剩下一个或两个认为最可能的疾病，这里运用的是疾病诊断的排除诊断法。

在鉴别诊断过程中，临床医师应重视以下问题：①若肯定的疾病不止一个时，应该多考虑常见病和当地的多发病，或当时的流行病；②对患者的疾病诊断，在没有充分的依据时，不要轻易做出功能性疾病的诊断，除非有确切的依据；③当“特殊病症”不能用一种疾病解释时，应考虑同时存在两种或两种以上的疾病；④在不能充分肯定某种疾病时，与家属及患者交代时必须留有余地，说明尚无绝对把握，尚需动态观察，在治疗过程中才能最终确诊；⑤有时实验室检查结果或特殊仪器检查结果与临床判断不一致时，需要细致追问病症、病程和病情，必要时复查实验室检查结果。

二、妇产科疾病诊断程序

(一) 妇产科疾病的提示

1. 妇科疾病提示

妇科最常见的症状概括起来主要为以下七项：外阴瘙痒、白带异常、阴道流血、下腹痛 (急性或慢性)、下腹部肿块、闭经和不孕。其中任何一项或两三项常见症状又都可能是妇科某种疾病的主要临床表现。

2. 产科疾病提示

产科疾病的重要特点：①具有明显的动态性。异常可以蕴含着正常，正常也可能包含着异常。正常与异常的界限并不一定总是分明的。例如，一产妇最初检查可能认为是正常，随着产程的进展，有可能转化为难产。因此，对胎位正常、胎儿不大、骨盆正常的产妇，不能轻视为最终必定是正常分娩，在分娩尚未结束之前，一直都要警惕有可能会出现异常，要按可能出现异常分娩来对待。②既要重视孕妇，

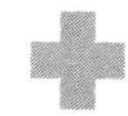

又要考虑胎儿和新生儿。例如，同是妊娠期高血压疾病的孕妇，孕周不同、病情严重程度不同，综合考虑母子情况，所进行的处理也不相同。

（二）提出临床初步诊断

病情比较简单的患者通常根据患者的病史、体格检查及辅助检查情况，绝大多数可以得到正确的初步诊断。如外阴瘙痒的患者经过检查发现外阴有抓痕，阴道内有大量黄白色豆腐渣样分泌物，经过白带常规检查发现假丝酵母菌及菌丝，即可诊断为阴道假丝酵母菌病。但当病史复杂或不清，体征不典型或不明显，辅助检查手段又不特异，很难迅速做出正确诊断，常常需要经过短时期的临床观察或进行试验性治疗，才能在临床上做出初步诊断。如阴道流血是妇产科最常见的临床症状，出血部位广泛，绝大多数来自子宫，但也可以来自宫颈、阴道、处女膜、阴道前庭、输卵管等部位。出血形式更是多种多样，或是月经过多、月经延长，或是不规则出血、接触性出血、出血或是大量或是淋漓不尽。出血原因可能是与妊娠、卵巢内分泌功能失调、生殖器官炎症、生殖器官肿瘤、生殖器官创伤及生殖器官异物有关，也可能是全身性疾病（如再生障碍性贫血、血小板减少性紫癜等）的局部表现。此外，不适当地应用性激素、漏服口服避孕药及宫内节育器副反应等，也可以引起阴道出血。因此，此时只能得出“阴道出血性质待查”这一比较笼统的初步诊断。

（三）判断病变的部位

根据患者的病史及体格检查通常可以初步判断出病变的部位，必要时需借助辅助检查。如一个首次同房后出血的患者就诊，考虑同房后生殖道创伤的可能性大，妇科检查时要重点检查处女膜、阴道后穹隆处，发现这些部位活动性出血，即可找出病变部位；对于一个已婚多次同房后点滴出血的患者，要重点检查宫颈，如发现宫颈口赘生物或息肉样组织突出，病变部位可考虑为宫颈或子宫，进一步鉴别需要进行相关的辅助检查，如B型超声检查、宫腔镜检查，甚至磁共振成像等。

（四）鉴别原发性和继发性疾病

原发性疾病与继发性疾病的治疗原则不同，有些甚至大相径庭，因此鉴别原发性还是继发性疾病非常重要。如女性生殖系统淋巴瘤大部分继发于血液系统非霍奇金淋巴瘤或霍奇金淋巴瘤，极少一部分为女性生殖器官原发性淋巴瘤。两者的治疗原则完全不同，生殖器官继发性淋巴瘤主要按照血液系统疾病的处理原则进行治疗，而原发性淋巴瘤则以手术为主，术后辅以化疗和放疗。再如功能性子宫出血，在诊断之前除了要鉴别生殖器官器质性疾病之外，还要排除继发于血液系统的疾病。如果是继发于血液系统疾病，要按照原发病处理；如果最终诊断为功能性疾病，治疗则以激素治疗为主。

（五）病理诊断

病理诊断可以说是诊断的“金标准”，尤其对于妇科恶性肿瘤。例如，晚期卵巢恶性肿瘤在进行肿瘤减灭术前一定要有病理诊断，而不能想当然。结核性腹膜炎患者盆、腹腔内粘连性肿块伴有腹膜面的广泛病变，肉眼不能与卵巢恶性肿瘤腹腔内广泛种植转移相鉴别，只能依靠病理诊断，然后决定进行抗结核治疗还是进行肿瘤细胞减灭术。同样，宫颈恶性肿瘤也要通过病理诊断与其他表现为宫颈赘生物的疾病相鉴别，做到去伪存真[①]。

（六）病因诊断

在妇产科疾病中，有些疾病可以找到病因，如阴道假丝酵母菌病、淋球菌性阴道炎可以进行对因治疗。但有些疾病依靠现在的技术或监测手段尚不能找到病因，只能进行对症治疗，如妊娠期高血压疾病，目前关于其发病有多个学说及诸多的高危因素，但根本原因尚不明了，目前治疗只能对症治疗。又如关于恶性肿瘤的发生发展的研究，近几十年已经取得了很大的进展，但尚不能完全解释其起因与进程。

（七）功能诊断

功能诊断即病理生理诊断，阐明疾病引起的功能改变，但不一定每位患者均有这方面的诊断，如产后出血的患者。

---

① 李会明．妇产科护生沟通能力教学培养研究——“以学生为中心”教学法的应用[J]. 黑龙江科学，2019，10(21)：56–57.

第三章　妇女保健

第一节　妇女保健工作范围

一、妇女保健工作的目的和意义

1. 妇女保健工作的目的

妇女保健工作的目的是通过积极的普查、预防保健及监护和治疗措施，开展以维护生殖健康为核心的妇女各期保健工作，降低孕产妇及围生儿死亡率，减少患病率和伤残率，控制某些疾病特别是遗传性疾病的发生及性传播疾病的传播，促进妇女身心健康。

2. 妇女保健工作的意义

妇女保健工作是我国卫生保健事业的重要组成部分，与临床医学、疾病预防控制构成我国卫生防病医学的基本体系，采取以预防为主、以保健为中心、以群体为服务对象、以基层为重点、以保健与临床相结合的方法，开展以生殖健康为核心的妇女保健工作，提高民族综合素质。妇女保健工作直接关系到子孙后代的健康、家庭幸福、民族素质的提高和计划生育基本国策的贯彻落实。

二、妇女保健工作的组织机构

(1) 卫生行政机构。卫计委内设妇幼保健司并下设妇幼保健处；省（直辖市、自治区）卫生厅设基层卫生与妇幼保健处；市（地）级卫生局设妇幼保健科；县（市）级卫生局设防保股或业务股。

(2) 专业机构。妇幼卫生专业机构包括各级妇产科医院、儿童医院、综合医院的妇产科、计划生育科、儿科、预防保健科以及国家级、省级、(地) 市级、县级等各级妇幼保健机构，如省市妇幼保健院、县妇幼保健所等。

各级妇幼保健机构均属业务实体，都必须接受同级卫生行政部门的领导，认真贯彻妇幼工作方针。

妇女保健工作范围包括：①妇女各期保健；②普及科学接生、提高产科质量；③积极防治妇女常见病、多发病；④宣传并落实计划生育政策；⑤做好妇女劳动保护；⑥女性心理保健。

三、妇女各期保健

(一) 儿童期保健

女童保健是妇女一生生殖健康的基础。由于女童的生殖系统解剖特点，应该注意保持外阴清洁（不穿开裆裤、大便后清洗），防止损伤和感染。应根据女童的生理、心理和社会特点，做好以下保健指导：①培养良好的卫生习惯；②保护女童安全；③尽早发现并治疗发育成熟障碍，注意营养的合理与均衡，避免女童体格发育偏离及性早熟；④慎重对待女童生殖器官的发育畸形或缺陷；⑤女童生殖道肿瘤恶性程度高，应引起足够的重视；⑥重视女童心理卫生。

(二) 青春期保健

青春期保健分三级。

(1) 一级预防。一级预防为重点，主要根据青春期女性生理、心理特点，为培养良好的健康行为给予保健指导。其内容包括：①培养良好的饮食习惯；②自我保健，培养良好的生活方式和卫生习惯；③参与适当的体育锻炼和体力劳动；④普及月经生理和经期卫生知识；⑤进行青春期心理卫生和性知识教育以及性道德培养。

(2) 二级预防。二级预防主要通过定期体格检查，及早发现青春期少女常见疾病，如痛经、青春期功血、原发性和继发性闭经及少女生殖系统肿瘤等，及时发现行为偏差，减少或避免诱发因素。

(3) 三级预防。女性青春期疾病的治疗与康复。

(三) 未婚期保健

未婚期保健是指围绕结婚前后，为保障婚配双方及其后代健康所进行的一系列保健服务措施。它有利于男女双方了解自己的健康状况，有利于未来家庭的美满幸福，有利于优生优育和计划生育，有利于提高出生人口素质。未婚期保健包括婚前医学检查、未婚期健康教育及婚前卫生咨询。

1. 婚前医学检查的主要疾病

(1) 严重遗传性疾病。由于遗传因素先天形成，病人全部或部分丧失自主生活能力，子代患病风险高，医学上认为不宜生育的疾病。

(2) 指定传染病。病毒性肝炎、结核病、艾滋病、淋病、梅毒以及医学上认为影响结婚和生育的其他传染病。

(3) 有关精神病。精神分裂症、躁狂抑郁型精神病以及其他重型精神病。

(4) 其他与婚育有关的疾病，如重要脏器疾病和生殖系统疾病等。

2. 未婚期健康教育

未婚期健康教育是指对准备结婚的男女双方和已婚未育的夫妇进行以生殖健康为核心的、与结婚和生育有关的保健知识的教育。

3. 婚前卫生咨询

婚前卫生咨询是指针对医学检查中出现的异常情况和服务对象提出的问题进行解答，帮助受检对象在知情选择的基础上做出决定。对于医学上认为“不宜结婚”“暂缓结婚”“不宜生育”或“建议采取医学措施，尊重受检双方意见”的服务对象，应耐心讲明科学道理，提出医学预防、治疗及采取措施的意见，进行重点咨询指导，达到保护母婴健康和减少严重遗传性疾病患儿出生的目的。

(四) 生育期保健

生育期保健的主要目的是维护妇女生殖功能正常，通过加强孕产期保健保证母婴安全，降低孕产妇和围生儿死亡率；给予计划生育技术指导，避免妇女在生育期因孕育或节育导致的各种疾病；加强疾病普查和卫生宣传，提高处理水平，确保妇女的身心健康。

(五) 围生期保健

围生期保健是指一次妊娠从妊娠前、妊娠期、分娩期、产褥期到哺乳期，为孕母和胎婴儿的健康所进行的一系列保健措施，从而保证母亲安全，提高出生人口质量，降低围生儿和孕产妇死亡率及远期伤残率。

1. 孕前期保健

孕前期保健的目的是选择最佳的受孕时机，减少危险因素和高危妊娠。小于18岁或大于35岁的女性，妊娠的危险因素增加，易造成难产、产科其他合并症以及胎儿染色体病，所以应选择适宜的生育年龄。妊娠前，妇女尽量保持良好的精神状态，饮食营养丰富，生活有规律，工作适度，睡眠充足。妊娠前应积极治疗对妊娠有不良影响的疾病，如病毒性肝炎、肺结核、糖尿病、甲状腺功能亢进症、心脏病、高血压病等，待疾病痊愈或好转后再选择适当的时间妊娠。妊娠前应戒烟禁酒，避免接触化学毒物及放射线等，必要时应调换工作，以免影响胚胎或胎儿发育或致畸。使用长效避孕药避孕者应停药改用工具避孕6个月后再怀孕，以免避孕药对胎儿造成不良影响。有不良孕产史者应向医生咨询并提前做好准备，以减少高危妊娠和高危儿的发生。

2. 孕期保健

孕期保健一般分为三个阶段：孕早期保健、孕中期保健及孕晚期保健。

(1) 孕早期是胚胎、胎儿分化发育阶段，容易受各种生物、物理、化学等因素的干预，导致胎儿畸形或发生流产。孕妇应注意孕期卫生，保持室内空气清新，避免接触污浊空气，避免病毒感染，患病时用药要遵医嘱，以防药物致胎儿畸形；避免精神刺激，保持心情舒畅，注意营养，提供足够热量、蛋白质，多吃蔬菜水果；生活起居要有规律，避免过劳，保证充足睡眠，每日有适当活动；应尽早确诊早孕，建立早孕保健卡，测量基础血压和基础体重；进行高危妊娠的初筛，了解有无高血压、心脏病、糖尿病、肝肾疾病等病史，有无不良孕产史，询问家族成员有无遗传病史。

(2) 孕中期是胎儿生长发育较快的阶段。此阶段应仔细检查孕早期各种影响因素对胎儿是否有损伤，监测胎儿生长发育的各项指标(如宫高、腹围、体重、胎儿双顶径等)，对疑有畸形或遗传病及高龄孕妇的胎儿要进一步做产前诊断。预防并发症，预防及治疗生殖道感染，做好高危妊娠的各项筛查工作。指导孕妇注意加强营养，适当补充铁剂、钙剂。

(3) 孕晚期胎儿生长发育最快，胎儿体重增加明显。此期应注意指导孕妇合理补充热量、蛋白质、维生素、微量元素和矿物质；注意防治妊娠期并发症(妊娠期高血压疾病、胎膜早破、早产、胎位异常、产前出血等)。还应特别重视监测胎盘功能，及早发现且及时纠正胎儿宫内缺氧。做好分娩前身体、心理和物质上的准备，选择对母儿合适的分娩方式；做好乳房准备以利于产后哺乳。

3. 分娩期保健

分娩期保健是指分娩与接产时的各种保健和处理，目的是确保分娩顺利、母儿安全。指导产妇应住院分娩，如果为高危孕妇应提前入院。分娩期产妇生理、心理负担最重，体力消耗巨大，最容易出现问题，要做好“五防、一加强”。五防：防感染、防滞产、防产伤、防出血、防新生儿窒息；一加强：加强对高危妊娠的产时监护和产程处理。

4. 产褥期保健

产褥期保健的目的是防止产后出血、感染等并发症，促进产妇产后生理功能恢复。护理人员应在产褥期为产妇提供相应的身心指导和帮助，于产后 3 日、产后 14 日和产后 28 日进行产后访视，建议产妇在产后 42 日到医院进行全面的健康检查。

5. 哺乳期保健

哺乳期是指产后产妇用自己的乳汁喂养婴儿的时期，通常为 10 ~ 12 个月。保健的中心任务是保护母婴健康，降低乳幼儿死亡率，保护、促进和支持母乳喂养。护

理人员应帮助产妇认识到母乳喂养的好处，增强母乳喂养的信心，以保证新生儿的正常生长发育。WHO 提出的母乳喂养十项措施包括：①有书面的母乳喂养规定，并常规地传达到全体卫生人员；②对全体卫生人员进行必要的技术培训，使其能实施有关规定；③把有关母乳喂养的好处及处理方法告诉所有的孕妇；④帮助产妇在产后半小时内开奶；⑤指导产妇如何喂奶，以及在需与新生儿分开的情况下如何保持泌乳；⑥除母乳外，禁止给新生儿吃任何食物或饮料，除非有医学指征；⑦实施母婴同室；⑧鼓励按需哺乳；⑨不要给母乳喂养的新生儿吸吮橡皮奶头或使用奶头作安慰物；⑩促进母乳喂养支持组织的建立，并将出院的产妇转给这些组织。

哺乳期还应该指导乳母正确护理乳房；勿滥用药品，必须时应在医生指导下用药；最好采用工具避孕或产后 3～6 个月放置宫内节育器的方法，不宜口服避孕药物；不要过分延长哺乳期。要做好定期访视，评估母乳喂养及婴儿生长发育情况；评估家庭支持系统，完善家庭功能。

（六）围绝经期保健

围绝经期妇女由于性激素减少可引发一系列躯体、精神和心理症状。此期的保健内容有：保持心情舒畅，合理安排生活和饮食，适度的体格锻炼及肛提肌锻炼，保持外阴部清洁，定期接受妇科常见疾病及肿瘤普查，必要时在医生指导下采用激素替代、补充钙剂等综合措施防治围绝经期综合征、骨质疏松、心血管病等，指导避孕至停经 12 个月以后，放置宫内节育器者应于绝经 1 年内取出。

（七）老年期保健

65 岁以后为老年期，应指导老年期的女性定期进行身体各系统的检查，防治老年易患疾病，如老年性阴道炎、子宫脱垂、妇科恶性肿瘤、骨质疏松、脂代谢紊乱、老年性痴呆等。老年期的女性要加强体育锻炼，从事力所能及的工作，保持心情愉悦，以提高生命质量[①]。

四、普及科学接生，提高产科质量

普及科学接生并开展生产期保健。防治产科并发症，推广产前胎儿健康情况预测，提高民族人口素质，降低孕产妇及围产儿死亡率。鼓励产妇住院分娩，加强助产人员培训，提高助产水平。

---

① 王芳菲．以云课堂为依托的信息化教学在妇产科护理实践教学中的作用研究 [J]. 中国卫生产业，2019，16(27)：132-133.

五、积极防治妇科常见病、多发病

健全妇女保健网络，定期进行妇女常见病、多发病及良恶性肿瘤的普查普治，35 岁以上妇女每 1 ~ 2 年普查 1 次，中老年妇女以防癌为重点，做到早期发现、早期诊断及早期治疗。针对普查结果，总结发病规律，制定预防措施，降低发病率，提高治愈率，维护妇女健康。

六、做好妇女劳动保护

目前，我国已建立较完善的妇女劳动保护和保健法规，以防止职业性有害因素对妇女的生殖器官和生殖功能造成影响，以及通过妊娠、哺乳等影响胎婴儿的健康。我国政府规定：

1. 月经期

女职工在月经期不得从事装卸、搬运等重体力劳动及高处作业；不得从事低温、冷水、野外作业及用纯苯作溶剂而无防护措施的作业；不得从事连续负重（每小时负重次数在 6 次以上者）、单次负重超过 20 kg 或间断负重每次负重超过 25 kg 的作业。

2. 妊娠期

妊娠期妇女在劳动时间进行产前检查，可按劳动工时计算；妊娠期不得加班、加点，妊娠满 7 个月后不得安排夜班劳动；不得从事频繁弯腰、攀高、下蹲的作业。

第二节　中医论妇女保健

中医学历来重视人体的摄生与保健，早在《黄帝内经》中就有“虚邪贼风，避之有时，恬淡虚无，真气从之，精神内守，病安从来，是以志闲而少欲，心安而不惧，形劳而不倦，气从以顺，各从其欲，皆得所愿”的记载。妇女在月经、妊娠、产褥和哺乳等特殊时期，生理上会产生一系列变化，此时进行针对性的合理保健，对于保障健康、预防疾病和提高妇女生活质量具有重要意义。

一、月经期保健

妇女月经期间，血海由满盈而溢泻，血室正开，胞脉空虚，若调摄不当，外邪极易入侵。《妇人良方大全》说：“若遇经行，最宜谨慎，否则与产后症相类。若被惊恐劳役，则气血错乱，经脉不行，多致痨瘵等疾。”所以月经期应注意保健与调护。

（1）注意清洁。经期使用消毒合格的卫生巾，禁止房事、盆浴、游泳或阴道冲洗、上药等，禁止不必要的妇科检查，以免邪毒内侵，引起疾病。

（2）劳逸适度。经期不宜做剧烈运动或重体力劳动，因劳则耗气，气虚下陷则血随气脱，可致经水过多或崩中漏下；也不宜过逸，久坐久卧可使气机不畅，血行阻滞，造成痛经或经期延长。

（3）避免寒凉。经期要注意保暖，避免冒雨、涉水、游泳、洗冷水浴等，以免寒邪内侵，凝滞气血，产生痛经、闭经等疾。

（4）饮食有节。经期忌食生冷、瓜果、冷饮等寒凉之物，因寒为阴邪，易伤阳气，凝滞气血，使血行不畅而致痛经、闭经；经期不宜嗜食辛辣酒浆等温燥之品，因辛温燥热会扰动血海，迫血妄行，而致月经过多、崩漏等症。

（5）调摄情志。经期阴血偏虚，阳气偏旺，心神不宁，情志易动。因此经期要保持良好心情，避免精神刺激，可减轻经期不适感，减少月经病的发生。

二、妊娠期保健

妊娠之后，阴血下注濡养胎元，机体处于阴常不足、阳气偏盛、阴阳容易失衡的特殊生理状态，因此前人论述《逐月养胎法》的方法，强调胎养胎教，对孕妇的饮食起居、情志劳逸和房事用药等方面进行摄生保健指导，以达到优生与优育。

（1）起居劳逸。孕妇生活要有规律，保证充足的睡眠和休息；注意冷暖适宜，谨防六淫之邪外侵伤及胎元；不宜劳累负重、攀高涉险，以免跌仆而伤胎；同时需适当活动，避免气滞难产。正如《产孕集》所说："凡妊娠，起居饮食惟以和平为上，不可太逸，逸则气滞；不可太劳，劳则气衰。"妊娠期间，慎戒房事，防止伤胎。

（2）调理饮食。《逐月养胎法》说："无大饥，无甚饱，节饮食，调五味。"孕妇饮食宜清淡而补益，勿过饥过饱，致伤脾胃；既不可恣食生冷寒凉而伤阳，亦不可嗜食辛辣烟酒而伤阴，当以平和调养为要。

（3）情志胎教。情志因素对胎儿的影响很大。中医主张胎教，是要求孕妇言行端正，心情舒畅。《叶氏女科证治》说："胎前静养乃第一妙法。不较是非则气不伤矣，不争得失则神不劳矣，心不嫉妒则血自充矣，情无淫荡则精自足矣。安闲宁静，即是胎教。"孕妇在妊娠期间无得思虑，无妄喜怒，情志条畅，则胎自无虞。

（4）用药宜忌。妊娠期间，慎用或禁用峻下滑利、祛瘀破血、耗气散气及有毒之品。中药有专门妊娠禁忌药的记载，虽有"有故无殒，亦无殒也"之说，但仍需审慎。孕期宜以安胎为主，补肾以固胎，健脾以养胎，根据体质调理气血，保证胎儿健康发育。

三、产褥期保健

产妇分娩失血耗气，以致阴血骤虚，卫表不固，易感外邪；血室开启，排出恶露，胞脉空虚，易受邪侵。此时“致疾之易，而去疾之难，莫甚于此”，故产褥期的产妇将息调护尤为重要。

（1）起居调适。产妇的居室应温暖舒适，空气流通，但不宜当风坐卧，以避免腠理空虚之时感受外邪。夏季室温不宜过高，衣被厚薄适中，以免中暑。产后汗多，要经常擦浴及换洗内衣。可用温开水擦洗外阴，勤换内裤和卫生垫，保持外阴清洁。产褥期严禁房事，《千金要方》强调“产后满百日，乃可合会”。

（2）劳逸适度。产后正气大虚，摄生养息以逸为主，强调充分休息，保证足够睡眠，以尽快恢复体力。不宜过早或过劳负重，以免引起产后血崩、阴挺下脱等症。同时在身体耐受限度之内，也可适当活动，促进胞宫复旧。

（3）饮食宜忌。产后气血本已虚弱，而又需气血化生乳汁以哺育婴儿，因此产后当大补气血为先，饮食营养尤其重要。以温润补养的食物为宜，根据产妇口味之好恶，选择营养丰富、容易吸收的食物。不可过食滋腻、生冷之品，以免损伤脾胃，影响气血和乳汁的化生①。产后津亏肠燥，易致大便难，所以不可过食辛辣香燥之品，以免燥伤津液。

（4）调畅情志。产后阴血骤虚，阳易浮散，心血不足，心神不宁，故产妇易郁易怒。情志不畅可影响食欲、乳汁分泌及胞宫复旧，因此产妇要保持心情舒畅，避免忧思郁怒，这样才能顺利度过产褥期。

四、哺乳期保健

产后气血化生乳汁，用以哺育婴儿。母乳不仅营养丰富，容易消化吸收，而且含多种免疫物质，能增强婴儿抵抗病邪的能力，同时还有利于产妇胞宫的复旧，因此应当提倡和鼓励母乳喂养。

（1）按需哺乳。母乳喂养提倡按需哺乳，哺乳前要注意清洁乳头，按摩乳房，避免乳汁郁积成块。

（2）乳母宜忌。保持乳量充足的要素是饮食营养丰富、睡眠充足和情志舒畅。哺乳期用药要慎重，避免药物经乳汁影响婴儿。

---

① 李红燕，丁萍，宋真等．微课在护理教学模式与实践中的应用进展[J]．安徽医药，2017，21(2)：204–207.

五、围绝经期保健

妇女绝经前后因肾气渐衰、天癸将竭、冲任虚损、阴阳失调，常可出现如潮热汗出、头晕耳鸣、心悸失眠、烦躁易怒、腰酸骨痛等不适症状。此时应了解和适应这些生理和心理变化，加强自身保健意识，注意调护，防病却病，延缓衰老。

（1）卫生宣教。广泛宣传普及围绝经期卫生知识，使其了解自身的生理变化和心理特点，正确认识这一特殊年龄阶段的表现，消除紧张、焦虑和恐惧情绪，加强自我保健，提高生活质量。定期做体检与防癌普查，也可选用中药缓解或消除绝经前后不适的症状。

（2）劳逸结合。适当的运动和体育锻炼可促进血脉流通，过度安逸会造成气血瘀滞，即所谓“流水不腐，户枢不蠹”。坚持散步、慢跑、骑车郊游、打太极拳、练气功、舞蹈娱乐等，既可以锻炼身体，延缓衰老，又能愉悦情绪，减少对疾病的过度关注，顺利度过围绝经期。

（3）饮食起居。保持生活规律，起居要有常度，避免外邪侵袭；饮食宜清淡而富于营养，不宜嗜食辛辣香燥，以免燥伤津血；不宜过食肥甘厚味，防止痰湿内酿；节制房事，以养精神。

第四章 生理产科妇女的护理

第一节 妊娠期妇女的护理

一、妊娠生理

妊娠是胚胎和胎儿在母体内发育成长的过程。卵子受精是妊娠的开始，胎儿及其附属物自母体排出是妊娠的终止，全过程约40周。妊娠是一个非常复杂而又极其协调的生理过程。

（一）受精与着床

1. 受精

精子进入阴道后，经宫颈管进入子宫腔，受子宫内膜白细胞产生的α与β淀粉酶作用，解除了精子顶体酶上的“去获能因子”，此时精子具有受精的能力，称为精子获能。获能的主要部位是子宫和输卵管。

成熟卵子从卵巢排出后，经输卵管伞端的“拾卵”作用进入输卵管内，停留在输卵管壶腹部与峡部连接处等待受精。精子与卵子的结合过程称为受精。通常受精发生在排卵后12～18小时内。当精子与卵子相遇后，精子顶体外膜破裂，释放出顶体酶。在酶的作用下，精子穿过卵子的放射冠、透明带，与卵子的表面接触，开始受精。逐渐地，精原核与卵原核融合，完成受精。已受精的卵子称为受精卵或孕卵，标志着新生命的开始。

2. 受精卵的输送与发育

受精卵进行有丝分裂的同时借助输卵管肌肉的蠕动和纤毛推动向宫腔方向移动，约在受精后第三日分裂成由16个细胞组成的实心细胞团，称为桑椹胚，也称早期囊胚。约在受精后第四日，早期囊胚进入宫腔，在子宫腔内继续发育成晚期囊胚。

3. 着床

晚期囊胚侵入到子宫内膜的过程称为孕卵植入，也称着床，约从受精后第6～7日开始，第11～12日结束。完成着床必须具备的条件包括：①透明带完全消失；②囊胚滋养层分化出合体滋养细胞；③囊胚和子宫内膜同步化发育并相互配合；④孕

妇体内有足够的黄体酮，子宫有一个极短的敏感期允许受精卵着床。这些过程都是在雌激素和孕激素的精细调节下完成的。

（二）蜕膜的形成

受精卵着床后，子宫内膜迅速发生蜕膜改变。妊娠的子宫内膜即为蜕膜。

依其与孕卵的关系分为三部分：

（1）底蜕膜。底蜕膜是指与囊胚极滋养层接触的蜕膜，将来发育成胎盘的母体部分。

（2）包蜕膜。包蜕膜是指覆盖在囊胚表面的蜕膜。随着囊胚的发育成长逐渐凸向宫腔，约在妊娠 12 周左右与真蜕膜贴近并融合，子宫腔消失，分娩时这两层已无法分开。

（3）真蜕膜。真蜕膜是指除底蜕膜、包蜕膜以外的覆盖子宫腔表面的蜕膜，又称壁蜕膜。

二、胎儿附属物的形成与功能

胎儿附属物是指胎儿以外的组织，主要包括胎盘、胎膜、脐带和羊水。

（一）胎盘

胎盘是母体与胎儿间进行物质交换的器官，是胚胎与母体组织的结合体。由羊膜、叶状绒毛膜和底蜕膜构成。

1. 胎盘的构成

（1）羊膜。羊膜是胎盘的最内层，构成胎盘的胎儿部分，附着在绒毛膜板表面，为光滑无血管、神经和淋巴的半透明薄膜。

（2）叶状绒毛膜。叶状绒毛膜是构成胎盘的胎儿部分，是胎盘的主要构成部分。在受精卵着床后，滋养层细胞迅速增殖，内层为细胞滋养细胞，外层为合体滋养细胞，在滋养层内面有一层细胞称为胚外中胚层，与滋养层共同组成绒毛膜。胚胎发育至 13～21 日时，这是绒毛膜分化发育最旺盛的时期，此时绒毛逐渐形成。

绒毛的形成经历三个阶段：①一级绒毛：绒毛膜周围长出不规则突起的合体滋养细胞小梁，逐渐呈放射状排列，绒毛膜深部增生活跃的细胞滋养细胞也伸入进去，形成合体滋养细胞小梁的细胞中心索，初具绒毛形态；②二级绒毛：一级绒毛继续生长，细胞中心索伸展至合体滋养细胞内面，且胚外中胚层也长入细胞中心索，形成间质中心索；③三级绒毛：指胚胎血管长入间质中心索。约在受精后 3 周末，当绒毛内血管形成时，建立起胎儿胎盘循环。

在胚胎早期，整个绒毛膜表面的绒毛发育均匀，后来与底蜕膜接触的绒毛因营养丰富高度发展，称为叶状绒毛膜。胚胎表面其余部分绒毛因缺乏血液供应而萎缩退化，称为平滑绒毛膜，其与羊膜共同组成胎膜。绒毛滋养层合体细胞溶解周围的蜕膜形成绒毛间隙，大部分绒毛游离其中，称为游离绒毛；少数绒毛紧紧附着于蜕膜深部起固定作用，称为固定绒毛。一个初级绒毛干及其分支形成一个胎儿叶，一个次级绒毛干及其分支形成一个胎儿小叶，一个胎儿叶包括数个胎儿小叶。一般来讲，一个胎盘约有 60 ~ 80 个胎儿叶。固定绒毛的滋养层细胞与底蜕膜共同形成绒毛间隙的底，称为蜕膜板。由蜕膜板长出的胎盘隔将胎儿叶不完全地分隔为母体叶，每个母体叶包含数个胎儿叶。

2. 胎盘的形态结构

妊娠足月时，胎盘为圆形或椭圆形盘状，重 450 ~ 650 g（胎盘实质重量受胎血和母血影响较大），约为足月新生儿体重的 1/6，直径 16 ~ 20 cm，厚约 2.5 cm，中间厚，边缘薄。胎盘分为胎儿面和母体面：胎儿面光滑，呈灰白色，表面为羊膜，脐带附着于胎盘中央附近；母体面粗糙，呈暗红色，由 20 个左右母体叶组成。

3. 胎盘的功能

胎盘是胎儿与母体间进行物质交换的重要器官，其功能极其复杂。

(1) 胎盘进行物质交换及转运的方式

①简单扩散。简单扩散即物质通过细胞质膜由高浓度区向低浓度区扩散，不消耗能量，如脂溶性高、分子量小的物质（O_2、CO_2、水、钾钠电解质等）的扩散。

②易化扩散。易化扩散即物质也是通过细胞质膜由高浓度区向低浓度区扩散，不消耗能量，但速度较简单扩散要快得多。因细胞质膜上有专一的载体，因此当达到一定浓度时，扩散速度明显减慢，此时的扩散速度与浓度差不成正相关，如葡萄糖的转运。

③主动转运。主动转运即物质通过细胞质膜由低浓度区向高浓度区扩散，消耗能量，如氨基酸、钙、铁及水溶性维生素等的转运。

④较大的物质可通过血管合体膜的裂隙或通过细胞质膜的内陷吞噬继之膜融合，形成小泡向细胞内移动，如大分子蛋白质和免疫球蛋白等的转运。

(2) 胎盘的功能

① 气体交换。O_2 是维持胎儿生命最重要的物质。在母体和胎儿之间，O_2 及 CO_2 以简单扩散的方式进行交换，替代胎儿呼吸系统的功能。母体子宫动脉血中的氧分压（PO_2）为 95 ~ 100 mmHg，绒毛间隙中血的 PO_2 为 40 ~ 50 mmHg，胎儿脐动脉血 PO_2 为 20 mmHg，经与母血交换后，脐静脉 PO_2 高于 30 mmHg。母血中的 PO_2 受多种因素影响，如母亲有心功能不全、贫血、肺功能不良等，均不利于胎儿的 O_2

供应。二氧化碳分压（PCO_2）在母血中为 32 mmHg，绒毛间隙中为 38～42 mmHg，胎儿脐动脉血为 48 mmHg，因 CO_2 通过血管合体膜的扩散速度比 O_2 通过的速度快 20 倍左右，故 CO_2 容易自胎儿通过绒毛间隙直接向母体迅速扩散。

② 营养物质供应。葡萄糖是胎儿热能的主要来源，胎儿体内的葡萄糖均来自母体，以易化扩散方式通过胎盘。胎儿血内氨基酸浓度高于母血，以主动转运方式通过胎盘；自由脂肪酸能较快通过胎盘；电解质及维生素多数以主动转运方式通过胎盘。胎盘中含有多种酶，可将简单物质合成后供给胎儿（如葡萄糖合成糖原、氨基酸合成蛋白质等），也可将复杂物质分解为简单物质（如脂质分解为自由脂肪酸）。

③ 代谢产物排泄。胎儿的代谢产物，如尿酸、尿素、肌酐和肌酸等，经胎盘进入母血，由母体排出体外。

④ 防御功能。胎盘具有屏障作用，但其功能十分有限。各种病毒（如风疹病毒、流感病毒和巨细胞病毒等）易通过胎盘侵袭胎儿；细菌、弓形虫、衣原体、支原体、螺旋体等可在胎盘形成病灶，破坏绒毛结构，从而感染胎儿；分子量小、对胎儿有害的药物亦可通过胎盘作用于胎儿，导致胎儿畸形甚至死亡，故妊娠期用药应慎重。母血中的免疫物质（如 IgG）可以通过胎盘使胎儿获得抗体，对胎儿起保护作用[①]。

⑤ 合成功能。胎盘能合成数种激素和酶。激素有蛋白激素（如人绒毛膜促性腺激素和人胎盘泌乳素等）和甾体激素（如雌激素和孕激素），酶有催产素酶和耐热性碱性磷酸酶等。

人绒毛膜促性腺激素（HCG）：囊胚一经着床（约受精后 6 日），合体滋养细胞即开始分泌少量 HCG，在受精后 10 日左右可用放射免疫法自母体血清中测出，成为诊断早孕的敏感方法之一。至妊娠第 8～10 周时分泌达高峰，持续 1～2 周后逐渐下降。正常情况下，产后 2 周内消失。

HCG 的功能尚未完全明了，其主要生理作用有：作用于月经黄体，与黄体细胞膜上的受体结合产生生化反应以延长黄体寿命，使黄体继续增大发育成为妊娠黄体，增加甾体激素的分泌以维持妊娠；HCG-β 亚基具有促卵泡成熟活性、促甲状腺活性及促睾丸间质细胞活性；HCG 有与 LH 相似的生物活性，与尿促性素（HMG）合用可诱发排卵；HCG 能抑制淋巴细胞的免疫活性，以激素屏障保护滋养层不受母体的免疫攻击。

人胎盘泌乳素（HPL）：由合体滋养细胞分泌。于妊娠的第二个月开始分泌，第九个月达高峰，直至分娩。产后 HPL 迅速下降，约产后 7 小时即不能测出。

HPL 的主要功能为：与胰岛素、肾上腺皮质激素协同作用，促进乳腺腺泡发育，

---

① 王艳波，陶维天，崔宇红，吉秀家，许瑞，李芳 . 妇产科护理学网络在线课程建设及线上、线下教学应用实践 [J]. 甘肃中医药大学学报，2019，36(05)：93–97.

刺激其合成功能，为产后泌乳做准备；促胰岛素生成作用，使母血中胰岛素浓度增高，促进蛋白质合成；通过脂解作用，提高游离脂肪酸、甘油的浓度，抑制母体对葡萄糖的摄取和利用，将多余葡萄糖运转给胎儿，成为胎儿的主要能源，也是蛋白质合成的能源。

雌激素和孕激素：二者均为甾体激素。妊娠早期由卵巢妊娠黄体产生，自妊娠第8～10周起，由胎盘合成。雌激素和孕激素的主要生理作用为共同参与妊娠期母体各系统的生理变化。由于雌激素由胎儿、胎盘共同产生，故可称为胎儿－胎盘单位，可用来判断胎儿发育情况和胎盘功能。

酶：胎盘能合成多种酶，包括催产素酶和耐热性碱性磷酸酶等，其生物学意义尚不十分明了。催产素酶能使催产素分子灭活，起到继续维持妊娠的作用。耐热性碱性磷酸酶于妊娠16～20周时从母血中可以测出，以后逐渐增加，胎盘娩出后此值下降，产后3～6天内消失，动态检测此酶的数值可作为胎盘功能检查的一项指标。

（二）胎膜

胎膜由绒毛膜和羊膜组成。胎膜外层为绒毛膜，在发育过程中因缺乏营养供应而逐渐退化成平滑绒毛膜，妊娠晚期与羊膜紧贴，但可与羊膜完全分开。胎膜内层为羊膜，为半透明的薄膜，与覆盖胎盘、脐带的羊膜层相连接。

（三）脐带

脐带由胚胎发育过程中的体蒂发展而来。胚胎及胎儿借助脐带悬浮于羊水中。脐带一端连接于胎儿腹壁脐轮，另一端附着于胎盘的胎儿面。足月胎儿的脐带长约30～70 cm，平均约50 cm。脐带的表面由羊膜覆盖，内有一条管腔大而管壁薄的脐静脉和两条管腔小而管壁厚的脐动脉，血管周围有保护脐血管的胚胎结缔组织，称为华通胶。胎儿通过脐带血循环与母体进行营养和代谢物质的交换。

（四）羊水

羊水为充满于羊膜腔内的液体。妊娠早期的羊水是由母体血清经胎膜进入羊膜腔的透析液，妊娠中期以后，胎儿尿液成为羊水的重要来源。羊水的吸收50%由胎膜完成，另外胎儿可通过吞饮羊水入消化道，保持羊水量的动态平衡。随着胚胎的发育，羊水的量逐渐增加，正常足月妊娠羊水量约为800～1000 ml。在妊娠的任何时期，如羊水量超过2000 ml，可诊断为羊水过多；如在妊娠晚期羊水量少于300 ml，可诊断为羊水过少。羊水过多或过少常与某种先天性畸形有关。足月妊娠时，羊水略浑浊，不透明，比重为1.007～1.025，呈中性或弱碱性，pH值为7.20。羊水内含

 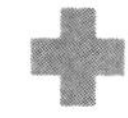

有大量的上皮细胞及胎儿的一些代谢产物，穿刺抽取羊水进行细胞染色体检查或测定羊水中某些物质的含量，可早期诊断某些先天性畸形。

羊膜和羊水对胎儿和母体均有重要的保护作用。妊娠期，羊膜可使胎体在羊水中自由活动，防止胎体粘连，防止胎儿受直接损伤，有利于胎儿体液平衡；羊水还可减少胎动给母体带来的不适感。临产时，羊水直接受宫缩压力作用，能使压力均匀分布，避免胎儿局部受压。临产后，前羊水囊扩张子宫颈口及阴道，破膜后羊水冲洗阴道可减少感染的发生机会。

三、胎儿发育特点

胎儿发育以 4 周为一个孕龄单位。妊娠前 8 周内称为胚胎，为主要器官分化发育的时期；从第九周起称为胎儿，为各器官进一步发育成熟的时期。胎儿发育的特点大致为：

8 周末，胚胎初具人形，头的大小约占整个胎体的一半，可以分辨出眼、耳、口、鼻，四肢已具雏形，超声显像可见早期心脏已形成且有搏动。

12 周末，胎儿身长约 9 cm，体重约 20 g。胎儿外生殖器已发育，部分可分辨性别。

16 周末，胎儿身长约 16 cm，体重约 100 g。从外生殖器可确定性别，头皮已长毛发，胎儿已开始有呼吸运动，除胎儿血红蛋白外，开始形成成人血红蛋白。部分孕妇自觉有胎动，若采用 X 线检查可见到脊柱阴影。

20 周末，胎儿身长约 25 cm，体重约 300 g。临床可用听诊器听到胎心音，全身有毳毛，此期出生者已有心跳、呼吸、排尿及吞咽运动。

24 周末，胎儿身长约 30 cm，体重约 700 g。各脏器均已发育，皮下脂肪开始沉积，但皮肤仍呈皱缩状。

28 周末，胎儿身长约 35 cm，体重约 1000 g。皮下脂肪沉积不多，皮肤粉红色，可有呼吸运动，但肺泡表面活性物质含量低，此期出生者易患特发性呼吸窘迫综合征，若加强护理，可以存活。

32 周末，胎儿身长约 40 cm，体重约 1700 g。面部毳毛已脱，生活力尚可。此期出生者如注意护理，可以存活。

36 周末，胎儿身长约 45 cm，体重约 2500 g。皮下脂肪发育良好，毳毛明显减少，指甲已超过指趾端，出生后能啼哭及吸吮，生活力良好。此期出生者基本可以存活。

40 周末，胎儿已成熟，身长约 50 cm，体重约 3000 g 或以上。体形外观丰满，皮肤粉红色，男性睾丸已下降至阴囊内，女性大小阴唇发育良好。出生后哭声响亮，吸吮力强，能很好存活。

四、分娩的准备

多数妇女会主动学习并进行分娩的准备工作，但是仍有部分孕妇由于缺乏有关分娩方面的知识，或担心分娩过程中自身和胎儿的安全，会产生焦虑和恐惧心理，而这些心理问题又会影响产程的进展和母婴的安全，因此帮助孕妇做好分娩的准备是非常必要的。分娩的准备包括：识别先兆临产、分娩物品的准备、产前运动和应对分娩时的不适等。

(一) 先兆临产

分娩发动前，出现预示孕妇不久即将临产的症状，称为先兆临产。临产前的症状包括以下三种情况。

(1) 假临产。孕妇在分娩发动前，常会出现假临产。其特点为：宫缩持续时间短且不恒定，间歇时间长而不规则；宫缩的强度不加强，只引起下腹部轻微胀痛；宫颈管不短缩；宫颈口扩张不明显；常在夜间出现，清晨消失；给予镇静剂可以抑制假临产。

(2) 胎儿下降感。随着胎先露下降入骨盆，宫底随之下降，多数孕妇会感觉上腹部较前舒适，进食量增加，呼吸较轻快。由于胎先露入盆压迫了膀胱，孕妇常出现尿频症状。

(3) 见红。在分娩发动前 24 ~ 48 小时内，因宫颈内口附近的胎膜与该处的子宫壁分离，毛细血管破裂经阴道排出少量血液，与宫颈管内的黏液相混排出，称为见红，是分娩即将开始比较可靠的征象。但若出血量超过月经量，则不应认为是见红，而要考虑是妊娠晚期出血性疾病的可能。

(二) 分娩的物品准备

产前帮助准父母将分娩后产妇和新生儿的物品准备齐全，可以减少一些紧张和焦虑，增加抚养孩子的责任心和知识。

1. 母亲用物

母亲用物包括足够的大卫生巾、内裤、大小合适的胸罩、数个垫于胸罩内的小毛巾以及吸奶器 (以备吸空乳汁用) 等。

2. 新生儿用物

新生儿用物包括：数套柔软、舒适、宽大、便于穿脱的衣服 (衣缝在正面，不摩擦新生儿皮肤)，质地柔软、吸水、透气性好的纯棉质尿布，婴儿包被、毛巾、梳子、

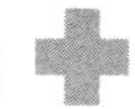

围嘴、爽身粉、温度计、澡盆等，还要准备柔和、无刺激性的肥皂及清洁剂和洗涤液（清洗婴儿衣物）。另外，对不能进行母乳喂养者，还需准备奶瓶、奶粉和奶嘴等。

（三）产前运动

妊娠期间做运动的目的是减轻身体的不适，伸展会阴部肌肉，使分娩得以顺利进行；同时可强化肌肉，以助产后身体迅速有效地恢复。一般产前运动于怀孕3个月后开始，并遵循循序渐进、持之以恒的原则；锻炼之前排空大小便；如有流产、早产现象者应停止锻炼。产前运动包括：

（1）腰部运动。手扶椅背，慢慢吸气，同时手用力，使身体重心集中于椅背上，脚尖立起使身体抬高，腰部伸直后使下腹部紧靠椅背，然后慢慢呼气的同时，手放松，脚还原。目的在于减少腰背部疼痛，并可在分娩时增加腹压及会阴部肌肉的伸展性。

（2）盘腿坐式。平坐于床上，两小腿平行交接，两膝远远分开，注意两小腿不可重叠，可在看电视或聊天时采取此姿势。目的是强化腹股沟肌肉及关节处韧带的弹性和张力。

（3）盘坐运动。平坐于床上，将两骨并拢，两膝分开，双手轻放于两膝上，然后用手臂力量把膝盖慢慢压下，配合深呼吸运动，再把手放开，持续2～3分钟。目的是加强小腿肌肉张力，避免腓肠肌痉挛。

（4）骨盆与背摇摆运动。平躺仰卧，双腿屈曲，两腿分开与肩同宽，用足部和肩部的力量将背部与臀部轻轻抬起，然后并拢双膝，收缩臀部肌肉，再分开双膝，将背部与臀部慢慢放下，重复运动5次。目的在于锻炼骨盆底及腰背部肌肉，增加其韧性和张力。

（5）骨盆倾斜运动。双手和双膝支撑于床上，两手背沿肩部垂直，大腿沿臀部垂下，利用背部与腹部的缩摆运动。此运动也可采取仰卧位或站立式。目的同骨盆与背摇摆运动。

（6）双腿抬高运动。平躺仰卧，双腿垂直抬高，足部抵住墙，每次持续3～5分钟。目的在于伸展脊椎骨，锻炼臀部肌肉张力，促进下肢血液循环。

（7）腹式深呼吸的锻炼。平卧屈腿，用鼻深吸气，使腹部鼓起。两手从两侧向腹中央移动，再用口呼气，同时收缩腹部，两手向两侧移动并放回原处。目的在于放松腹部肌肉和转变注意力，配合分娩过程。

（四）减轻分娩不适的方法

目前有多种不同的方式可协助减轻分娩时的疼痛。所有这些方法都依据三个重要的前提：①孕妇在分娩前已获得足够的知识，已会应用腹式呼吸运动来减轻分娩时的不适；②临产后子宫阵缩时，如果能保持腹部放松，则不适感会减轻；③疼痛感会通过分散注意力得到减轻。目前常用的减轻分娩时不适的方法有：

1. 拉梅兹分娩法

拉梅兹分娩法又称“精神预防法”，由法国医生拉梅兹提出，是目前使用较广的预习分娩法。基于巴甫洛夫的条件反射原理，拉梅兹提出分娩时的疼痛也是机体对刺激（子宫收缩）的一种心理反应。首先应训练产妇在分娩过程中听到口令“开始收缩”或感觉收缩开始时，使自己自动放松；其次，产妇要学习集中精神于自己的呼吸上，并且专注于某一特定目标，排斥其他干扰，即利用这一特定目标占据脑中用以识别疼痛的神经细胞，使痛的冲动无法被识别，从而达到减轻疼痛的目的。

(1) 放松技巧

首先通过有意识地刻意放松某些肌肉来练习，然后逐渐放松全身肌肉。放松的方法多样，可通过触摸紧张部位、想象某些美好事物或听轻松愉快的音乐来达到放松目的，使在分娩过程中不致因不自觉的紧张而造成不必要的肌肉用力和疲倦。

(2) 廓清式呼吸

拉梅兹呼吸运动开始和结束前均要先深吸一口气后再完全吐出。目的在于减少因快速呼吸而造成过度换气，从而使胎儿得到足够的氧气供应。

(3) 意志控制呼吸

意志控制呼吸主要是浅呼吸，可以使横膈不完全下降，以免对膨大的子宫增加压力。产妇平躺于床上，头下、膝下各置一小枕。用很轻的方式吸气后，再用稍强于吸气的方式吐出。分娩过程中要根据子宫收缩强度的不同，使用不同频率的呼吸。这种呼吸训练需要丈夫承担教练角色，在孕中、晚期进行训练。在宫缩早期，用缓慢而有节奏性的胸式呼吸（A 级），频率为每分钟 7 ~ 8 次；随着产程进展，宫缩的频率和强度增加，宫颈逐渐扩张，达 4 ~ 6 cm 时，用比 A 级浅的胸式呼吸（B 级），频率为每分钟 30 次；当宫口继续开大，产妇的不适感加重，尤其在子宫收缩时，孕妇采用主要运动在胸骨的呼吸（C 级）方式，频率为每分钟 50 ~ 70 次，这种呼吸的特点是要求吐气的力量比吸气时强，采取这种快速喘息 – 吐气式呼吸，也就是先快速呼吸 3 ~ 4 次后用力吹气 1 次；胸式喘息是种连续地而且相当浅的呼吸法（D 级），这种方法可以用在宫口近开全或进入第二产程、宫缩非常强烈的阶段，是预防孕妇在子宫颈口完全扩张之前向下用力的做法。

进行训练时，当孕妇听到“收缩开始”指令，先做一次廓清式呼吸，然后以每分钟 10 ~ 12 次的频率呼吸；听到“收缩变得剧烈了”，改为每分钟 30 次左右的呼吸；听到“更强烈了”，增加呼吸次数至每分钟 70 次左右，其余类推；当听到“收缩减轻

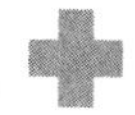

了”，则逐渐改变呼吸，在一次廓清式呼吸后，恢复平静，完全模仿分娩过程中可能遇到的情况。例如，阵痛开始一段时间后，收缩变得比较强而持久，听到教练“收缩开始”指令，开始由A级呼吸（3～4次）转变成B级（4～6次），然后转变成C级（10次或更多）；当收缩减轻时，再把呼吸转变成B级（4～6次），然后再转成A级（3～4次），一次廓清式呼吸后，呼吸渐渐平息。

2. 迪克·瑞德法

迪克·瑞德法由英国医生迪克·瑞德（Dick Read）提出。其原理为：恐惧会导致紧张，因而造成或强化疼痛。若能预防这一连串反应或其中的一个环节的发生，便能够减轻分娩时产生的疼痛。迪克·瑞德法也包括采用放松技巧和腹式呼吸技巧。具体做法为：

（1）放松技巧

孕妇先侧卧，头下垫一小枕，身体的任何部位均不要重叠，让腹部的重量施于床垫上，练习方法类似于拉梅兹法，使得全身肌肉处于松弛状态。该技巧适用于子宫收缩间歇期休息，防止精力过度消耗。

（2）腹式呼吸

腹式呼吸的目的在于转移注意力，减轻全身肌肉的紧张性。孕妇平躺，集中精神使腹肌提升，缓慢地呼吸，使子宫在收缩时有足够的空间，同时维持良好的血液供应。孕中期开始练习，每次呼吸的时间持续20秒钟，每天练习10余次，逐渐至孕晚期能够将呼吸时间延长到每分钟只呼吸1次（30秒吸气，30秒呼气）。这样的状态将使得产妇在娩出胎儿之前有效地控制身体的不适，直到感受最后一次宫缩后新生命诞生的喜悦。

3. 布莱德雷法（丈夫教练法）

布莱德雷法由罗伯特·布莱德雷（Robert Bradley）医生提出，通常称为“丈夫教练法”。其放松和控制呼吸技巧同前，主要强调丈夫在妊娠、分娩和新生儿出生后最初几天内的重要性。在分娩过程中，他可以鼓励产妇进行适当活动来促进产程，用转移注意力的方法来减轻疼痛。同时，丈夫的陪伴也将产生很好的分散注意力的效果。

第二节 分娩期妇女的护理

一、影响分娩的四大因素

分娩能否顺利进行受到产力、产道、胎儿及精神心理状态四方面因素的影响。如果四方面因素均正常，并且能相互适应，胎儿经过阴道自然娩出者，称为正常分娩。

(一) 产力

产力是指将胎儿及其附属物从子宫内逼出的力量，包括子宫收缩力（简称宫缩）、腹肌及膈肌收缩力和肛提肌收缩力。

1. 子宫收缩力

子宫收缩力是分娩的主要产力，贯穿于分娩的始终，能迫使宫颈管消失、子宫颈口扩张、胎先露下降和胎儿及其附属物从产道娩出。正常的宫缩具有节律性、对称性、极性和缩复作用的特性。

（1）节律性。宫缩具有节律性是临产的重要标志之一。一方面表现为具有节律的阵发性收缩，每次阵缩由弱渐强（进行期），并维持一定时间（极期），随后再由强渐弱（退行期），直到消失（间歇期）。宫缩时，子宫壁血管受压，胎盘血液循环暂时受到一定干扰；间歇期，子宫肌肉基本松弛，胎盘血液循环恢复。此节律性对胎儿娩出有利。阵缩如此反复，直到分娩全过程结束。另一方面呈现其进展性，即随着产程进展，子宫阵缩时间逐渐延长，宫缩强度也逐渐增加，间歇期逐渐缩短。临产开始时，宫缩持续30秒，宫腔压力升高，间歇期约5～6分钟。当宫口开全之后，子宫收缩持续可达60秒，宫腔压力进一步升高。第二产程宫缩期宫腔压力可达最高值。

（2）对称性和极性。正常宫缩每次起自两侧子宫角部，先以微波形式左右对称地迅速向子宫底中线集中，然后向子宫下段扩散，约15秒均匀遍及整个子宫，引起协调一致的子宫收缩，称为子宫收缩的对称性；宫缩的极性是指子宫收缩力以子宫底部最强、最持久，向下则逐渐减弱，子宫底部收缩力几乎是子宫下段的两倍。

（3）缩复作用。每次宫缩时，子宫体部肌纤维短缩变宽，宫缩之后，肌纤维虽然重新松弛，但不能完全恢复到原来的长度，经过反复收缩，肌纤维越来越短，这种现象称为缩复作用。随着产程进展，缩复作用使子宫腔内容积逐渐缩小，迫使胎先露不断下降，子宫颈管逐渐展平直至消失。

2. 腹肌、膈肌收缩力

腹肌、膈肌收缩力合称腹压，是第二产程时娩出胎儿的重要辅助力量。当宫口开全后，胎先露已下降至阴道。每当宫缩时，胎先露部或前羊水囊压迫骨盆底组织与直肠，反射性地引起排便动作，使得产妇主动屏气。此时产妇喉头紧闭向下用力，腹肌与膈肌收缩使腹内压增高，辅助胎儿娩出。产妇在第二产程，特别是第二产程末期配合宫缩时使用腹压，可顺利娩出胎儿；否则，易使产妇疲劳、宫颈水肿，致使产程延长。腹压在第三产程还可以促使胎盘娩出。

3. 肛提肌收缩力

宫缩时，肛提肌的收缩力能协助胎先露在盆腔内完成内旋转和仰伸等动作，协助胎头娩出。胎儿娩出后，肛提肌收缩力还能协助胎盘娩出。

二、产道

产道是胎儿娩出的通道，分为骨产道和软产道两部分。

(一) 骨产道

骨产道通常指真骨盆，是产道的重要部分。骨产道的大小、形状与分娩关系密切。

1. 骨盆各平面及其径线

为便于了解分娩时胎先露部通过骨产道的过程，将骨盆分为三个假想平面。

(1) 骨盆上口平面。骨盆上口平面即真假骨盆的分界面，有四条径线，即前后径、横径与左、右斜径。其中前后径亦称真结合径，是胎先露部进入骨盆上口的重要径线，其长短与分娩关系密切。

(2) 中骨盆平面。中骨盆平面是骨盆腔内的最小、最狭窄的平面。其前方为耻骨联合下缘，两侧为坐骨棘，后方为骶骨下端。此平面有前后径和横径两条径线。横径亦称坐骨棘间径，是产科临床重要的径线。

(3) 骨盆下口平面。骨盆下口平面前为耻骨联合下缘，两侧边为耻骨的降支和骶骨结节韧带，后为尾骨尖。它有四条径线，出口横径亦称坐骨结节间径，是胎先露部通过骨盆下口的重要径线。若出口横径稍短，而出口后矢状径较长，两条径线值相加大于 15 cm 时，正常大小的胎头可通过后三角区经阴道娩出。

2. 骨盆轴与骨盆倾斜度

(1) 骨盆轴。骨盆轴是连接骨盆各个假想平面中点的曲线，又称产轴。此轴上段向下、向后，中段向下，下段向下、向前。分娩时胎儿即沿此轴娩出。

(2) 骨盆倾斜度。妇女直立时，骨盆上口平面与地平面所形成的角度称为骨盆倾斜度，一般为60° 。若角度过大，会影响胎头衔接。

(二) 软产道

软产道是由子宫下段、子宫颈、阴道及骨盆底软组织构成的弯曲管道。分娩时能变软、高度扩展，使胎儿易于通过。

1. 子宫下段的形成

子宫下段由子宫峡部形成。子宫峡部在非妊娠时长约1 cm，于妊娠12周后逐渐扩展成为宫腔的一部分，至妊娠末期被拉长、变薄，形成子宫下段。临产后，宫缩使子宫下段进一步拉长，达7～10 cm，即成为软产道的一部分。由于子宫肌纤维的缩复作用，子宫上段的肌层越来越厚，子宫下段被牵拉扩张越来越薄。由于子宫上下段的肌壁厚薄不同，在两者之间的子宫内面有一环状隆起，称为生理性缩复环。

2. 子宫颈的变化

妊娠后，宫颈变软，初产妇的子宫颈外口仅容一指尖，经产妇则能容纳一指。临产后，由于规律宫缩，牵拉子宫颈内口的子宫肌及周围韧带的纤维，加之胎先露部支撑前羊水囊呈楔状，致使子宫颈内口向外扩张，子宫颈管形成漏斗形，并逐渐变短直至消失，宫颈外口逐渐扩张。初产妇子宫颈管先消失，随后子宫颈外口扩张；而经产妇则多是二者同时进行。胎膜多在子宫颈口近开全时破裂。破膜后，胎先露部直接压迫子宫颈，扩张子宫颈口的作用进一步加强。

3. 骨盆底、阴道及会阴的变化

胎先露部与前羊水囊将阴道上部扩展，破膜后，胎先露下降直接压迫骨盆底，使软产道下段形成一个向前弯曲、后壁长而前壁短的长筒，阴道外口向前上方。肛提肌向下及两侧扩张，使会阴体变薄以利胎儿通过。虽然阴道及骨盆底的结缔组织和肌纤维在妊娠期增生肥大，血管变粗，血运丰富，使会阴于临产后可承受一定压力，但是分娩时如果保护会阴不当，也易造成损伤。

三、胎儿

胎儿的发育和胎位也是影响分娩的重要生理因素，前者包括胎儿大小及有无畸形。

(一) 胎儿大小

在分娩过程中，胎儿较大时，其头径线亦大；胎儿过熟时，颅骨变硬，胎头的可塑性变小，即使骨盆径线大小正常，也可引起相对性头盆不称而造成难产。胎头是胎体的最大部位，也是胎儿通过产道最困难的部分。

(二) 胎位

头先露时，较易通过产道，若能以最小头围通过产道者，产程进展更为顺利。臀位时，胎臀先娩出，其周径小于胎头，产道不能充分扩张，且胎头娩出时无变形机会而致娩出困难；横位时，胎体纵轴与骨盆轴垂直，足月活胎不能通过产道，对母儿威胁极大。

四、心理因素

分娩虽是一个生理过程，但从比较生理学来看，社会、文化和心理因素对妊娠及分娩无疑是有重大影响的，分娩过程对母儿都是重大的心、身应激。母体对应激的反应主要是恐惧与焦虑，这些又可影响分娩过程。

母体心理应激可经交感神经中介影响子宫血液供应而影响胎儿的供氧。动物实验表明，静脉注射（简称静注）儿茶酚胺，可收缩子宫动脉，减少子宫血流量，使胎儿心动过缓、血压降低、胎儿动脉血氧含量降低。陌生环境、高噪声或引起惊吓的刺激也可使子宫动脉血流量降低。心理应激可使猕猴的母体及胚胎动脉血氧含量降低。

五、正常分娩妇女的护理

正常分娩是从子宫有规律收缩开始至胎盘娩出为止的生理过程。

(一) 枕先露的分娩机制

胎儿先露部通过产道娩出时，为了适应产道各个平面的大小及形态而被动转动，以其最小径线通过产道的全过程称为分娩机制，它是胎儿、产道和产力矛盾交替转化统一的过程。临床上枕先露占 95.75% ~ 97.75%，又以枕左前位最多见，故以枕左前位的分娩机制为例做详细说明。

1. 衔接

衔接又称入盆，是指胎头双顶径进入骨盆上口平面，胎头颅骨最低点接近或达到坐骨棘水平。胎头进入骨盆上口时呈半俯屈状态，以枕额径衔接。由于枕额径大于骨盆上口前后径，胎头矢状缝坐落在骨盆上口右斜径上，枕骨位于骨盆左前方。部分初产妇可在预产期前 1 ~ 2 周内胎头衔接，经产妇多在分娩开始后胎头衔接。

2. 下降

在整个分娩过程中，胎头沿骨盆轴前进的动作称为下降。临床上观察胎头下降的程度可作为判断产程进展的重要标志之一。胎头在被动的下降过程中不断受到骨盆底的阻力，相继发生俯屈、内旋转、仰伸、复位及外旋转等动作。

3. 俯屈

当胎头以枕额径进入骨盆腔后，继续下降至骨盆底，即骨盆轴弯曲时，处于半俯屈状态的胎头枕部遇到肛提肌的阻力，借杠杆作用进一步俯屈，变胎头衔接时的枕额径为枕下前囟径，以适应产道的最小径线，有利于胎头进一步下降。

4. 内旋转

在第一产程末，胎头为适应产轴而旋转，使其矢状缝与中骨盆及骨盆下口前后径相一致，称为内旋转。内旋转使胎头适应中骨盆及骨盆下口前后径大于横径的特点，利于胎头进一步下降。枕前位俯屈后下降时，胎头枕部位置最低。首先遇到肛提肌的阻力，肛提肌反射性收缩，将胎儿枕部推向阻力小、部位宽的前方，胎儿枕部自骨盆左前方向右前旋转 45° 至正枕前位，小囟门转至耻骨弓下方。

5. 仰伸

胎头完成内旋转后，到达阴道外口时，子宫收缩力、腹肌及膈肌收缩力继续迫使胎头下降，而骨盆肛提肌收缩力又将胎头向前推进，两者共同作用（合力）使胎头沿骨盆轴下段向下、向前的方向转向上，胎头的枕骨下部达耻骨联合下缘时，以此下缘为支点逐渐仰伸，胎头顶、额、鼻、口、颏相继娩出。

6. 复位及外旋转

胎头仰伸时，胎儿双肩径进入骨盆上口左斜径或横径上，并沿骨盆左斜径下降。胎头娩出后，为使胎头与胎肩恢复正常关系，枕部向左侧旋转 45° 时，称为复位。胎肩在盆腔内继续下降，前（右）肩向前、向中线转动 45° ，使胎儿双肩径转成与骨盆下口前后径相一致的方向，枕部随之在外继续向左旋转 45° ，以保持胎头与胎肩的垂直关系，称为外旋转。

7. 胎儿娩出

胎头完成外旋转后，前（右）肩在耻骨弓下娩出。继之，后（左）肩从会阴前缘娩出。随后，胎体及四肢相继顺利娩出。

（二）临产诊断

临产开始的标志是有规律宫缩且逐渐增强，同时伴随进行性子宫颈管展平、子宫颈口扩张和先露部下降。规律性宫缩的判断应仔细地连续观察，而不应该只以产妇的自觉症状为依据①。

---

① 毛力，王慧琴，王民等.基于网络教学平台的通信原理课程混合教学模式研究 [J].中国管理信息化，2017，20(3)：244–245.

（三）产程分期

分娩全过程是从规律宫缩开始至胎儿胎盘娩出为止，简称总产程。临床上一般分三个时期。

1. 第一产程（宫颈扩张期）

第一产程从出现规律宫缩开始，到子宫颈口开全为止。初产妇需 11 ~ 12 小时；经产妇需 6 ~ 8 小时。

2. 第二产程（胎儿娩出期）

第二产程从子宫颈口开全到胎儿娩出为止。初产妇需 1 ~ 2 小时，经产妇一般数分钟即可完成，但也有长达 1 小时者。

3. 第三产程（胎盘娩出期）

第三产程从胎儿娩出到胎盘娩出为止，需 5 ~ 15 分钟，一般不超过 30 分钟。

（四）第一产程的临床经过及护理

1. 临床表现

（1）规律宫缩。产程开始时，宫缩力弱，持续时间较短，为 30 秒，间歇时间较长，为 5 ~ 6 分钟。随着产程进展，宫缩力不断增强，且持续时间逐渐延长，为 50 ~ 60 秒，间歇时间逐渐缩短，为 2 ~ 3 分钟。当宫口接近开全时，宫缩持续时间可达 1 分钟以上，而间歇期仅 1 分钟或稍长。

（2）宫颈扩张。当宫缩渐频且不断增强时，宫颈管在宫缩的牵拉以及羊膜囊或胎先露部向前、向下突进的作用下，逐渐短缩、展平，宫颈口缓慢扩张。当宫口开大 3 ~ 4 cm 后扩张速度加快，直至宫口开大 10 cm，即宫口开全，宫颈口边缘消失，足月胎头方能通过。临床上可通过肛查或阴道检查来确定宫颈扩张程度。

（3）胎先露下降。宫颈扩张的同时胎先露逐渐下降，其下降程度成为决定能否经阴道分娩的重要指征。临床上通过肛查或阴道检查以判断胎头下降程度。

（4）破膜。宫缩时，子宫腔内的压力增高，胎先露部下降，其周缘与骨盆腔紧贴，将羊水阻断为前、后两部分，在先露部前面的羊水量不多，约 100 mL，称为前羊水，形成前羊水囊。当宫缩继续增强时，前羊水囊的压力增加到一定程度，胎膜破裂，称为破膜。破膜多发生在子宫颈口接近开全时。

（5）高兴、焦虑。产妇早期多兴奋多语，或有焦虑或抑郁的表现。宫缩时有痛苦的面容。

2. 护理措施

(1) 一般护理

① 提供休息与放松的环境。护理人员应尽量保持镇静、温和的态度，说话声音低而温柔。除了检查需要外，病房和待产室应光线柔和，尽量采用自然光或桌上台灯。床单干净平整。

② 补充热量和水分。鼓励产妇在宫缩间歇期少量、多次进高热量、易于消化的食物，并注意摄入足够的水分。不能进食者，必要时静脉输液，以保证充沛精力。

③ 活动与休息。临产后宫缩不强未破膜者，可在室内活动以促进产程进展。若初产妇宫口开大 5 cm 以上，经产妇宫口已开大 3 cm ，应卧床待产，尽量处于左侧卧位。为促进身体的舒适和放松，护理人员应协助产妇经常变换体位。

④ 排空膀胱。临产后，为避免膀胱充盈影响宫缩及胎头下降，应鼓励产妇每 2～4 小时排尿 1 次，因胎头压迫引起排尿困难者必要时予以导尿。

⑤ 灌肠。初产妇宫颈扩张不足 4 cm、经产妇宫口扩张不足 2 cm 时，应给予肥皂水灌肠，以避免在分娩时排便污染，同时通过反射作用刺激宫缩，加速产程进展。但胎膜早破、胎位异常、胎先露部未衔接、胎儿窘迫、阴道流血、妊高征、严重心脏病、有剖宫产史、宫缩过强、短时间即将分娩及会阴陈旧性Ⅲ度撕裂伤等均不宜灌肠。灌肠溶液为温度 39～42℃的 0.2% 肥皂水 500～1000 mL。灌肠前，护理人员首先要顾及产妇的隐私，并向产妇解释灌肠的目的、过程。肛管插入之前，务必润滑其前端，在宫缩间歇期插入肛管；灌肠后，产妇有便意时在护士陪伴下上厕所。

⑥ 清洁外阴，剃净阴毛。

⑦ 更换床单，维持身体舒适。待产过程中，如果出汗、见红、破膜弄湿了产妇的衣服、床单、产垫时，护理人员应及时帮产妇擦汗，更换衣服、床单和产垫。大小便后行会阴冲洗。

(2) 症状护理

① 腹痛。因宫缩引起腹痛，孕妇常精神紧张，发出喊叫，应正确评估产妇对疼痛的耐受性，有针对性地给予指导，消除产妇不正确的认识及不良情绪，多陪伴产妇，加强精神鼓励与支持。指导产妇在宫缩间歇时注意休息、睡眠，保持体力，宫缩时正确使用腹式呼吸，或双手轻揉下腹部，多抚触产妇，以减轻不适感。

② 腰痛。产妇宫缩时会有暂时性或持续性腰骶部疼痛，护理人员应该协助产妇按摩腰骶部以减轻疼痛。

③ 排便感。排便感多因胎先露压迫直肠所致，提示即将分娩，应进行肛查。如因枕后位所致，应向产妇解释不能屏气，以免宫颈水肿影响宫口扩张，必要时可协助纠正胎位。

④ 阴道流液。此现象多为胎膜破裂，若观察属实，应向产妇解释清楚，立即按胎膜破裂处理。

⑤ 小腿肌肉痉挛。出现这种情况首先使产妇安静，再将其痉挛的腿平放伸直，一手压膝盖，另一手使脚背屈曲，解除肌肉痉挛，然后按摩腓肠肌。

(3) 观察产程

一般应根据产妇情况进行护理。宫缩较紧者应先查胎位并做肛门检查，以了解子宫开大的情况及先露部的高低，同时要了解胎产次及既往分娩情况和健康状况等，然后决定是否准备接生；宫缩不紧者应做比较全面的检查，如测血压、查心肺，进一步查清胎位、听胎心，必要时行骨盆测量等。一般初产妇宫口未开全，经产妇宫口开大在 4 cm 以内者，均按第一产程护理。

① 测量血压。第一产程，宫缩时血压常升高 0.65 ~ 1.3 KPa（5 ~ 10 mmHg），间歇期恢复，应每 4 ~ 6 小时测量一次。如出现血压增高，应增加测量次数，并报告医生给予相应处理。

② 观察宫缩。临床上常用的简易法是观察者将一手放于孕妇腹壁上，可感觉到宫缩时子宫体部隆起变硬，间歇期松弛变软。定时连续观察宫缩时间、间歇时间、规律性及强度，并予以记录。必要时用胎儿监护仪描记宫缩曲线，可以看出宫缩强度、频率和每次宫缩持续时间，这些是较全面地反映宫缩的客观指标。

③ 听胎心音。胎心音反映胎儿在宫内是否缺氧。产程开始后，潜伏期每 1 ~ 2 小时听 1 次胎心音，进入活跃期每 15 ~ 30 分钟听 1 次，应在宫缩间歇期听诊，每次听诊 1 分钟并记录。正常胎心率每分钟 120 ~ 160 次。若胎心率低于每分钟 120 次或高于 160 次，均提示胎儿窘迫。用胎儿监护仪描记的胎心曲线可观察胎心率的变异及与宫缩的关系。

④ 肛门检查（肛查）。

肛查的目的及内容：肛查用于了解宫颈软硬度、厚薄、宫口扩张程度；胎膜是否破裂；骨盆腔的大小；胎先露、胎位及先露下降程度。

肛查的时间：临产后，根据胎产次、宫缩强度和产程进展情况，适时在宫缩时进行肛查，次数不宜过多。初产妇临产初期隔 4 小时检查 1 次，宫缩较频者或经产妇间隔可缩短。

肛查的方法：产妇仰卧，两腿屈曲分开，检查者站产妇右侧，右手戴一次性手套，或以清洁纸覆盖阴道口，食指戴肛指套，蘸肥皂水或润滑油，轻轻伸入直肠，食指腹面向上，沿直肠前壁触胎儿先露部。若为头，则手感硬，辨清大、小囟门与矢状缝的关系即可判断胎位；若为臀，则手感软而不规则。可在先露部中央附近摸到一圆形凹陷，来回触摸凹陷边缘即能估计宫口的开大程度。宫口开全后，手指大多仅能触及胎儿先露部或羊膜囊，而摸不到宫颈边缘。判断先露下降程度时，以坐骨棘平面为标志。先触清两侧坐骨棘，连接两点为坐骨棘平面，胎头颅骨最低点平坐骨棘平面时以“0”表示。在坐骨棘平面上 1 cm 者为“–1”，在坐骨棘平面下 1 cm 者为“+1”，依此类推。

肛查的禁忌证：产前阴道出血者。

⑤ 阴道检查。临产后，应避免不必要的阴道检查。若肛查不满意或有以下情况，可进行阴道检查，但必须严密消毒，避免宫内感染。阴道检查的适应证为：产时胎头不衔接，可通过阴道检查来了解骨盆形状及内径大小；肛查不能确定胎位及宫口扩张程度；寻找胎儿宫内窘迫的原因；在产前或决定手术前，阴道出血须查清原因。

⑥ 绘制产程图。通过肛查或阴道检查来确定宫颈扩张程度与先露下降程度。以临产时间（小时）为横坐标，以宫颈扩张程度（cm）为纵坐标在左侧，胎头下降程度（cm）在右侧，将宫颈扩张曲线和胎头下降曲线绘制成产程图，从而了解产程进展情况，以便指导产程的处理。

宫颈扩张曲线第一产程分潜伏期和活跃期。潜伏期是指从规律宫缩开始至宫颈扩张 3 cm。此期宫口扩张较慢，平均每 2 ~ 3 小时开大 1 cm，约需 8 小时，最大时限为 16 小时，超过 16 小时称为潜伏期延长。活跃期是指宫口开大 3 cm 至宫口开全，此期宫口扩张明显加快，约需 4 小时，最大时限 8 小时，超过 8 小时称活跃期延长。活跃期又分三期，即加速期，宫颈扩张 3 ~ 4 cm，需 1.5 ~ 2 小时；最大加速期，宫颈扩张 4 ~ 9 cm，约 2 小时；减速期，宫颈扩张 9 ~ 10 cm，需 30 分钟。

(4) 处理破膜

胎膜多在第一产程末自然破裂前羊水流出。破膜时，应立即听胎心，并观察羊水的性状、颜色和量，记录破膜时间。若先露为头，羊水呈黄绿色，混有胎粪，提示胎儿窘迫，应及时处理；若羊水清亮而胎头浮动未入骨盆者，需卧床并将孕妇臀部抬高，预防脐带脱垂。

(5) 护送产妇入产房

初产妇宫口开全，经产妇宫口开大 3 ~ 4 cm 且宫缩好，可护送至产房准备接生。

(6) 心理护理

产妇待产时既要自我控制焦虑，又要面对陌生产房里的人和物，以及一连串的询问和检查，常感到不知所措。护理人员应该运用语言和非语言与其进行沟通，让产妇了解护理人员扮演的是照顾者、信息提供者和支持者的角色。产妇入住产房时，向产妇及家属做自我介绍，介绍产房环境，包括工作人员、产房常规、待产室、临产室及产房的设备、浴厕位置，可以提供的物品，如热水瓶、妇婴包（毛巾、洗用品、拖鞋、卫生巾）等。待产过程中，向产妇讲解分娩的过程、治疗和护理措施的

目的，以及主动配合产程护理有利于母儿健康的重要性，让产妇能有效适应陌生的待产环境。在需要实施护理等操作之前，务必告知产妇所需时间，让她有心理准备。及时通报产程进展情况，并适当地运用抚摸对产妇的行为表示赞同和尊重，架起产妇和医生间联络的桥梁。

(五)第二产程的临床经过及护理

1. 临床表现

(1) 宫缩紧而强。胎膜破裂致前羊水流出，先露下降，宫缩较前增强，可持续1分钟或以上，间歇1～2分钟。宫口开全后胎膜仍未破裂，应行人工破膜以加速分娩，但必须注意无菌操作。

(2) 产妇屏气。先露部降至骨盆下口时压迫盆底组织及直肠，产妇产生便意，不自主地向下屏气用力，增加腹压，协同宫缩迫使胎儿进一步下降。

(3) 胎头拨露。随着产程进展，会阴渐膨隆并变薄，肛门松弛。宫缩时胎头露出阴道口，在间歇期，胎头又缩回阴道内，称为胎头拨露。

(4) 胎头着冠。当胎头双顶径越过骨盆下口，双顶骨圆凸露于阴道口，宫缩间歇期不再回缩，称为胎头着冠。

(5) 胎儿娩出。胎头着冠后会阴极度扩张，再经1～2次宫缩，胎头仰伸、复位和外旋转，前、后肩与胎体相继娩出，随后羊水流尽，子宫迅速缩小，宫底降至平脐。经产妇的第二产程，上述临床经过不易截然分开，有时仅需几次宫缩即可完成胎头娩出。

2. 护理措施

(1) 一般护理

协助产妇排空膀胱，扶产妇上产床采取膀胱截石位，臀下垫一张防水布，测量血压。

(2) 严密监测胎心音

第二产程宫缩频而强，须注意胎儿有无急性缺氧，应勤听胎心，一般5～10分钟听一次，必要时用胎儿监护仪监测。如有异常，应设法迅速结束分娩。

(3) 指导产妇正确运用腹压

指导产妇双手握住产床边把手，双腿屈曲，两足蹬在床上，当宫缩开始时，先深吸气屏住，然后如解大便样向下屏气用力，以增加腹压；宫缩间歇时，全身肌肉放松，安静休息；再出现宫缩时再做屏气动作。防止用力不当消耗体力，影响产程进展。

(4) 其他准备

备好新生儿吸痰管、衣物、会阴切开包和麻醉药品、预热辐射台、开放暖箱等。

(5) 准备接生

接生者应该保证胎儿安全娩出，防止产道损伤。

① 接生要领：预防会阴撕裂的关键是在保护会阴的同时协助胎头俯屈，使胎头以最小径线（枕下前囟径）在宫缩间歇期缓慢通过阴道口，同时防止胎肩娩出时损伤会阴。

② 接生步骤：接生时，助产者站在产妇右侧。胎头部分露于阴道口时，若胎膜未破可用血管钳夹破胎膜。当胎头拨露使阴唇后联合紧张时，开始保护会阴。方法是：在会阴部盖上一块消毒巾，助产者的右肘支撑在产床上，拇指与其余四指分开，利用虎口顶住会阴部。每当宫缩时向内上方托压，同时左手轻轻下压胎头枕部，协助胎头俯屈和缓慢下降。宫缩间歇期稍放松保护会阴的右手，以免压迫过久引起会阴水肿。当胎头着冠，枕骨在耻骨弓下露出时，嘱产妇宫缩时张口哈气减轻腹压，宫缩间歇期稍向下屏气，右手抵住会阴，左手协助胎头仰伸，并稍加控制，使胎头缓慢娩出。胎头娩出后不要急于娩出胎肩，右手仍应注意保护会阴，左手自鼻根向下颏挤压，挤出口鼻内的黏液和羊水，再协助胎头复位及外旋转，使胎儿双肩径与骨盆出口前后径相一致，随后将胎儿颈部向下轻压使前肩自耻骨弓下先娩出，继之再向上托胎颈，使后肩从会阴前缘缓慢娩出。

双肩娩出后，方可放开保护会阴的右手。最后双手协助胎体及下肢相继娩出。胎儿娩出后立即清理呼吸道，并用两把止血钳在距脐根部 10 ~ 15 cm 处夹住脐带，在两钳之间剪断。给产妇臀下放弯盘接血，记录胎儿娩出的时间。

胎头娩出时，若发现脐带绕颈一周，且较松，可用手将脐带顺胎肩推上或从胎头滑下；若脐带绕颈过紧或绕两周以上，可先用两把血管钳将其一段夹住，从中剪断脐带，注意不要伤及胎儿颈部，松解脐带后再协助胎肩娩出。若第二产程延长，应寻找原因，尽快采取措施结束分娩，防止胎头过度受压。

(六) 第三产程的临床经过及护理

1. 临床表现

胎儿娩出后，子宫腔容积突然明显缩小，胎盘不能相应缩小而与子宫壁发生错位、剥离。剥离面出血，形成胎盘后血肿。由于子宫继续收缩，剥离面积扩大，致使胎盘完全剥离而排出。临床上可观察到以下胎盘剥离征象。

(1) 子宫收缩、变硬，宫体变窄、变长，因剥离的胎盘被挤入产道下段导致宫底上升。

(2) 少量血液从阴道内流出。

(3) 露于阴道口外的脐带自行延长。

(4) 用手掌尺侧在产妇耻骨联合上方轻压子宫下段时，宫体上升而外露的脐带不见回缩。

2. 护理措施

(1) 清理呼吸道

胎儿娩出后，立即用新生儿吸痰管清除新生儿口鼻腔的黏液和羊水，以免导致新生儿窒息和新生儿吸入性肺炎。当呼吸道黏液和羊水确已吸净而仍无啼哭时，可用手轻拍新生儿足底促其啼哭。新生儿大声啼哭，表示呼吸道已畅通。

(2) Apgar 评分

新生儿出生后 1 分钟时进行 Apgar 评分，判断有无新生儿窒息及其严重程度，以新生儿的心率、呼吸、肌张力、喉反射、皮肤颜色五项体征为依据，每项为 0 ~ 2 分，满分 10 分。8 ~ 10 分属正常新生儿，一般不需处理；4 ~ 7 分为轻度窒息，需进行清理呼吸道、人工呼吸、吸氧等处理；0 ~ 3 分以下为重度窒息，须紧急抢救。凡 7 分以下者须在出生后 5 分钟再评分。

(3) 保暖

新生儿娩出后立即用无菌巾擦干全身的羊水与血迹，尽快提供保暖环境，并将新生儿马上放置到预先准备好的保暖处理台上进行所有的常规处理。

(4) 结扎脐带

气门芯结扎法：此法简便有效，目前临床上常用。气门芯的制备：将自行车的气门芯用小橡皮管剪成约 2 mm 宽的小橡皮圈，穿一作牵拉用的棉纱线（双折约 10 cm 长，打一较松的单结防脱出），浸泡在消毒液中备用。结扎前先用无菌生理盐水将气门芯上的消毒液冲净，套于止血钳上。操作方法：75% 乙醇消毒脐根部周围；用套有气门芯的血管钳于脐轮上 0.5 ~ 1 cm 处钳夹，在血管钳上 0.5 ~ 1 cm 处剪断脐带，挤净残血，牵引气门芯上棉线，将橡皮圈绕过止血钳顶端，紧束在止血钳下方，勿压脐轮；用碘酊、乙醇消毒；最后用无菌纱布覆盖脐绷带固定，或用脐带布包扎好。

棉线结扎法：75% 乙醇消毒脐根部后，用粗棉线在脐轮上 0.5 cm 结扎第一道，然后在其远端约 1 cm 处结扎第二道，注意松紧适中，以防滑脱出血或脐带被勒断。在距第二道结扎线上 0.5 cm 处剪断脐带，挤净残血，在脐根周围包裹无菌纱布保护皮肤，断面涂以 2.5% 碘酊和 75% 乙醇消毒，或涂 20% 高锰酸钾溶液，注意勿涂到周围皮肤上，以免烧伤。待干后用纱布覆盖，用脐带布包扎。

第三节 产褥期妇女的护理

一、产褥期母体的生理变化

(一) 生殖系统

1. 子宫

产褥期子宫变化最大。胎盘娩出后，子宫逐渐恢复至未孕状态的过程称为子宫复旧。这一过程的主要表现是宫体肌纤维缩复和子宫内膜再生。

(1) 子宫体肌纤维的缩复

子宫复旧是肌细胞体积缩小，而不是数目减少。随着肌纤维的缩复，子宫体积逐渐缩小。在胎儿胎盘娩出后，子宫底降至脐下 1 ~ 2 横指，此后每天下降，于产后 10 天降入盆腔，产后 6 周恢复未孕时的大小。

(2) 子宫内膜的再生

胎盘胎膜排出后，剩余蜕膜变性脱落将随恶露排出。子宫收缩使胎盘附着面随即缩小，子宫开放的血管被压缩变窄，血栓形成，出血减少直到停止。子宫内膜基底层逐渐再生形成新功能层。大约在产后第三周时，除胎盘附着部位外，宫腔表面均由新生内膜修复，而胎盘附着部位的修复则需至产后 6 周。

(3) 子宫下段及子宫颈变化

产后子宫下段肌纤维缩复，逐渐恢复为非孕时的子宫峡部。产后的子宫颈松软，子宫颈皱起如袖口状，产后 2 ~ 3 天，宫颈口可容两指，于产后 7 ~ 10 天宫颈内口关闭，宫颈管复原。产后 4 周，宫颈恢复至正常形态，因分娩时的裂伤 (多在宫颈处 3 点及 9 点处) 使初产妇的宫颈外口由产前的圆形 (未产型) 变为产后的“一”字形横裂 (已产型)。

2. 阴道

分娩后阴道壁松弛，黏膜皱襞因过度伸展而减少，甚至消失。产褥期阴道逐渐缩窄，完全恢复至孕前的水平。阴道黏膜皱襞约在产后 3 周重新出现。

3. 外阴

分娩后外阴轻度水肿，于产后 2 ~ 3 天逐渐自行消退。缝合伤口一般在产后 3 ~ 5 天愈合。撕裂而形成残缺不全痕迹，称为处女膜痕，是经产的重要标志。

4. 盆底组织

分娩造成盆底肌肉及其筋膜弹性减弱，常可出现部分肌纤维断裂，盆底组织的恢复程度与产后运动有关。如果产褥期产妇能坚持做产后健身操，在产褥期内盆底

肌有可能恢复至未孕状态；如果产褥期产妇过早劳动、负重或盆底损伤严重，则可能导致阴道壁膨出，甚至子宫脱垂。

(二) 乳房

产褥期乳房的主要变化是泌乳。分娩后，胎盘脱离母体，胎盘生乳素、雌激素和孕激素水平急剧下降，体内呈低雌激素、高泌乳激素水平，乳腺开始分泌乳汁。一般产后3～4天开始分泌较多乳汁，乳汁分泌在很大程度上与婴儿吸吮刺激有关。婴儿吸吮可刺激垂体催乳素分泌增加，可反射性引起神经垂体释放缩宫素，使乳腺腺泡周围的肌上皮细胞收缩而排出乳汁。因此，吸吮是使乳腺不断泌乳的关键因素。乳汁的分泌还与产妇的营养、情绪、睡眠及健康状况有关。

(三) 血液及循环系统

子宫胎盘血循环终止，且子宫复旧，组织间液及大量血液进入体循环，使血容量比孕前增加约15%～25%，以产后3天，尤其是24小时内更为明显，如心脏病的产妇极易发生心力衰竭。循环血量于产后2～3周恢复至未孕状态。产褥早期血液仍处于高凝状态，有利于减少产后出血，但容易形成静脉栓塞，应注意适当活动。分娩时白细胞增高，于产后24小时内达$20 \times 10^9/L$，多在产后1周左右恢复正常。血小板数也增多。红细胞沉降率于产后3～4周恢复正常。

(四) 消化系统

产褥期活动减少，肠蠕动减弱，加之腹肌及盆底肌松弛，产妇易出现食欲不佳、肠胀气、便秘等。胃肠肌张力和蠕动力约在产后两周内恢复。

(五) 泌尿系统

妊娠期体内潴留的水分由肾脏排出，因此产妇产褥早期尿量增多。由于分娩过程中膀胱受压、黏膜充血水肿或因会阴伤口疼痛，容易发生排尿困难，甚至尿潴留或继发泌尿系统感染。

(六) 内分泌系统

脑垂体、甲状腺和肾上腺逐渐恢复至孕前的功能状态。胎盘娩出后，雌激素和孕激素水平急剧下降，胎盘生乳素于产后3～6小时已不能测出。卵巢功能的恢复与哺乳有关，不哺乳的产妇一般在产后6～8周月经复潮，平均在产后10周左右恢复排卵；哺乳的产妇月经来潮推迟，平均在产后4～6个月恢复排卵，有的甚至在哺乳期间月经一直不来潮，但在月经来潮之前仍有受孕的可能。

(七) 腹壁

妊娠期在下腹正中线出现的色素沉着于产褥期逐渐消退。初产妇在腹壁形成的紫红色妊娠纹变成银白色。腹壁皮肤部分弹力纤维断裂，腹直肌可呈不同程度的分离，故产后腹壁明显松弛。产后 6 ~ 8 周腹壁紧张度恢复，其恢复程度与产妇的营养、运动强度及锻炼有关。

二、产褥期妇女的护理

产褥期妇女的护理主要是帮助产妇及家庭成员更快地适应新的生活环境，使产妇、新生儿及家庭成员幸福健康。医护人员在评估产妇身心变化的基础上提供良好的产褥期服务，促进母婴康复。

(一) 护理评估

1. 健康史

除了解产妇的一般情况外，重点收集产妇本次妊娠是否有合并症或并发症，了解其分娩史、分娩过程、新生儿 Apgar 评分、是否接受过产前教育等。

2. 身体状况

(1) 生命体征

产后 24 小时内密切观察产妇的血压、脉搏、体温、呼吸的变化，以后每日两次测量体温、脉搏、血压及呼吸。由于分娩的疲劳可使体温在产后 24 小时内略有升高，如超过 38 ℃应及时通知医生。

(2) 个人卫生

产妇是否保持每日梳头、刷牙；夏季是否有痱子。因产褥期早期皮肤排泄功能旺盛，排出大量汗液，尤以睡眠和初醒时最明显，这是正常生理现象，称为褥汗，一般产后 1 周左右会自行好转。

(3) 活动

产妇产后 24 小时内以卧床休息为主，以后逐渐增加活动量。了解产妇第一次下床活动有无头晕；休息睡眠时间是否充足。两周后自理少量的家务活动。

(4) 营养与排泄

了解产妇进食情况，产后 1 ~ 2 天内可进食易消化的半流质饮食，以后可根据产妇具体情况改为普食。产后的饮食应营养丰富易于消化，少量多餐，汤汁类可促进乳汁分泌。还要了解排尿排便情况，产后 1 ~ 2 天内可能因会阴切口疼痛或尿道水肿

而感到排尿困难，发生尿潴留时按医嘱处理。

(5) 生殖系统

①子宫收缩。每 30 分钟观察 1 次，共 4 次。评估宫底高度的同时注意子宫及双附件有无压痛。

②恶露。恶露是指分娩后经阴道排出的子宫内液体，其中含有血液、坏死蜕膜组织及黏液。恶露可分为三种：第一种红色恶露，含有大量血液，量多，有时见小血块，脱落的蜕膜组织，有血腥味，持续 3 ~ 7 天；第二种浆性恶露，色淡红似浆液，内含少量血液，有较多的坏死蜕膜组织、宫颈黏液，且有细菌，无臭味，一般持续两周；第三种白色恶露，黏稠、色泽较白，内含大量白细胞、坏死退化的蜕膜组织、表皮细胞及细菌，无臭味，一般持续约 2 ~ 3 周。若产后子宫复旧欠佳，血性恶露增多，持续时间长；若阴道内有组织物排出，应保留送病理检查；若有臭味，可能合并感染，可做阴道拭子细菌培养及药物敏感试验，同时注意体温和脉搏的变化。

③外阴。注意观察会阴切口有无渗血、脓性分泌物；会阴有无红、肿、热、痛等。

(6) 乳房

主要评估乳房大小、软硬，乳头和乳汁质量。

①乳房大小和软硬。乳房大小与乳汁分泌量无绝对关系，乳汁分泌通常与遗传、营养和早期哺乳有关。哺乳前，乳房充盈时通常比较硬，哺乳后变软。如果哺乳后乳房仍较硬，表明乳汁没有排空；哺乳后挤压仍有乳汁排出，可能是婴儿吸吮不正确或产妇的哺乳技巧不得当；如果乳房局部有压痛及发热，严重时腋下淋巴结肿大时，为乳汁淤积或感染。

②乳头。乳头形状异常，如凹陷、平坦，会使婴儿吸吮困难。还有乳头皲裂、红肿，甚至出现水泡或出血，产妇会主诉哺乳时疼痛，不能坚持哺乳。

③乳汁质量。产后 7 天内分泌的乳汁称为初乳。初乳呈浑浊淡黄色液体，所含的蛋白质较成熟乳更多，尤其是球蛋白较多，使新生儿获得防御感染的能力。初乳中脂肪、糖类含量较成熟乳少，易于消化吸收，是新生儿早期最理想的天然食品；产后 7 ~ 14 天的乳汁为过渡乳，蛋白质含量逐渐下降，脂肪、糖的含量渐渐增加；产后 14 天后的乳汁为成熟乳，呈白色，内含蛋白质约 2% ~ 3%，脂肪约 3% ~ 5%，糖类约占 8% ~ 9%，无机盐约占 0.4% ~ 0.5%，还有少量维生素。

(二) 护理诊断及合作性问题

(1) 疼痛。产妇有疼痛感与会阴切口疼痛、乳房胀痛、产后宫缩痛等因素有关。

(2) 活动无耐力。此现象与产后贫血、产程延长以及产后虚弱有关。

(3) 尿潴留。此症状与会阴切口疼痛、不习惯床上排尿以及膀胱逼尿肌麻痹等因素有关。

(4) 便秘。产妇便秘与产后活动少、饮食不合理以及肠蠕动减少等因素有关。

(5) 知识缺乏。产妇知识缺乏是指缺乏产后自我保健及婴儿护理技能知识。

(6) 母乳喂养无效。这种情况与产妇缺乏母乳喂养知识、产后疲劳以及缺乏自信心有关。

(7) 有感染的危险。感染的危险与产道的损伤、贫血以及营养不良等因素有关。

(8) 有产后出血的危险。该危险与子宫收缩乏力、胎盘和胎膜残留以及软产道损伤等有关。

(三) 护理目标

(1) 产妇学会自我缓解疼痛的方法。

(2) 充足的睡眠、合理的营养，有利于产妇体力的逐渐恢复。

(3) 产妇的小便通畅，无不适。

(4) 产妇的大便通畅。

(5) 产妇学会自我保健和婴儿护理的技能。

(6) 产妇哺乳方法正确，乳汁足，新生儿生长发育达到正常指标。

(7) 产妇体温正常，恶露无异味，白细胞不升高。

(8) 产妇产后阴道流血量不多于 500 ml。

(四) 护理措施

1. 一般护理

(1) 环境

母婴同室的室温保持在 18℃ ~ 20℃，湿度为 55% ~ 60% 为宜，阳光充足，空气新鲜，经常通风换气。通风时避免对流风直吹产妇，夏季采取防暑降温措施，避免产妇中暑。

(2) 个人卫生

督促产妇每日自我梳洗，保持口腔清洁，衣着薄厚适当，夏季勤用热水擦身或淋浴，勤换衣裤及单床等，必要时洗发，但须注意保暖勿受凉。

(3) 测量生命体征

每日两次测量体温、脉搏和呼吸；体温超过 38 ℃改为每日 4 次测量体温、脉搏、呼吸。

(4) 活动与休息

无特殊情况时，产后6小时由医护人员陪伴先坐卧片刻，再下床活动。鼓励产妇早期下床活动，以增强血液循环，促进大小便排泄通畅，预防盆腔或下肢静脉血栓形成，但应避免蹲或站立太久，以预防发生子宫脱垂。母婴同室打乱了产妇以往的睡眠习惯，使其常感到疲劳，因此产妇应与婴儿同步休息，以保证充足的体力和精力。

(5) 营养

乳母较正常妇女每日增加热能约33 kJ（8 kcal），增加蛋白质25 g。注意多食优质蛋白，如蛋、奶、鱼、瘦肉及大豆制品等；脂肪量略高于正常人，但不宜过多，否则会使乳汁中脂肪含量过高而导致婴儿腹泻；每日保证供给钙2000 mg，铁18 mg，维生素A 400U，维生素C 100 mg，维生素B1与维生素B2各18 mg，尼克酸18 mg，维生素D供给量与正常妇女相同；乳母应限制辛辣、刺激食品及烟酒类。

2. 观察宫缩

每日检查子宫底高度，观察恶露情况，以了解子宫复旧情况，如宫底上升、宫体变软，可能有宫腔积血，应按摩子宫排除积血，促进子宫收缩；恶露未按期转归，或有臭味，则提示子宫复旧欠佳，需及时查找原因。

3. 会阴护理

每日两次用温水毛巾擦净污迹，再用消毒溶液擦拭外阴。边擦拭边教会产妇会阴清洗原则：自上而下，毛巾每擦一面，翻一面再擦拭，最后擦拭肛门并且不可重复再用。会阴护理时，观察切口或伤口愈合情况。水肿严重者局部可用红外线照射，或用50%硫酸镁或95%乙醇湿敷，每日2～3次，每次约20分钟，以退肿消炎促进伤口愈合。若伤口疼痛剧烈或肛门有坠胀感应及时通知医师；对于行会阴侧切术的产妇，护理人员需教会产妇健侧卧位并对其讲解健侧卧位的意义；尽量保持会阴部清洁干燥，勤换会阴垫，以减少恶露污染会阴伤口；伤口缝线一般于产后3～4天拆除，拆线后一周内避免下蹲，以防伤口裂开；若伤口感染，应提前拆线引流或进行扩创处理。

4. 尿潴留和便秘的护理

(1) 排尿护理

产妇产后尿量增多，充盈的膀胱可影响子宫收缩引起产后出血，须于产后4～6小时内排空膀胱，因此，医护人员应主动协助产妇自行排尿，如果产妇排尿困难，向产妇讲解排尿的意义，并采取以下方法协助排尿：①协助产妇坐起或下床排尿；②用温开水冲洗外阴；③听流水声音诱导排尿反射；④按摩膀胱或针刺三阴交、关元和气海等穴位刺激膀胱逼尿肌收缩排尿；⑤肌注新斯的明，可使平滑肌收缩有助排尿；⑥如仍无法自行排尿，则给予留置导尿，开放引流24～48小时，使膀胱尿肌休息并逐渐恢复张力。

(2) 排便护理

产后，产妇因卧床、活动量减少、肠蠕动减弱、腹肌松弛等因素，易发生便秘。应鼓励产妇多饮水，多食蔬菜及水果，尽早下床运动，以防便秘发生，必要时给缓泻剂。

5. 乳房护理

(1) 乳头清洁

每次哺乳前，产妇应洗净双手；第一次哺乳时，先用温湿毛巾擦净乳房和乳头，忌用肥皂或酒精擦洗，以免引起乳头皲裂；如果乳头痂垢不易擦净，改用消毒石蜡油浸软后擦拭；以后每次哺乳用温湿毛巾擦净乳房、乳头，然后柔和地按摩乳房，刺激排乳反射；产妇应穿戴大小适宜的胸罩，以支持增大的乳房，减轻不适感。

(2) 乳头凹陷的护理

进行乳头拉伸练习：将两拇指分别平行地放在乳晕左右两侧，使乳头慢慢向外突出，随后拇指和食指捏住乳头慢慢往外牵拉。

(3) 乳房胀痛及乳腺炎的护理

产后3天内，因乳房的淋巴和静脉充盈，乳腺管不通畅，致乳汁淤积，乳房坚硬疼痛，严重者可导致发热，所以应尽量保持乳腺管通畅。哺乳前热敷乳房，促进乳腺管通畅；哺乳间歇时冷敷乳房，以减轻乳房充血、肿胀。还可以按压乳晕：拇指和食指分别平放在乳晕上，轻轻向下、向胸壁方向按压，压力作用于乳晕下方的乳窦，反复一压一放，依次按压各个方向的乳晕，使每个乳窦的乳汁都被挤出；一侧乳晕按压3～5分钟，两侧乳晕反复按压10～15分钟；还可用生面饼外敷乳房，以促进乳腺管通畅，减轻乳胀。注意按压时两手指不能滑动或摩擦，不能按压太深。

(4) 乳头皲裂的护理

哺乳前后挤出乳汁涂在乳头、乳晕处。因乳汁含有丰富的蛋白质，能促进表皮修复。疼痛严重时，可应用乳头罩间接哺乳，或挤出乳汁喂养新生儿。

6. 母乳喂养护理

(1) 宣讲母乳喂养的优点

母乳所含各类营养素最适合新生儿生长发育的需求。

① 富营养。母乳中含有丰富的优质蛋白质、不饱和脂肪酸、糖类、适当比例的钙磷，有利于婴儿吸收利用。

② 能抗病。母乳含有多种抗体，如IgA、IgG，能增强新生儿的抗病能力，抵御腹泻、呼吸道及皮肤感染等疾病。

③ 经济、方便。母乳喂养不需要配奶、清洗和消毒奶具，且用于母亲营养的消费比用于婴儿代乳品的消费要便宜。

④ 增进母婴感情。婴儿频繁地与母亲皮肤接触、受照料，有利于促进婴儿心理与社会适应性的发育[①]。

⑤ 有利于母亲健康。母乳喂养既能促进子宫收缩、预防产后出血，还能抑制排卵而起避孕作用，同时能减少乳腺癌和卵巢癌的危险。

(2) 哺乳技巧

产妇学会正确的哺乳技巧是哺乳成功的关键。

① 产妇哺乳姿势。产妇一手拇指轻按乳房上方，其余四指托起乳房，并合力轻挤乳汁；另一手托住新生儿，使新生儿的身体呈直线，脸对着乳房，鼻子对着乳晕，下颌贴乳房，胸部贴紧产妇腹部。哺乳姿势：椅背处放置软垫，使腰部放松；双脚略垫高些，保持双膝略高于髋部，以减轻手臂托新生儿的力量，避免哺乳后手臂、腰背酸痛，若会阴伤口疼痛，可在臀下置软垫。

② 新生儿吸吮姿势。新生儿张口，将大部分乳晕送入新生儿口中，让新生儿的齿龈压迫乳窦，吸吮乳汁。

③ 母乳哺喂。成功的哺喂应在新生儿吸吮时能听到吞咽声音，哺喂结束乳房松软，如果乳房没排空，需用人工方法挤出乳汁；当乳腺不通畅时，先给新生儿哺喂胀痛较重侧乳房，因婴儿刚吸吮时吸力大，促进乳腺通畅。哺喂后，用手指轻轻向下按压新生儿下颏，新生儿张口时取出乳头，避免在新生儿吸吮乳头时拉出乳头而引起乳头皮肤破损。每次哺喂结束都须将新生儿竖直抱起，轻拍背部直至排出胃内空气，以防溢奶。应按需哺乳，早期吸吮，两侧乳房轮流哺喂，这样有利于早期分泌乳汁。

(3) 退乳

对于产妇因病等原因不能哺乳者，应及时退乳，分娩第二天肌注己烯雌酚 4 mg。有合并症产妇不能用雌激素时，改用溴隐停，口服。已泌乳者可外敷皮硝，直至无乳汁分泌为止，同时焦麦芽 60 g 水煎，饮服。退奶期间减少流汁摄入。

7. 产后保健操

产妇产后需进行产后保健操锻炼，恢复腹肌及盆底肌肉张力，以保持健美体型，预防阴道壁膨出或子宫脱垂。产后运动量应视产妇情况而定，由弱到强逐量增加。产后第二天即可开始，每 1 ~ 2 天增加一节，每节做 8 ~ 16 次。出院后继续进行产后保健操锻炼至产后 6 周。

---

① 王巍，谢海军，孙增民.借鉴建构主义教育理论促进教学改革研究 [J].教育现代化，2016，3(4)：32–33.

产后保健操：

第一节：仰卧，深呼吸，收腹部，然后呼气。

第二节：仰卧，两臂直放于身旁，进行缩肛与放松动作。

第三节：仰卧，两臂直放于身旁，双腿轮流上举和并举，与躯干呈直角。

第四节：仰卧，髋与腿放松，分开稍屈，脚底放于床上，尽量抬高臀部、腰背部。

第五节：仰卧起坐。

第六节：跪姿，双膝分开，肩肘垂直，双手平放于床上，腰部做左右旋转动作。

第七节：全身运动，跪姿，双臂支撑于床上，左右腿交替向背后抬举。

8. 性生活指导

产褥期6周内生殖器官尚未完全复原，不宜性生活，以免引起感染。产褥期结束，经检查生殖器官完全恢复，可恢复性生活。哺乳的产妇应采取避孕措施，可选择外用工具避孕，而不宜口服避孕。剖宫术产妇产后6个月可放宫内节育环，此前可选用外用工具避孕。

9. 产后复查

产后6周对产妇进行产后复查，了解产妇全身、生殖器官恢复及乳房泌乳的情况；给婴儿进行全身检查，了解其喂养及发育状况。

(五) 健康指导

(1) 以书面形式告知产妇产后检查的日期和地点。

(2) 产妇产后42天去分娩的医院做健康体检，了解其各器官的恢复情况和婴儿的生长发育情况。

(3) 产褥期，产妇要注意个人卫生，禁止性生活，预防感染。

三、母婴同室的布局、设施及护理管理

母婴同室是产妇与新生儿休养的场所，因为新生儿室不同于一般的病区，其清洁、消毒的要求相对高些，所以它的布局、环境相对要求高些。

(一) 母婴同室的布局、设施

母婴同室兼有新生儿室的功能，它的布局设计首先应考虑相对无菌、尘埃少、人流少的地点和层次；其次，考虑阳光充足、通风换气好的环境。每室的床位设置不宜多，以免相互影响休息。一个床单元含有产妇床和新生儿床，所占面积不小于6 m^2。确保室温恒定在20℃～24℃，湿度在55%～65%，每室配置室温计。每室设

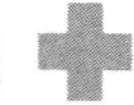

置盥洗室及消毒的装置，每个床单元须有床帘，床头配置氧气和负压吸引装置、呼叫铃和床头灯、照明灯和紫外线消毒灯、靠椅、软垫、矮脚垫等；新生儿床边须有床围栏，床尾挂母婴信息卡。室内墙上张贴母乳喂养、产后保健操等的宣传资料，有条件可增设电视机、冰箱、沙发、优雅的装饰画等，室内布置体现美观整洁、安全舒适，从而营造一个家庭式休养的氛围。

母婴同室周围还需布局各种辅助室，如新生儿沐浴室和抚触室、母乳喂养宣教室、新生儿筛查室、新生儿抢救室、早产儿室、人工奶库、新生儿隔离室，有条件的还可设置新生儿监护室。另外，妇幼保健人员更衣室、沐浴室、各种物品贮藏室、污物处置室应与各室分道出入。

(二) 母婴同室的护理管理

1. 妇幼保健人员的管理

妇幼保健人员每季度做咽拭子培养，阳性者应及时治疗；患感冒者接触母婴时应戴口罩；患传染性疾病者应及时调离母婴同室。妇幼保健人员的胸卡不能挂在胸前，应挂在制服的手插袋袋口，以免不慎损伤新生儿。

给新生儿沐浴前，或因特殊护理需将新生儿抱离产妇和抱回婴儿床时必须与产妇核对姓名、床号等信息，慎防将新生儿换错床位。

走道等公共活动场地，除了张贴母婴保健常识的宣教资料外，还应张贴促进母乳喂养成功的十条措施。对新调入的妇幼保健人员，除了专业知识和技能培训之外，还需培训促进母乳喂养成功的十条措施。措施的具体内容包括：

(1) 有书面的母乳喂养规定，并常规地传达到全体卫生人员；

(2) 对全体卫生人员进行必要的技术培训，使其能实施有关规定；

(3) 要把有关母乳喂养的好处及处理方法告诉所有的产妇；

(4) 帮助产妇在产后半小时内开始母乳喂养；

(5) 指导产妇如何喂奶，以及在需与其婴儿分开的情况下如何保持泌乳；

(6) 除母乳外，禁止给新生儿吃任何食物或饮料，除非有医学指征；

(7) 实行 24 小时母婴同室；

(8) 鼓励按需哺乳；

(9) 不要给母乳喂养的婴儿吸人工奶头，或使用奶头作安慰物；

(10) 促进母乳喂养支持组织的建立，并将出院的产妇转给这些组织。

2. 产妇及家属管理

产妇进入母婴同室体力恢复后，发放“促进母乳喂养成功十条措施”的书面资料，并做重点的讲解，协助产妇创造坚持母乳喂养的客观条件，督促和指导家庭主要成员参与学习母乳喂养的知识和技能。

告知产妇一旦患感冒需戴口罩，家属患感冒暂时不要来母婴同室探视。协助产妇和参与护理的家庭成员修剪指甲，并教会有效的清洗双手法，使其养成护理新生儿前后用肥皂洗手的习惯，以保障母婴健康。

第五章　病理产科妇女的护理

第一节　高危妊娠妇女的护理

在妊娠期有某种并发症或致病因素可能危害孕妇、胎儿与新生儿或导致难产者，称为高危妊娠。具有高危妊娠因素的孕妇称为高危孕妇，其胎儿属高危胎儿，高危胎儿出生后为高危新生儿。

高危妊娠是产科，尤其是围生期医学中极为重要的部分。早期筛选高危孕妇、重点管理监护并及时正确处理是减少孕产妇及围产儿死亡的重要措施，对优生优育亦具有重要意义。

一、疾病概述

（一）病因及发病机制

(1) 此次妊娠时具有下列一个或一个以上因素者都属高危妊娠范畴。

① 年龄小于 18 岁或大于 35 岁。

② 异常孕产史，如自然流产、异位妊娠、早产、死胎、死产、各种难产及手术产、新生儿死亡、新生儿溶血性黄疸、先天缺陷或遗传性疾病。

③ 各种妊娠并发症，如前置胎盘、胎盘早剥、妊娠高血压综合征、羊水过多或过少、胎儿生长受限、过期妊娠、母儿血型不合等。

④ 各种妊娠合并症，如心脏病、糖尿病、高血压、肾炎、病毒性肝炎、重度贫血、病毒感染（巨细胞病毒、疱疹病毒和风疹病毒）等。

⑤ 可能发生的分娩异常，如胎位异常、巨大胎儿、多胎妊娠、产道异常（骨产道及软产道）等。

⑥ 妊娠期接触有害物质，如放射线、同位素、农药、化学毒物、一氧化碳中毒及服用对胎儿有害药物。

⑦ 胎盘功能异常。

⑧ 多年不育经治疗受孕者。

⑨ 盆腔肿物或曾有盆腔手术史等。

(2) 具有下列高危因素之一的围生儿称为高危儿。

① 胎龄不足 37 周或超过 42 周。

② 出生体重在 2500 g 以下。

③ 小于胎龄儿或大于胎龄儿。

④ 胎儿的兄弟姊妹有严重新生儿病史，或新生儿期死亡者，或有两个以上胎儿死亡史者。

⑤ 出生过程中或出生后情况不良，Apgar 评分为 0~4 分。

⑥ 产时感染。

⑦ 高危妊娠产妇的新生儿。

⑧ 手术产儿。

(二) 监护措施

完整的高危妊娠的监护包括婚前、孕前的保健咨询工作，对不宜结婚或不宜生育者做好说服教育工作；孕前及早孕期的优生咨询及产前诊断工作；孕中期即开始筛查妊娠并发症或合并症；孕晚期监护及评估胎儿生长发育及安危情况，监测胎儿 - 胎盘功能并评估胎儿成熟度。

1. 了解胎儿生长发育及安危情况

(1) 妊娠图。将孕妇体重、血压、腹围、宫底高度、胎位、胎心、水肿、蛋白尿、超声检查的双顶径等，制成一定的标准曲线。对于每次产前检查，将检查所见及检查结果随时记录于曲线图上，连续观察对比，可以了解胎儿的生长发育情况。

(2) 子宫底高度测量。子宫底高度与胎儿出生体重相关，所以测量子宫底高度可以预测胎儿生长发育。

孕 20~34 周，宫底高度平均每周增加约 1 cm ；34 周后，宫底增加速度转慢，子宫底高度在 30 cm 以上表示胎儿已成熟。日本学者五十岚等提出计算胎儿发育指数的公式：

胎儿发育指数 = 宫底高度（cm）–（月份 +1）× 3

计算结果小于 –3，表示胎儿发育不良；–3~3 之间，表示胎儿发育正常；大于 5 可能为双胎、羊水过多或巨大儿。

(3) B 超检查。测量胎儿某一标志部分，如胎头双顶间径（BPD）、股骨长度（FL）、腹围（AC）等来判断胎儿生长发育情况，其中 BPD 最常用。超声检查 BPD>8.5 cm 者，表示胎儿体重大于 2500 g，胎儿已成熟；BPD>10 cm，可能为巨大胎儿。

2. 胎儿成熟度测定

（1）胎龄及胎儿大小

以胎龄及胎儿大小估计胎儿是否成熟。胎龄小于37周为早产儿；37周至42周为足月儿；大于42周为过期儿。胎儿体重小于2500 g为早产儿或足月小样儿；大于4000 g为巨大儿。

（2）羊水分析

① 卵磷脂/鞘磷脂的比值（L/S）。L/S表示肺成熟度，L/S ≥ 2，表示胎儿肺成熟；L/S小于1.5则表示胎儿肺尚未成熟，出生后可能发生新生儿呼吸窘迫综合征（ARDS）。临床上可用泡沫试验代替，若两管液柱上均有完整泡沫环为阳性，表示L/S ≥ 2，胎儿肺成熟；若两管未见泡沫环为阳性，表示胎儿肺未成熟；一管有泡沫环另一管无，为临界值，L/S可能小于2。

② 肌酐测定。肌酐测定值表示肾成熟度；大于2 mg/dl表明肾成熟；小于1.5 mg/dl表明肾未成熟。

③ 胆红素测定。胆红素值表示胎儿肝脏成熟度，随孕期延长而减少。正常值在0.02以下表示胎儿肝脏成熟；临界值为0.02~0.04；0.04以上表示胎儿肝脏未成熟。

④ 雌三醇（E_3）测定。羊水中雌三醇含量与出生体重相关。体重小于2500 g时，含量低于0.6 mg/L；孕37周后，胎儿体重大于2500 g，E_3 > 1 mg/L；若体重大于3000 g，E_3含量多在2 mg/L以上。

⑤ 胎儿脂肪细胞计数。胎儿脂肪细胞计数表示皮肤成熟度，以0.1%硫酸尼罗蓝染色后，胎儿脂肪细胞呈橘黄色，不含脂肪颗粒的细胞染为蓝色。橘黄色细胞大于20%为成熟，小于10%为未成熟，大于50%为过期妊娠。

3. 胎盘功能测定

（1）血和尿中HCG测定。在孕卵着床后7天左右，即可在血和尿中测到HCG，随孕卵发育逐渐上升，至80天左右达高峰，此后逐渐下降，维持一定水平到产后逐渐消失。孕早期HCG测定可反映胎盘绒毛功能状况，对先兆流产、葡萄胎监护具有意义，但对晚孕价值不大。

（2）血胎盘泌乳素（HPL）测定。胎盘泌乳素（HPL）是胎盘滋养细胞分泌的一种蛋白激素，随妊娠而逐渐增高，34~36周达峰值，以后稍平坦，产后逐渐消失。HPL只能在孕妇血中测定。晚期正常妊娠的临界值为4 ug/mL，低于此值为胎盘功能不良，胎儿危急。HPL水平能较好地反映胎盘的分泌功能，是目前国际上公认的测定胎盘功能的方法，若要连续动态监测更有意义。

（3）尿中雌三醇（E_3）测定。收集孕妇24小时尿用RIA法测定观察E_3，是了解胎盘功能状况的常用方法。妊娠晚期24小时尿E_3 < 10 mg，或前次测定值在正常范

围，此次测定值突然减少达 50% 以上，均提示胎盘功能减退。

(4) B 超检查。从声像图反映胎盘的形象结构，可将胎盘功能分为 0~ Ⅲ级。

4. 胎儿宫内情况的监护

(1) 胎动计数

胎动为胎儿在宫内健康状况的一种标志，不同孕周胎动数值不一。足月时，胎动次数大于 10 次 /12 小时。晚间胎动多于白天。胎动减少可能提示胎儿宫内缺氧。对高危妊娠孕妇应做胎动计数，每天早、中、晚计数三次，每次 1 小时，三次之和乘 4，即为 12 小时胎动次数。胎动次数大于 30 次 /12 小时表示正常，小于 10 次 /12 小时表示胎儿宫内缺氧。若胎动逐渐减少，表示缺氧在加重。12 小时内无胎动，即使胎心仍可听到，也应引起高度警惕。

(2) 胎儿监护

① 胎儿电子监测。根据超声多普勒原理及胎儿心动电流变化制成的各种胎心活动测定仪已在临床上广泛应用。其特点是可以连续观察并记下胎心率的动态变化而不受宫缩影响，再配以子宫收缩仪、胎动记录仪便可反映三者间的关系。

胎心电子监护的功能有两种：监测胎心率及预测胎儿宫内储备能力。

胎心监护的形式有两种：内监护和外监护。外监护是将探头直接放在孕妇的腹壁上，操作方便，不会引起感染，但受外界干扰大；内监护是在宫口开大 1 cm 以上，将单极电极经宫口与胎头直接连接进行监测。此方法在破膜后操作有感染的机会，但记录较准确。

胎心率监测：由胎儿电子监测仪记录下的胎心率（FHR）可以有两种基本变化，即基线 FHR（BFHR）及周期性 FHR（PFHR）。

基线胎心率：是在无宫缩或宫缩间歇期记录的胎心率。胎心率若持续大于 160 次 / 分钟或小于 120 次 / 分钟，历时 10 分钟为心动过速或心动过缓。

FHR 变异：是指 FHR 有小的周期性波动；BFHR 有变异，即所谓基线摆动，表示胎儿有一定的储备能力，是胎儿健康的表现。FHR 基线变平，即变异消失或静止型，提示胎儿储备能力的丧失。

周期性胎心率（PFHR）：是指与子宫收缩有关的胎心率变化。它有加速和减速两种情况。

加速：子宫收缩后 FHR 增加，增加范围大约为 15~20 bpm，加速的原因可能是胎儿躯干局部或脐静脉暂时受压。散发的、短暂的胎心率加速是无害的。但若脐静脉持续受压，则进一步发展为减速。

减速可分为三种：早期减速、变异减速和晚期减速。

早期减速：它的发生与子宫收缩几乎同时开始，子宫收缩后即恢复正常，幅度

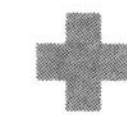

不超过 40 bpm。早期减速一般认为是胎头受压，脑血流量一时性减少（一般无伤害性）的表现。

变异减速：宫缩开始后，胎心率不一定减慢。减速与宫缩的关系并不是恒定的。但在出现后，周期性胎心率下降迅速，幅度大（60~80 bpm），持续时间长，而恢复也迅速。一般认为变异减速系因子宫收缩时脐带受压兴奋迷走神经所致。

晚期减速：子宫收缩开始后一段时间（多在高峰后）出现胎心音减慢，但下降缓慢，持续时间长，恢复亦缓慢。晚期减速是胎儿缺氧的表现，它若出现应对胎儿的安危予以高度注意。

预测胎儿宫内储备能力的试验如下：

无激惹试验（NST）：本试验是以胎动时伴有一时性胎心率加快现象为基础，故又称胎心率加速试验（FHT）。通过本试验观察胎动时 FHR 的变化，以了解胎儿的储备功能。试验时，孕妇取半卧位，腹部（胎心音区）放置电子监测器探头，在描记胎心率的同时孕妇感觉有胎动，即报告或手按机钮在描记胎心率的纸上做出记号，至少连续记录 20 分钟。一般认为正常者至少 3 次以上胎动伴有胎心率加速超过 10 bpm；异常是胎动数与胎心率加速数少于前述情况或者胎动时无胎心率加速，应寻找原因。此项试验方法简单、安全，可在门诊进行（如无电子监测亦可用胎心音听诊法与胎动计数同时进行记录分析），并可作为催产素激惹试验前的筛选试验。

催产素激惹试验（OCT）：又称收缩激惹试验（CST），其原理为用催产素诱导宫缩并用胎心监护仪记录胎儿心率的变化。若多次宫缩后重复出现晚期减速，BFHR 变异减少，胎动后无 FHR 增快，为阳性；若 BFHR 有变异或胎动增加后，FHR 加快，但 FHR 无晚期减速，则为阴性。本试验一般在妊娠 28~30 周后即可进行。如为阴性，提示胎盘功能尚佳，一周内无胎儿死亡的危险，可在一周后重复本试验；阳性则提示胎盘功能减退，但因假阳性多，意义不如阴性大，可加测尿 E_3 或其他检查以进一步了解胎盘功能情况。

② 胎儿心电图。胎心的活动情况是胎儿在子宫内情况的反映，因此胎儿心电图检查是较好的胎儿监护措施之一。测定胎儿心电图有宫内探测及腹壁探测两种：宫内探测必须将探查电极经阴道置入宫腔，直接接触胎头或胎臀，虽所得图形清晰，但须在宫口已扩张、胎膜已破的情况下进行，并有引起感染的危险，亦不能在孕期多次测定，故不宜作为孕期监护；腹壁探测是将探查电极置于孕妇的腹部，胎儿的心电流通过羊膜腔传至孕妇腹壁。根据 R 波多次测定可推测胎儿宫内发育情况、胎儿存活情况、胎位、多胎、胎龄、胎盘功能等。

③ 羊膜镜检查。该方法由 Sahling 在 1962 年首先使用，现已成为围产医学中的一种常用检查方法。该方法是在严格消毒条件下，通过羊膜镜直接窥视羊膜腔内羊

水性状，用以判断胎儿宫内情况。

禁忌证：产前出血，阴道、宫颈、宫腔感染，先兆早产，羊水过多等。

判断标准：正常羊水为透明、淡青色或乳白色，透过胎膜可见胎发及飘动的胎脂碎片；胎粪污染时，羊水呈黄色、黄绿色，甚至草绿色；Rh 或 ABO 血型不合病人，羊水呈黄绿色或金黄色；胎盘早剥患者的羊水可呈血色。

④ 胎儿头皮末梢血 pH 值测定。采取胎儿头皮末梢血测定 pH 值，以了解胎儿在宫腔内是否有缺氧和酸中毒。pH 值为 7.25~7.35 为正常，pH 值小于 7.20 提示胎儿严重缺氧已引起酸中毒。

(三) 处理原则

1. 防治引起高危妊娠的病因

(1) 遗传性疾病。对遗传性疾病应做到早期发现，及时处理，预防为主。对有下列情况的孕妇应做羊水穿刺进行遗传学诊断：

① 孕妇年龄在 37~40 岁或以上；

② 上一胎为先天愚型或有家族史；

③ 孕妇有先天性代谢障碍（酶系统缺陷）或染色体异常的家族史；

④ 孕妇曾娩出过神经管开放性畸形儿，如无脑儿、脊柱裂等。一般在妊娠 16 周左右做羊水穿刺，有异常者要终止妊娠。

(2) 妊娠期高血压疾病。此病易引起死胎。医护人员要认真做好围生期保健，及时发现高危人群；孕妇要积极控制血压，预防子痫。

(3) 妊娠合并肾病。此病主要危及孕妇，产生肾衰竭，胎儿可发生宫内发育迟缓。若妊娠早期就有肾衰竭的症状和体征应终止妊娠；若处于妊娠晚期，估计胎儿已能存活，应及时终止妊娠，以免胎死宫内。孕期给予孕妇低蛋白饮食，积极控制血压，预防感染。

(4) 妊娠合并心脏病。由于缺氧，常导致早产与胎儿生长迟缓；同时，妊娠加重孕妇的心脏负担并可危及孕妇生命。这种情况下，孕妇应加强孕期保健和产前检查，防治感染，预防心衰。

(5) 妊娠合并糖尿病。由于胎儿血糖波动和酸中毒，可发生胎儿在临产前突然死亡。产科应与内科共同监护，孕妇要控制饮食，按医嘱正确使用胰岛素。如同时发生下列情况，应及时终止妊娠：①妊娠期高血压疾病，特别是发生子痫者；②酮症酸中毒；③严重肝肾损害；④恶性、进展性、增生性视网膜病变；⑤严重感染；⑥胎儿畸形或羊水过多等。

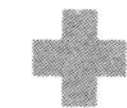

2. 产科处理

(1) 提高胎儿对缺氧的耐受力，可按医嘱用 10% 葡萄糖 500 mL 加维生素 C 2 g 静脉缓慢滴注，1 次 / 天，5~7 天为一个疗程。休息 3 天后可再重复。

(2) 间歇吸氧，特别是胎盘功能减退的孕妇，3 次 / 天，每次 30 分钟。

(3) 预防早产，按医嘱使用硫酸镁抑制宫缩。

(4) 选择适当的时间终止妊娠对须终止妊娠而胎儿成熟度较差者，可于终止妊娠前用肾上腺皮质激素促进肺表面活性物质的形成和释放，促进胎儿肺成熟，防止发生新生儿呼吸窘迫综合征。

(5) 产时严密观察胎心变化，给予吸氧。尽量少用麻醉镇静药物，避免加重胎儿缺氧。

(6) 从阴道分娩时尽量缩短第二产程，如果有胎儿窘迫的症状和体征应及早结束分娩，并做好新生儿的抢救准备。

(7) 高危儿应加强产时、产后的监护。

二、疾病护理

(一) 护理评估

1. 健康史

了解产妇年龄、生育史 (包括病理产科史)、疾病史 (合并内外科疾病)；了解早期妊娠时是否用过对胎儿有害的药物或接受过放射线检查、是否有过病毒性感染。

2. 身体评估

(1) 症状

重视孕妇的主诉，了解其有无妊娠并发症，如妊娠期高血压疾病、前置胎盘、胎盘早剥、羊水过多等的相应症状；了解妊娠合并症，如心脏病、糖尿病、高血压、肾病、肝炎等的相应症状。

(2) 体征

① 身高低于 140 cm 者容易发生头盆不称；步态不正常者应注意有无骨盆异常；体重小于 40 kg 或大于 85 kg 者，危险性增加。

② 测量宫底高度。判断子宫大小是否与停经周数相符。大于或小于正常值 3 cm 者为异常，过大者应排除羊水过多或双胎，过小者警惕胎儿宫内发育迟缓。如果为足月，应估计胎儿大小，小于 2500 g 或大于等于 4000 g 均应给予重视。

③ 了解胎位有无异常。

④ 测血压。血压高于 140/90 mmHg 或较基础血压升高 30/15 mmHg 者为异常。

⑤ 阴道检查。检查阴道出口是否过小，外阴部有无静脉曲张。

⑥ 分娩时要评估有无胎膜早破、羊水量及性状。

⑦ 正确估计孕龄，描绘妊娠图。

⑧ 听胎心。心率连续小于 160 次 / 分钟为心动过速，超过 180 次 / 分钟则提示胎儿病情危重。心率小于 120 次 / 分钟为心动过缓，低于 100 次 / 分钟则提示胎儿严重缺氧，须紧急抢救。

⑨ 胎动计数。正常时每小时 3~5 次，若 12 小时胎动少于 10 次或逐日下降超过 50%，而又不能恢复，都提示胎儿缺氧。

3. 辅助检查

（1）实验室检查。检查内容包括红细胞及血红蛋白、尿液常规、肝功能、肾功能、血糖及糖耐量、出凝血时间、血小板计数等。

（2）B 超检查。通常妊娠 22 周起，每周双顶径值增加 0.22 cm。若双顶径达 8.5 cm 以上，则 91% 的胎儿体重超过 2500 g。通过 B 超，还可及时了解胎儿是否畸形。

（3）电子胎心监护。

（4）胎儿心电图。羊水过多时，R 波低；过期妊娠、羊水过少时，R 波可高达 50~60 mV；振幅超过 40~60 mV 表示胎盘功能不全。

（5）羊膜镜检查。若羊水呈黄绿色、绿色，提示胎儿窘迫。因胎儿缺氧引起迷走神经兴奋，使肠蠕动增加、肛门括约肌松弛致胎粪排于羊水中。胎死宫内时，羊水呈棕色、紫色或暗红色混浊状。

(6) 孕妇尿雌三醇（E_3）测定。正常为 15 mg/24 小时，10~15 mg/24 小时为警戒值，小于 10 mg/24 小时为危险值。若妊娠晚期连续多次测得此值小于 10 mg/24 小时，表示胎盘功能低下。测孕妇随意尿 E/C 比值，正常大于 15，10~15 为警戒值，小于 10 为危险值。

（7）孕妇血清游离雌三醇测定。足月妊娠时，该数值的下限为 40 mmol/L。若低于此值，表示胎盘功能低下。

（8）孕妇血清胎盘泌乳素（HPL）测定。足月妊娠时该值小于 4 μ g/L，表示胎盘功能低下[①]。

（9）孕妇血清缩宫素酶值测定。警戒值为 5 mg，小于 2.5 mg 为危险值。若数值急剧下降，提示胎盘有急性功能障碍；若持续低值，提示胎盘功能减退。

（10）阴道脱落细胞检查。舟状细胞成堆、无表层细胞、嗜酸性细胞指数（EI）小

① 何姗，孔令娜，朱文芬等. 基于网络教学平台的混合式教学模式在社区护理学教学中的应用初探 [J]. 中国医学教育技术，2019，33(3)：323–325.

 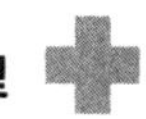

于10%、致密核少者，提示胎盘功能良好；舟状细胞极少或消失、有外底层细胞、嗜酸性细胞指数大于10%、致密核多者，提示胎盘功能减退。

(11) 羊水检查。卵磷脂/鞘磷脂比值(L/S)大于2，提示胎儿肺成熟；肌酐值不小于176.8 μmol/L，提示胎儿肾成熟；胆红素类物质值，若用 ΔOD450 测该值小于0.02，提示胎儿肝成熟；淀粉酶值不小于450U/L，提示胎儿唾液腺成熟；脂肪细胞出现率达20%，则提示胎儿皮肤已成熟。

(12) 胎儿头皮血 pH 值测定。正常在7.25~7.35之间；若在7.20~7.24之间，提示胎儿可能有轻度酸中毒；若小于7.20，则胎儿有严重酸中毒存在。

(13) 甲胎蛋白(AFP)测定。异常增高是胎儿患有开放性神经管缺损的重要指标。多胎妊娠、死胎及胎儿上消化道闭锁等也伴有AFP值的升高。

4. 心理社会评估

高危孕妇在妊娠的早期常担心流产及胎儿畸形，在妊娠28周以后则担心早产、医疗指征需要终止妊娠及胎死宫内或死产；孕妇可能因为前次妊娠的失败而对此次妊娠产生恐惧；由于需要休息而停止工作，产生烦躁不安；因为自己的健康与维持妊娠相矛盾而感到焦虑、无助；也可能因为不可避免的流产、死产、死胎、胎儿畸形等而产生悲哀和失落。要认真评估高危孕妇的应对机制、心理承受能力及社会支持系统。

(二) 护理诊断

1. 恐惧

产生恐惧与孕妇设想对胎儿及自身健康的威胁有关。

2. 知识缺乏

孕妇的知识缺乏是指对高危因素缺乏认识或不了解定期检查的重要性。

3. 预感性悲哀

孕妇产生预感性悲哀与胎儿可能夭折有关。

4. 自尊紊乱

孕妇产生自尊紊乱与分娩的愿望及对孩子的期望得不到满足有关。

(三) 护理目标

(1) 孕妇恐惧感减轻或消失。

(2) 孕妇安全，胎儿健康。

(3) 孕妇正确面对自己及孩子的危险。

(4) 孕妇维持良好的自尊。

(四) 护理措施

1. 心理护理

提供有利于孕妇倾诉和休息的环境，避免不良刺激；指导正确的应对方式；采取必要的手段减轻和转移孕妇的焦虑和恐惧；鼓励和指导家人参与和支持；各种检查和操作之前向孕妇解释，提供指导，告之全过程及注意事项。

2. 一般护理

(1) 饮食。增加营养，保证胎儿发育需要；对胎盘功能减退、胎儿发育迟缓的孕妇给予高蛋白、高能量饮食，补充维生素、铁、钙及多种氨基酸；对妊娠合并糖尿病者则要控制饮食。

(2) 卧床休息，以改善子宫胎盘血循环，增加雌三醇的合成和排出量。一般取左侧卧位。

(3) 保持室内空气新鲜，通风良好；注意个人卫生，勤换衣裤。

3. 病情观察

对高危孕妇做好观察记录。观察一般情况，如孕妇的心率、脉搏、血压、活动耐受力；有无阴道流血、高血压、水肿、心衰、腹痛、胎儿缺氧等症状和体征，若有上述任一症状，要及时报告医生并记录处理经过。产时严密观察胎心率及羊水的色、量，做好母儿监护。

4. 检查及治疗配合

孕妇要认真执行医嘱并配合处理。为妊娠合并糖尿病孕妇做好尿糖测定，正确留置血、尿标本；对妊娠合并心脏病者按医嘱正确给予洋地黄类药物，做好用药观察；间歇吸氧；宫内发育迟缓者给相应治疗；前置胎盘患者做好输血、输液准备；若需人工破膜、阴道检查或剖宫产术应做好用物准备及配合工作；同时做好新生儿的抢救准备及配合，若为早产儿或极低体重儿还须准备好暖箱，并将高危儿列为重点护理对象。

(五) 健康教育

按孕妇的高危因素给予相应的健康指导，提供相应的信息。

(1) 定期检查。嘱高危孕妇定期到医院做产前检查，以便及早发现异常，及时处理。

(2) 指导孕妇学会自我监测胎动的方法。教会孕妇自己进行胎动计数，每天三次，每次 1 小时，将 3 次胎动计数相加再乘 4，即 12 小时胎动数。若 12 小时胎动数小于 10 次，表示胎儿宫内缺氧。

第二节 妊娠期并发症妇女的护理

妊娠几乎是每一个已婚妇女都要经历的一段特殊时期。孕妇在妊娠期都要经历许多不适症状，甚至会出现妊娠期并发症。常见的并发症有流产、早产、妊娠期高血压疾病、异位妊娠、前置胎盘、胎盘早剥、多胎妊娠、羊水过多及羊水过少等。特别是妊娠期高血压疾病、胎盘早剥及前置胎盘，严重威胁母婴的健康，是发生孕产妇和围生儿病率及死亡率的主要原因。尽早发现征象并及时处理是预防此类疾病的主要措施。

一、流产

(一) 疾病概述

1. 概念

妊娠于28周前终止，胎儿体重在1000 g以下者称为流产。流产发生在妊娠12周以前者称为早期流产；发生在妊娠12周至28周内者称为晚期流产。流产又分为自然流产和人工流产，本节介绍自然流产。自然流产发生率约占全部妊娠的15%，多数为早期流产。

2. 病因及发病机制

(1) 基本病因

流产的病因很多，常见的病因如下：

① 遗传因素缺陷。遗传因素缺陷是引起早期流产的主要原因，染色体异常的胚胎有50%~60%发生早期自然流产。染色体异常包括染色体数目的异常和染色体结构的异常。

② 母体方面的因素。母体方面的因素主要包括：全身性疾病（高热、慢性肾炎、高血压、严重贫血等）；生殖器官疾病（子宫畸形、盆腔肿瘤、重度宫颈裂伤、宫颈内口松弛）；内分泌功能失调（甲状腺功能低下、黄体功能不全等）；妊娠期腹部手术或创伤；胎盘内分泌功能不足；不良习惯（过度吸烟、酗酒和吸食毒品等）；过度紧张、恐惧和焦虑等。

③ 其他。妊娠期孕妇接触影响生殖功能的有害物质（放射性物质、有机汞、铅、镉、甲醛、高温、噪声等）也可导致流产。

早期流产的原因多为黄体功能不全、染色体异常等；晚期流产常见原因多为宫颈口松弛、子宫畸形等。

(2) 发病机制

流产发生时，常常是胚胎或胎儿先死亡，然后底蜕膜出血；或先出现胎盘后出血形成胎盘后血肿，刺激子宫收缩 (腹痛)，排出胚胎或胎儿。妊娠 8 周前，胎盘绒毛与子宫内膜联系不牢固，流产时妊娠物易完全自子宫壁剥落而排出，出血量一般不多；妊娠 8~12 周时，胎盘绒毛发育旺盛，与子宫内膜联系牢固，流产时妊娠物往往不能完全从子宫壁剥离排出，影响子宫收缩，出血较多；妊娠 12 周后，胎盘完全形成，流产时多先有腹痛，然后排出胎儿、胎盘，出血较少。

3. 临床表现

流产的临床表现主要是阴道流血和腹痛。早期流产通常是阴道流血，发生在腹痛之前；晚期流产通常先有阵发性腹痛，之后出现阴道流血。流产可分为以下几种类型。

(1) 先兆流产。先兆流产指妊娠 28 周前，出现少量阴道流血和下腹疼痛。如果经休息或治疗后，出血停止或疼痛消失，有希望继续妊娠；如果阴道流血及腹痛均加剧，则可能发展为难免流产。

(2) 难免流产。难免流产由先兆流产发展而来，是指流产已不可避免。

(3) 不全流产。不全流产指妊娠物部分已排出体外，尚有部分残留在宫腔内，因此影响子宫收缩，导致阴道出血不止，严重时可引起失血性休克。

(4) 完全流产。完全流产指妊娠产物已全部排除，阴道流血逐渐停止，腹痛消失。

(5) 稽留流产。稽留流产指胚胎或胎儿已经死亡，滞留子宫腔内尚未自然排除者。此时，子宫不再增大，反而缩小，早孕反应消失，若已妊娠中期，孕妇腹部不再增大，胎动消失。稽留流产易发生凝血功能障碍。

(6) 习惯性流产。习惯性流产指自然流产连续发生 3 次或 3 次以上者。每次流产往往发生在同一妊娠月份，其临床经过与一般流产相同。流产过程中，若阴道流血时间过长、有组织残留于子宫腔内或非法堕胎等，有可能引起宫内感染。严重时，感染可扩散至盆腔、腹腔甚至全身，并发盆腔炎、腹膜炎、败血症及感染性休克等，称流产感染。

4. 处理原则

(1) 先兆流产的处理。先兆流产卧床休息，禁止性生活，必要时给予药物治疗 (如苯巴比妥、维生素 E 和黄体酮等)。经治疗两周，症状不见缓解反而加重者，表明胚胎发育异常，应停止治疗，及时处理。

(2) 难免流产的处理。难免流产一旦确诊，应尽早使胚胎及胎盘组织完全排出。预防出血及感染。

(3) 不全流产的处理。不全流产一经确诊，及时行吸宫术或钳刮术，清除宫内残留的组织。不全流产多伴休克，患者应输血、输液，积极抗休克。出血时间长者应预防感染。

(4) 完全流产的处理。完全流产若无感染征象，不需特殊处理。

(5) 稽留流产的处理。稽留流产因胚胎组织可能机化，与子宫壁紧密粘连，刮宫困难；又因胎儿死亡时间过长，孕妇易发生凝血机制障碍，导致弥漫性血管内凝血（DIC），因此处理时应做好有关方面的检查和准备工作。一次不能刮干净，可于5~7日后再做刮宫。

(6) 习惯性流产的处理。习惯性流产主要是以预防为主，在孕前查找原因，对症处理。流产过程中，若阴道流血时间长、有组织残留于宫腔内或无菌操作不严格，有可能引起宫腔内感染。严重时，感染可扩展到盆腔、腹腔乃至全身，并发盆腔炎、腹膜炎、败血症及感染性休克等，称为流产感染。

各种流产过程应防治感染。若流产合并感染，原则上先控制感染，然后清除宫内残留物；若阴道流血较多，控制感染的同时，用卵圆钳将宫腔内残留组织夹出，减少出血量，待感染控制后再彻底刮宫。

(二) 疾病护理

1. 护理评估

(1) 健康史

询问孕妇的停经时间、有无早孕反应、阴道流血的情况及腹痛情况；了解阴道有无组织物排出、既往有无流产史。

(2) 身体评估

① 症状

评估阴道流血的量，是否持续流血，有无贫血；是否伴有腹痛及腹痛的性质、程度。

② 体征

观察患者的生命体征，评估有无贫血、休克。通过妇科检查评估宫颈是否扩张、有无组织物堵于宫颈口、子宫大小是否与妊娠月份相符、有无压痛等。

(3) 辅助检查

根据不同的流产阶段选择不同的检查，常用的有妊娠试验、HCG 测定和 B 超。稽留流产须检查血常规、出血时间、凝血时间、凝血酶原时间、血小板计数等。

(4) 心理社会评估

评估孕妇及家属对流产的看法、心理感受和情绪的反应；评估家庭成员对孕妇的心理支持能力。

2. 护理诊断

(1) 有组织灌注量改变的危险与出血有关。

(2) 有感染的危险与反复出血致机体抵抗力下降、宫腔内容物残留及宫腔手术有关。

(3) 预感性悲哀与孕妇即将失去胚胎或胎儿有关。

(4) 躯体移动障碍与先兆流产需卧床休息有关。

3. 护理目标

(1) 出血得到控制，生命体征正常。

(2) 护理对象未发生感染。

(3) 患者焦虑情绪减轻。

(4) 患者卧床期间生活需要得到满足。

4. 护理措施

(1) 先兆流产时孕妇应绝对卧床休息，告诉其绝对卧床休息的重要性，并协助完成日常生活的护理。

(2) 严密观察阴道流血、腹痛及排出物情况。嘱孕妇心情要舒畅，加强营养，促进胎儿的发育。向孕妇及家人讲明只有胚胎发育正常，保胎才有意义。家属应给予孕妇心理支持，共同承担结果。

(3) 妊娠不能继续，且已发展至难免流产或不全流产者，应配合医师，采取积极措施，做好终止妊娠的准备，协助医生完成手术过程，使妊娠物完全排出，并送病理检查。

(4) 预防感染。护理人员严密观察患者的体温，定期检查血常规；严格执行无菌操作；加强会阴护理，保持患者会阴部清洁；观察阴道流血的量、色、味；发现有感染的现象，应及时报告医生，遵医嘱进行抗感染处理。同时嘱患者流产后1个月来院复查。

5. 健康教育

与孕妇及家属共同讨论此次流产的原因，向他们讲解流产的相关知识，帮助他们为再次妊娠做好准备。有习惯性流产史的孕妇在下一次妊娠确诊后应卧床休息，加强营养，禁止性生活等，治疗时间必须超过以往发生流产的妊娠月份。黄体功能不全者，遵医嘱使用黄体酮治疗；宫颈内口松弛者应行宫颈内口修补术，若已妊娠，可于妊娠14~16周行子宫内口缝扎术。

二、异位妊娠

（一）疾病概述

1. 概念

正常妊娠时，受精卵着床于子宫腔内膜。受精卵在子宫腔以外着床称为异位妊娠，习称宫外孕。依受精卵在子宫体腔外种植部位不同，异位妊娠可分为输卵管妊娠、卵巢妊娠、腹腔妊娠、阔韧带妊娠和宫颈妊娠等。其中输卵管妊娠最为常见，占异位妊娠的95%左右。

2. 病因及发病机制

（1）基本病因

① 输卵管炎症。输卵管炎症是输卵管妊娠的主要原因。可因为输卵管黏膜炎和输卵管周围炎，导致受精卵在输卵管内运行受阻而于该处着床。

② 输卵管手术史。有输卵管绝育史及手术史者，输卵管妊娠的发生率为10%~20%。曾因不孕接受输卵管粘连分离术、输卵管成形术（输卵管吻合术或输卵管造口术）者，再妊娠时易发生输卵管妊娠。

③ 输卵管发育不良或功能异常。输卵管过长、肌层发育差以及黏膜纤毛缺乏可致输卵管妊娠；精神因素可致输卵管痉挛和蠕动异常，均可影响受精卵运送而致输卵管妊娠。

④ 避孕失败。宫内节育器避孕失败，发生异位妊娠的机会较大。

⑤ 其他。其他病因还有子宫肌瘤或卵巢肿瘤压迫输卵管，影响输卵管管腔通畅，使受精卵运行受阻。

（2）发病机制

① 输卵管妊娠的特点。输卵管管腔狭小，管壁薄，缺乏黏膜下组织，不能适应胚胎或胎儿的生长发育，当妊娠发展到一定程度时，可引起以下后果。

第一种，输卵管妊娠流产多见于妊娠8~12周的输卵管壶腹部妊娠。如果整个囊胚剥离落入管腔经输卵管逆蠕动排出到腹腔，形成输卵管妊娠完全流产，出血一般不多；若囊胚剥离不完整，部分仍附着于输卵管管壁，形成输卵管不全流产，可致反复出血。

第二种，输卵管妊娠破裂多见于妊娠6周左右的输卵管峡部妊娠。胚囊绒毛侵蚀管壁肌层、浆膜层，甚至穿破管壁全层，导致输卵管破裂，可发生大量腹腔内出血，导致出血性休克。壶腹部出血一般发生在妊娠8~12周，间质部出血一般发生在12~16周。

第三种，陈旧性宫外孕输卵管妊娠流产或破裂后未及时治疗，或内出血已逐渐停止，病情稳定，胚胎死亡或被吸收。但长期反复内出血形成盆腔血肿，血肿机化变硬并与周围组织粘连，临床上称为陈旧性宫外孕。

第四种，继发腹腔妊娠输卵管妊娠流产或破裂后，胚胎排入腹腔，大部分死亡。偶有胚胎组织存活，存活胚胎的绒毛组织附着于原位或排至腹腔后重新种植，继续生长发育，形成继发腹腔妊娠。若破裂口在阔韧带内，可发展为阔韧带妊娠。

② 子宫的变化。输卵管妊娠后，由于受内分泌影响，子宫增大变软，子宫内膜出现蜕膜反应。若胚胎死亡，蜕膜自宫壁剥离而发生阴道流血。有时蜕膜呈碎片排出，有时蜕膜完整剥离呈三角形蜕膜管型排出。

3. 临床表现

(1) 症状

① 停经。约 70%~80% 的妇女停经 6~8 周后出现不规则阴道流血，但有些妇女主诉无停经史，可能是误将不规则的阴道流血视为月经。

② 腹痛。腹痛是输卵管妊娠患者的主要症状。未发生流产或破裂之前，常表现为一侧下腹隐痛或酸胀感。当发生输卵管妊娠流产或破裂时，突感一侧下腹撕裂样疼痛，常伴有恶心、呕吐。若血液局限于病变区，主要表现为下腹部疼痛；当血液积聚于子宫直肠陷凹处时，可出现肛门坠胀感；当血液由下腹部流向全腹时，疼痛可由下腹部向全腹部扩散，血液刺激膈肌，可引起肩胛部放射性疼痛。

③ 阴道流血。胚胎死亡后，常有不规则阴道流血，色暗红或深褐，量少，一般不超过月经量。阴道流血可伴有蜕膜管型或蜕膜碎片排出。阴道流血一般在病灶去除后方能停止。

④ 晕厥与休克。由于腹腔内出血及剧烈腹痛，轻者引起晕厥，严重者出现失血性休克，其严重程度与腹腔内出血量成正比，与阴道流血量不成比例。

⑤ 腹部包块。输卵管妊娠流产或破裂时所形成的血肿时间较久者，由于血液凝固并与周围组织或器官发生粘连形成包块。

(2) 体征

① 一般情况。患者可呈贫血貌，可出现面色苍白、脉搏细弱、血压下降等休克表现。通常体温正常，休克时体温略低，腹腔内出血吸收时体温略升高，但不超过 38℃。

② 腹部检查。下腹有明显压痛及反跳痛，尤以患侧为甚，但腹肌紧张轻微；出血多时，叩诊有移动性浊音；有些患者下腹可触及包块。

③ 盆腔检查。阴道有少许血液；输卵管妊娠流产或破裂者，阴道后穹隆饱满，有触痛，宫颈举痛；内出血多时，检查子宫有漂浮感；子宫一侧或后方可触及边界

不清、触痛明显的包块。

4. 处理原则

输卵管妊娠以手术治疗为主，非手术治疗为辅。

(1) 手术治疗

① 输卵管妊娠一般采取输卵管切除术，尤其适用于内出血量多、并发休克者。孕妇有绝育要求者，可同时结扎对侧输卵管。

② 保守性手术即保留患侧输卵管。这种手术适用于年轻、有生育要求，特别是对侧输卵管已有病变或切除者。

(2) 非手术治疗

① 中医治疗适用于输卵管妊娠病情较稳定、未破裂或未流产者以及陈旧性宫外孕患者。治疗原则是活血化瘀、止血消肿，既可保留输卵管，又可治疗局部粘连，促进输卵管功能的恢复。

② 化学药物治疗适用于输卵管妊娠早期、未发生输卵管妊娠流产或破裂、无明显内出血，且要求保留生育能力者。常用药物为甲氨蝶呤，可全身或局部用药。作用机制为抑制滋养细胞增生，破坏绒毛，使胚胎组织坏死、脱落、吸收。

(二) 疾病护理

1. 护理评估

(1) 健康史

了解孕妇有无停经史、停经时间的长短；有无引起异位妊娠的高危因素，如慢性输卵管炎、输卵管手术史及放置宫内节育器等。

(2) 身体评估

①症状

评估阴道出血量；出血时是否伴随下腹部疼痛及疼痛的特点；有无头痛、头晕和四肢厥冷等。

②体征

有无贫血貌；有无血压下降、脉搏细弱以及四肢厥冷等休克症状；腹部有无压痛、反跳痛；叩诊有无移动性浊音；通过妇科检查评估阴道出血量、阴道后穹隆是否饱满，评估子宫大小、软硬度以及宫颈有无举痛等。

(3) 辅助检查

① 妊娠试验。妊娠实验是早期诊断异位妊娠的重要方法，阳性有助于诊断，阴性一般可以排除宫外孕。

② 超声诊断。B 超显像：子宫稍大，宫腔内无物，宫旁出现低回声区，其内探

及胚芽或原始心管搏动，可确诊为异位妊娠。

③ 阴道后穹隆穿刺。该穿刺适用于疑有腹腔内出血的患者。如果抽出暗红色不凝血液，说明有血腹症存在。

④ 腹腔镜检查。目前该检查不仅可确诊异位妊娠，而且可在确诊的情况下起到治疗作用。其适用于原因不明的急腹症鉴别及输卵管妊娠尚未破裂或流产的早期病人。大量内出血或伴有失血性休克者，禁做腹腔镜检查。

⑤ 子宫内膜病理检查。该检查仅适用于阴道流血较多的患者，目的在于排除宫内妊娠流产。将宫腔排出物或刮出物送病理检查，如果仅为蜕膜不见绒毛，有助于诊断异位妊娠。

(4) 心理社会评估

患者及家属往往表现出对出血的恐惧，担心孕妇的生命安全，产生焦虑情绪。患者不仅要承受失去胎儿的悲伤，还存在着自尊问题，担心未来的受孕能力等。

2. 护理诊断

(1) 潜在并发症。潜在并发症主要指出血性休克。

(2) 疼痛。孕妇感觉疼痛与输卵管妊娠流产或破裂时的内出血刺激有关。

(3) 恐惧。孕妇产生恐惧心理与担心生命安危及接受手术治疗有关。

3. 护理目标

(1) 孕妇生命体征恢复正常，未发生出血性休克。

(2) 孕妇自述疼痛减轻，舒适感增加。

(3) 孕妇情绪稳定，积极配合治疗。

4. 护理措施

(1) 保守治疗患者的护理

① 观察患者生命体征，遵医嘱测量血压、脉搏和呼吸并记录。

② 注意腹痛情况，如腹痛的部位、性质及有无伴随症状。观察阴道流血的量、颜色和性状等。如果有腹痛加剧、阴道出血、腹腔内出血增多、血压下降等症状须及时通报医生，及时处理。遵医嘱送验标本，检测治疗效果。

③ 患者应卧床休息，避免腹部压力增大，减少异位妊娠破裂的机会。患者卧床期间，护士应提供相应的生活护理。

④ 护理人员要指导病人摄取高营养的食物，尤其是富含铁蛋白的食物；多食含粗纤维的食物，保持大便通畅，防止腹胀或便秘，以免诱发活动性大出血。

(2) 急诊手术患者的护理

应配合医生做好围手术期的护理。

① 护理人员要在严密监测患者生命体征的同时，配合医生积极纠正休克症状，

做好术前准备。

② 严重内出血并发休克者，应立即开放静脉，交叉配血，做好输血、输液的准备，积极纠正休克。

(3) 心理护理

此类疾病的患者及家属心理比较紧张，须对他们进行心理安慰。同时要维护妇女的自尊，帮助其度过悲伤时期。帮助患者及家属接受此次妊娠失败的现实，向他们讲述异位妊娠的相关知识。

5. 健康教育

(1) 教育患者平常做好妇女保健工作，防止发生盆腔感染；保持良好的卫生习惯，发生盆腔炎后须立即彻底治疗。

(2) 嘱患者术后注意休息，加强营养，纠正贫血，提高机体抵抗力；注意外阴清洁，禁性生活一个月；采取有效的避孕措施；嘱患者下次妊娠时要及时就医，不应轻易终止妊娠。

三、早产

(一) 疾病概述

1. 概念

妊娠满28周至37周内分娩者称为早产。此时娩出的新生儿称为早产儿。早产儿体重一般不足2500 g。各器官发育尚不成熟、生存能力差、抵抗力低，是围生儿死亡的主要原因。积极防止早产是降低围生儿死亡率的主要环节。

2. 病因

一般能引起流产的原因也能引起早产，尚有部分病人早产的病因不明。常见原因如下：

(1) 孕妇因素

① 妊娠合并急慢性疾病，如妊高征、心脏病、病毒性肝炎和严重贫血。

② 生殖器官病变，如子宫畸形、子宫颈内口松弛和子宫肌瘤。

③ 其他因素，如外伤、过度劳累、性生活不当或根据病情需要必须提前终止妊娠者。

(2) 胎儿、胎盘因素

胎儿、胎盘因素包括多胎妊娠、羊水过多、前置胎盘、胎盘早剥及胎膜早破等。

3. 临床表现

(1) 先兆早产表现为不规则子宫收缩，伴有阴道少量流血或血性分泌物。

(2) 早产临产若出现规律性子宫收缩，间隔 5~6 分钟，持续 30 s 以上，伴进行性子宫颈管缩短，宫口扩张 2 cm 以上或胎膜已破者，则为早产临产。

4. 处理原则

(1) 胎儿存活、胎膜未破、无胎儿宫内窘迫者，应抑制宫缩，尽可能维持妊娠，延长孕龄。

(2) 若早产已不可避免时，应尽力提高早产儿的存活率。

(二) 疾病护理

1. 护理评估

(1) 健康史

了解产妇有无停经史、停经时间的长短；有无引起早产的高危因素，如妊高征、心脏病、病毒性肝炎、严重贫血等；产妇有无生殖器官病变，如子宫畸形、子宫颈内口松弛及子宫肌瘤。

(2) 身体评估

① 症状

询问病人有无阴道少量流血或血性分泌物，有无腰酸、腹痛等症状。了解病人是否过度劳累、性生活不当或不慎外伤。

② 体征

评估病人有无不规则子宫收缩或阵发性宫缩，有无胎膜早破。

(3) 辅助检查

根据病情可选择 B 型超声检查羊水及胎盘情况。

(4) 心理社会评估

① 患者及家属往往表现出对早产的恐惧，担心婴儿能否存活，产生焦虑情绪；患者对自己不能生下健康的婴儿而内疚；家属和患者共同回顾怀孕及分娩的整个过程，接受早产儿并负照顾责任。

② 评估家长是否具有早产儿护理知识及技能。

2. 护理诊断

(1) 焦虑。孕妇焦虑与担心早产儿安危及健康有关。

(2) 有围生儿受伤的危险。该危险与早产儿发育不成熟、抵抗力低下有关。

3. 护理目标

(1) 孕产妇及家属的焦虑情绪减轻。

(2) 围生儿受伤的危险降至最低。

4. 护理措施

(1) 维持妊娠时的护理

① 休息。产妇要卧床休息，取左侧卧位，以增加子宫血流量，改善胎盘功能，必要时遵医嘱给予镇静剂。

② 减少刺激。禁止性生活，勿刺激乳头和腹部，慎做肛查和阴道检查，避免诱发宫缩。

③ 药物治疗的护理。

第一类药物：抑制宫缩的药物。β 肾上腺素能受体兴奋剂：通过激动子宫平滑肌的 β 受体，使子宫肌肉松弛，抑制子宫收缩。临床常用的药物有沙丁胺醇（硫酸舒喘灵）、利托君（羟苄羟麻黄碱）。此类药物的不良反应较多，如心率加快、血压下降、血糖增高、恶心呕吐、出汗、头痛等，应予注意。患有糖尿病、心血管器质性病变的孕妇禁用或慎用。硫酸镁：镁离子拮抗钙离子对子宫有收缩的作用，从而抑制宫缩。前列腺素抑制剂：可减少前列腺素的合成和释放，以抑制宫缩。常用药物有吲哚美辛和阿司匹林等。此类药物可导致胎儿动脉导管过早关闭，引起胎儿血液循环障碍，临床上已很少应用，必要时仅能短期（1 周以内）应用。

第二类药物：镇静剂。若孕妇精神紧张可给予地西泮、苯巴比妥等。镇静剂有抑制新生儿呼吸的作用，故临产后忌用。

第三类药物：糖皮质激素。能促使胎儿肺成熟，避免早产儿发生呼吸窘迫综合征。可在分娩前给予孕妇地塞米松 5 mg，肌内注射，每日 3 次，连用 3 天。情况紧急时可用地塞米松 10 mg 羊膜腔内注入。

④ 病情观察。严密观察宫缩、胎心、阴道流血及胎膜破裂情况，有异常时积极配合医生进行处理。

(2) 提高早产儿存活率

当早产已不可避免时，应尽量提高早产儿存活率。可采取如下措施：

① 给孕妇吸氧。

② 停用抑制宫缩的药物。

③ 遵医嘱给地塞米松，避免早产儿发生呼吸窘迫综合征。维生素 K110 mg 肌内注射，每日 1 次，连用 3 天，预防早产儿颅内出血。

④ 严密观察宫缩及胎心情况，做好新生儿窒息的抢救准备。

⑤ 分娩时行会阴侧切术，减少胎头娩出时在盆底所遇到的阻力，防止早产儿颅内出血的发生。

⑥ 加强对早产儿的护理。

(3) 心理护理

因家属对早产的恐惧，担心婴儿能否存活，产生焦虑情绪，护士应安定病人的情绪，讲解分娩过程、治疗程序。早产儿出生后将接受治疗和护理，以减轻孕妇及家属的焦虑，使其积极配合治疗和护理。若早产已难免或围生儿死亡，应耐心开导，注意做好家属工作，使病人尽快摆脱忧郁心情。

5. 健康教育

(1) 加强孕期指导，孕妇要增加营养，保证休息，取左侧卧位为宜；避免早产的危险因素存在；积极防治妊娠合并症及并发症。

(2) 医生要告知孕妇早产的征象，一旦出现先兆早产症状应及时就诊。

(3) 医生要向家属及产妇传授早产儿的喂养知识及护理方法。

四、妊娠期高血压疾病

(一) 疾病概述

1. 概念

妊娠期高血压疾病是妊娠期特有的疾病，发病率约 10%。本病的命名强调生育年龄妇女发生高血压、蛋白尿等症状与妊娠之间的因果关系。多数病例在妊娠期出现一过性高血压、蛋白尿等症状，分娩后随之消失。该病严重影响母婴健康，是引起孕产妇和围产儿发病和死亡的主要原因。

2. 病因及发病机制

(1) 基本病因及高危因素

引起妊娠期高血压疾病的病因不清，可能与下列因素有关：年轻或高龄的初产妇 (小于 18 岁或大于 40 岁)；精神过度紧张；寒冷季节或气温变化过大；有慢性高血压、慢性肾炎、糖尿病等病史的孕妇；营养不良；体形矮胖者；子宫张力过高 (如羊水过多、双胎和糖尿病巨大儿等)；家族中有高血压史等。

(2) 发病机制

① 免疫机制。本病患者母胎免疫平衡失调，使胎盘局部免疫反应的保护作用减弱。

② 胎盘浅着床。妊娠期高血压疾病常见于子宫张力过高及合并全身血管病变的孕妇，可能与“胎盘浅着床”有关。“胎盘浅着床”可能是妊娠早期胎盘灌注减少，滋养细胞缺血，引起滋养细胞浸润能力受损和浅着床。

③ 血管内皮细胞损伤。血管内皮细胞受损引起血管收缩因子和舒张因子比例失调，致使血压升高，从而导致一系列的病理变化。

④ 遗传因素。妊娠期高血压疾病的家族多发性提示该病可能有遗传因素。

⑤ 营养缺乏。研究发现营养缺乏与该病的发生、发展有关，如以白蛋白减少为主的低蛋白血症，钙、镁、锌、硒等缺乏。

⑥ 胰岛素抵抗。研究发现高胰岛素血症影响前列腺素 E2 的合成，增加外周血管的阻力，使血压升高。

(3) 病理生理

本病的基本病理变化是全身小动脉痉挛。由于全身小动脉痉挛，造成周围血管阻力增大，血压增高。肾小球血管痉挛，管腔狭窄，血管壁组织缺氧，通透性增加，血浆蛋白得以从肾小球滤过，形成蛋白尿。同时，肾小球滤过率降低，钠的排泄减少并潴留于细胞外而导致水肿。

全身主要脏器也发生相应的病理变化：

① 脑。脑部小动脉痉挛可引起脑水肿、血栓、出血。脑血管明显破裂时可发生大面积脑出血。

② 心脏。冠状小动脉痉挛时，心肌缺血、坏死。周围血管阻力增加，加重心脏负担，可导致心衰的发生。

③ 肝。肝小动脉痉挛持续时间超过 2 小时，肝细胞可因缺血而发生不同程度、不同范围的坏死。

④ 肾。肾小球管壁内皮细胞肿胀，体积增大，血流阻滞，可发生梗死，可有蛋白尿、管型尿，甚至肾功能衰竭。

⑤ 胎盘。绒毛浅着床及小动脉痉挛使胎盘血流量下降，影响胎儿的血液供应，损害胎盘功能，导致胎儿宫内发育迟缓。严重者可致胎盘早剥。

3. 分类及临床表现

(1) 妊娠期高血压。血压不低于 140/90 mmHg，妊娠期首次出现，并于产后 12 周恢复；尿蛋白 (–)；患者可伴有上腹部不适或血小板减少，产后方可确诊。

(2) 子痫前期。

① 轻度：BP ≥ 140/90 mmHg ，孕 20 周以后出现；尿蛋白不小于 300 mg/24 h 或 (+)；可伴有上腹部不适、头痛等症状。

② 重度：BP ≥ 160/110 mmHg；尿蛋白不小于 2.0 g/24 h 或 (++)；血肌酐大于 106 μ mol/L；血小板小于 100×10^9/L；微血管病性溶血 (血 LDH 升高)；血清转氨酶升高；持续性头痛或其他脑神经或视觉障碍；持续性上腹不适。

(3) 子痫。子痫的发生是在上述各严重症状的基础上抽搐发作，其表现为：抽搐，面部充血，口吐白沫，深昏迷；随之深部肌肉僵硬，很快发展成典型的全身高张阵挛惊厥、有节律的肌肉收缩和紧张，持续 1~1.5 分钟，其间患者呼吸暂停；此后抽搐停止，呼吸恢复，但仍昏迷，最后意识恢复。

子痫多发生于妊娠晚期或临产前，称为产前子痫；少数发生于分娩过程中，称为产时子痫；个别发生在产后24小时直至10天内，称产后子痫。

(4) 慢性高血压并发子痫前期。高血压孕妇妊娠20周以前出现尿蛋白不小于300 mg/24 h；高血压孕妇孕20周前突然尿蛋白增加，血压进一步升高或血小板小于100×10^9/L，均为慢性高血压并发子痫前期。

(5) 妊娠合并慢性高血压。血压不低于140/90 mmHg，孕前或孕20周以前或孕20周后首次诊断高血压并持续到产后12周以后。

① 通常正常妊娠、贫血及低蛋白血症均可发生水肿。妊娠期高血压病的水肿无特异性，因此不能作为妊娠期高血压疾病的诊断标准及分类依据。

② 血压较基础血压升高30/15 mmHg、但低于140/90 mmHg时，不作为诊断依据，须严密观察。

③ 重度子痫前期是血压升得更高，或有明显的尿蛋白，或肾、脑、肝和心血管系统等受累引起的临床症状。

4. 处理原则

(1) 妊娠期高血压可住院也可在家治疗。治疗原则：休息、镇静，监护母儿情况，间断吸氧。

(2) 子痫前期住院治疗，防止子痫及并发症。治疗原则：休息、镇静、解痉、降压，合理扩容和必要时利尿，密切监测母儿状况，适时终止妊娠。

(3) 子痫的处理原则：控制抽搐，纠正缺氧和酸中毒，控制血压，抽搐控制后终止妊娠。

(二) 疾病护理

1. 护理评估

(1) 健康史

询问孕妇既往有无高血压病史，妊娠后血压变化情况，是否伴有蛋白尿、水肿；家族中有无高血压病史；是否存在妊高征的易患因素，如年轻或高龄的初产妇；寒冷季节或温差变化过大；体型矮胖；合并有羊水过多、糖尿病、严重贫血及葡萄胎等。

(2) 身体评估

① 症状

评估患者有无本病的高危因素及有无相关的症状，特别应询问有无头痛、视力改变和上腹不适等。

② 体征

血压升高至少应出现两次以上（高血压的定义是出现血压升高至收缩压不小于 140 mmHg 或舒张压不小于 90 mmHg），间隔不小于 6 小时。慢性高血压并发子痫前期可在妊娠 20 周后血压出现上升。监测血压有助于判断病情的发展变化。

③ 尿蛋白。尿蛋白的定义是在 24 小时内尿液中的蛋白含量不小于 300 mg 或在相隔 6 小时的两次随机尿液检查中尿蛋白浓度为 0.1 g/L 或（+），其准确率为 92%。

④ 水肿。水肿多由踝部开始，逐渐延及小腿、大腿、会阴部、腹部。体重异常增加是许多患者的首发症状，孕妇体重突然增加不小于 0.9 kg/ 周，或 2.7 kg/ 月是子痫前期的信号。

（3）辅助检查

① 血液检查。血液检查包括血常规、血细胞比容、血浆黏度、全血黏度、出凝血时间、凝血酶原时间、血小板计数、鱼精蛋白试验（3P 试验）、电解质等。

② 尿液检查。尿液检查包括尿蛋白定性、定量检查及尿比重测定。

③ 肝肾功能检查。肝肾功能检查包括谷丙转氨酶、尿素氮、肌酐及尿酸测定。

④ 眼底检查。眼底的主要改变为视网膜小动脉痉挛，动静脉管径比由 2∶3 变为 1∶2，甚至 1∶4，严重时出现视网膜水肿、剥离或渗出及出血，出现视力模糊或突然失明。

⑤ 其他。其他检查还有胎儿心电监护、胎儿成熟度和心电图等。

（4）预测

预测方法很多，均在妊娠中期进行，预测为阳性者应密切随访。

① 平均动脉压（MAP）。测定计算公式为 MAP=（收缩压 +2 × 舒张压）÷ 3。当 MAP ≥ 85 mmHg 时，表示有发生子痫前期的倾向；当 MAP ≥ 140 mmHg 时，易发生脑血管意外，导致孕妇昏迷或死亡。

② 反身试验（ROT）。有妊娠期高血压疾病发生倾向的孕妇，血管紧张素Ⅱ的敏感性增加。采用仰卧位时，妊娠子宫压迫腹主动脉，血压升高。测定方法为：孕妇左侧卧位测血压直至血压稳定后翻身仰卧 5 分钟再测血压，若仰卧位舒张压较左侧卧位大于等于 20 mmHg，提示有发生子痫前期倾向。

③ 血液流变学实验。低血容量及血液黏度高是发生妊娠期高血压疾病的基础。当血细胞比容不小于 0.35，全血黏度大于 3.6，血浆黏度大于 1.6，提示有发生子痫前期倾向。

④ 尿钙测定。妊娠期高血压疾病患者尿钙排泄量明显降低。尿 Ca/Cr 比值的降低早于妊娠期高血压疾病的发生，若 Ca/Cr 比值不大于 0.04，有预测子痫前期的价值。

(5) 心理社会评估

孕妇及家属缺乏对该病的认识，担心胎儿受到损害而出现焦虑、恐惧。

2. 护理诊断

(1) 体液过多。该症状与水钠潴留有关。

(2) 有受伤的危险（母亲）。该危险与子痫抽搐、昏迷有关。

(3) 有受伤的危险（胎儿）。该危险与胎盘血流量减少致胎儿宫内缺氧有关。

(4) 知识缺乏。孕妇缺乏妊娠期高血压疾病的相关知识。

(5) 潜在并发症。潜在并发症包括胎盘早剥、凝血功能障碍、脑出血、急性肾衰竭等。

(6) 焦虑。孕妇产生焦虑情绪与母儿健康受威胁有关。

3. 护理目标

(1) 妊高征孕妇能积极配合产前检查和监测活动。

(2) 接受治疗方案后，轻度妊高征孕妇病情缓解，不发展为重度。

(3) 中、重度妊高征孕妇通过处理病情控制良好，未发生子痫及并发症。

(4) 子痫抽搐得到及时控制，未发生母体损伤及硫酸镁中毒现象；胎儿宫内窘迫得到有效防治。

(5) 孕妇自觉焦虑减轻，主动参与执行护理计划。

4. 护理措施

(1) 妊娠期高血压

① 休息。嘱孕妇多卧床休息，以左侧卧位为宜，每日休息不少于 10 小时。

② 镇静。一般不需要药物治疗，对于精神紧张、焦虑或睡眠欠佳者，遵医嘱给少量镇静剂。

③ 饮食。指导孕妇进食富含蛋白质，维生素，铁、钙、锌等微量元素的食品。除全身水肿者，一般不限盐的摄入。对有妊娠期高血压疾病高危因素者，补钙可预防妊娠期高血压疾病的发生、发展。国内外研究表明，每日补钙 1~2 g 可有效降低妊娠期高血压疾病的发生。

④ 增加产前检查的次数。嘱患者每日测体重及血压，每两日复查尿蛋白。密切观察病情变化。

⑤ 定期监测血液、胎儿发育情况及胎盘功能。

⑥ 间断吸氧，以增加血氧含量。

(2) 子痫前期

① 病情监测

第一，监测生命体征，每小时测血压、呼吸 1 次，每 4 小时测体温 1 次。随时

观察、询问孕妇有无头痛、头晕、眼花等自觉症状。第二，注意并发症的发生。第三，询问有无腹痛、阴道出血等症状，检查胎心、胎动及子宫紧张度，以便早期发现胎盘早剥，避免腹外伤及长时间仰卧位休息，防止子宫静脉压力升高，引起胎盘早剥。第四，定期检查凝血功能，注意有无鼻出血、牙龈出血、注射针孔出血等出血倾向。第五，观察有无头痛、恶心、呕吐、视物模糊、意识障碍等脑水肿表现。第六，记录 24 小时尿量，监测肾功能。第七，抽血查肝肾功能。

② 医护治疗配合

方法一：解痉药物。解痉药物首选硫酸镁。

用药方法：硫酸镁可采用肌内注射或静脉给药。静脉给药首次负荷剂量 25% 硫酸镁 20 mL 加于 10% 葡萄糖液 10~20 mL 中，缓慢静脉注射（不少于 10 分钟），然后将 25% 硫酸镁 60 mL 加于 5% 葡萄糖液 500 mL 中静脉滴注，滴速 15~30 滴 / 分钟，每小时 1~2 g 为宜，最快不超过 2 g/h。也可用肌内注射，即 25% 硫酸镁 20 mL 加 2% 利多卡因 2 mL，臀部肌肉深部注射，每日 1~2 次。肌内注射的缺点是血中浓度不稳定，并有局部疼痛及坐骨神经影响，常不为病人接受。每日总量为 25~30 g，用药过程中可监测血清镁离子浓度。毒性反应：硫酸镁过量会引起呼吸和心脏骤停甚至死亡。正常孕妇血清中镁离子浓度为 0.75~1 mmol/L，治疗浓度为 1.7~3 mmol/L，超过 3 mmol/L 将出现中毒现象。首先为膝反射消失，随着浓度的增加进一步出现肌张力减退及呼吸抑制，超过 7.5 mmol/L 出现呼吸停止、心跳停止。

注意事项：每次用药及维持静脉滴注期间，应定时检查。

要求：膝反射必须存在；呼吸每分钟不少于 16 次；尿量每小时不少于 25 mL 或 24 小时不少于 600 mL。硫酸镁治疗时须备钙剂；肾功能不全时应减量或停药；产后 24 小时停药。

抢救中毒：当发现镁离子中毒时，立即用 10% 葡萄糖酸钙 10 mL 静脉注射，因钙离子与镁离子争夺神经细胞上的同一受体，阻止镁离子的继续结合。

方法二：镇静药物。该类药物有解痉降压及抑制子痫抽搐的作用。多选用冬眠合剂 1 号（含氯丙嗪 50 mg、异丙嗪 50 mg、哌替啶 100 mg）加于 10% 葡萄糖液 500 mL 内静脉滴注。紧急情况下 1/3 量加于 25% 葡萄糖 20 mL 中缓慢静脉注射（5~10 分钟），继以 2/3 量加于 10% 葡萄糖液 250 mL 中静脉滴注。使用时应防止直立性低血压。

方法三：降压药物。该类药物适用于血压 ≥ 160/110 mmHg，或舒张压 ≥ 110 mmHg，或平均动脉压 ≥ 140 mmHg。常用药物有肼屈嗪、硝苯地平、甲基多巴、硝普钠等。应用时须严密监测血压，防止血压大幅升降。

方法四：利尿剂。该类药物仅用于全身水肿、急性心力衰竭和肺水肿等。常用利尿剂有呋塞米、甘露醇等。用时应监测水、电解质。

方法五：扩容治疗。该治疗仅用于严重的低蛋白血症、贫血。可选用人血白蛋白、血浆、全血、右旋糖酐及平衡液。扩容治疗时应严密观察脉搏、呼吸、血压及尿量，防止肺水肿及心力衰竭的发生。

方法六：终止妊娠是治疗妊娠期高血压疾病的有效措施。终止妊娠的指征是：先兆子痫患者积极治疗 24~48 小时无明显好转者；子痫前期患者孕龄超过 34 周；子痫前期患者，孕龄不足 34 周，胎盘功能减退，胎儿已成熟者；子痫控制后 2 小时的患者。

终止妊娠的方法如下：一是引产：适用于病情控制后，宫颈条件成熟者。先行人工破膜，羊水清亮者可给予缩宫素静脉滴注引产。第一产程密切观察产程进展情况，保证产妇安静和充分地休息；第二产程应以会阴侧切术、胎头吸引术或低位产钳助产术等缩短产程；第三产程应预防产后出血。产程中应加强母儿安危状况及血压监测，一旦出现头痛、眼花、恶心、呕吐等症状，病情加重，立即以剖宫产结束分娩。二是剖宫产：适用于有产科指征，但宫颈条件不成熟，不能在短时间内经阴道分娩者；引产失败者；胎盘功能明显减退，胎儿已有窘迫征象者。

(3) 子痫期患者的护理

① 监测子痫。观察记录抽搐频率和次数、昏迷时间及持续时间。

② 子痫病人应安排单人病房，暗室布置，避免声光刺激；保持室内空气新鲜，必要时给予吸氧；护理操作要轻柔，防止诱发抽搐。

③ 床头备好抢救物品，如开口器、拉舌器、压舌板、电动吸痰器及救护车。

④ 加用床档，防止抽搐、昏迷时坠伤。

⑤ 专人护理，每两小时测量血压、脉搏和呼吸并记录；记录 24 小时出入量。

⑥ 保持呼吸道通畅，病人昏迷或未清醒时，将头偏向一侧，防止呕吐物误吸。

⑦ 抽搐发作时，首选硫酸镁静脉注射或静脉滴注，必要时加用镇静剂。

⑧ 纠正缺氧和酸中毒，间断面罩吸氧。

(4) 心理护理

妊娠期指导孕妇保持心情愉快，有助于减缓妊娠期高血压疾病的发展。向病人解释治疗的重要性，减轻其紧张、忧虑的情绪，增强信心，使其积极配合治疗。

5. 健康教育

(1) 给予产褥期卫生宣教，嘱患者出院后一定要定期检查血压、尿蛋白，有异常及时就诊。

(2) 指导孕妇及家属理解妊娠期高血压疾病的危害，如果本次妊娠失败，嘱患者血压正常后 1~2 年再妊娠，妊娠后早期到高危门诊就诊，接受产前检查及孕期保健指导。

(3) 加强孕妇的孕期健康教育，使孕妇及其家属了解妊娠期高血压疾病的相关知识及其对母儿的危害，促使孕妇自觉于妊娠早期开始做产前检查，并坚持定期检查，以便及时发现异常，及时治疗和纠正。

(4) 指导孕妇合理饮食，增加蛋白质、维生素及富含铁、钙、锌的食物，尤其是钙的补充，可减少妊娠期高血压疾病的发生。

五、前置胎盘

(一) 疾病概述

1. 概念

正常胎盘附着于子宫体部的后壁、前壁或侧壁。妊娠28周后，胎盘附着在子宫下段，甚至胎盘下缘达到或覆盖宫颈内口，其位置低于胎先露部，称为前置胎盘。前置胎盘是妊娠晚期出血的主要病因之一，是严重威胁母儿生命安全的并发症。

2. 病因及发病机制

(1) 基本病因

目前尚未明确，可能与以下因素有关。

① 子宫内膜病变或损伤。多次刮宫、分娩和子宫手术史等可损伤子宫内膜。再次妊娠时，子宫蜕膜血管形成不良，胎盘血供不足，为了摄取足够的营养，胎盘面积增大，向下延伸到子宫下段形成前置胎盘。

② 胎盘面积过大。双胎妊娠时，胎盘较单胎时大，可伸展到子宫下段或覆盖子宫颈内，形成前置胎盘。

③ 胎盘异常。有副胎盘时，主胎盘位置正常而副胎盘位于子宫下段接近宫颈内口，膜状胎盘大而薄，可扩展到子宫下段，均可形成前置胎盘。

④ 受精卵滋养层发育迟缓。受精卵着床后，滋养层尚未发育到可以着床的阶段，继续向下游走到达子宫下段，并在该处着床发育成前置胎盘。

(2) 分类

根据胎盘下缘与宫颈内口的关系，将前置胎盘分为三种类型。

① 边缘性前置胎盘。此类胎盘附着于子宫下段，边缘到达宫颈内口，但未覆盖宫颈内口。

② 部分性前置胎盘。此类胎盘组织部分覆盖宫颈内口。

③ 完全性前置胎盘。完全性前置胎盘又称中央性前置胎盘，胎盘组织完全覆盖宫颈内口。

胎盘下缘与宫颈内口的关系可因宫颈管的消失、宫颈扩张而改变。目前临床上均依据处理前最后一次检查来决定其分类。

3. 临床表现

(1) 症状

前置胎盘的典型症状是妊娠晚期或临产时发生无诱因、无痛性反复阴道流血。妊娠晚期，子宫下段逐渐伸展，牵拉宫颈内口，宫颈管缩短；临产后的规律宫缩使宫颈管消失成为软产道的一部分。宫颈外口扩张，附着于子宫下段及宫颈内口的胎盘前置部分不能相应伸展而与其附着处分离，血窦破裂出血。完全性前置胎盘初次出血时间早（多在妊娠 28 周左右），反复发生的次数多且出血量大；边缘性前置胎盘出血多发生在妊娠晚期（多在妊娠 37~40 周左右）或临产后，出血量较少；部分性前置胎盘的初次出血时间、出血量及反复出血次数介于两者之间。

(2) 体征

患者的体征一般情况与出血量有关，大量出血呈现面色苍白、脉搏增快和血压下降等休克表现。腹部检查：子宫软，无压痛，子宫大小与妊娠周数相符。因子宫下段有胎盘占据，影响胎先露部入盆，故先露部高浮，易并发胎位异常。反复出血或一次出血量过多可使胎儿宫内缺氧，严重者胎死宫内。

(3) 并发症

① 产后出血。子宫下段肌肉组织薄，收缩力差，局部血窦不易闭合；胎盘附着处血运丰富，子宫颈组织脆弱，分娩时易撕裂，因此易致产后出血。

② 产褥感染。产妇抵抗力降低，加上胎盘剥离面靠近子宫颈内口，细菌易上行感染。

4. 处理原则

前置胎盘的治疗原则：制止出血，纠正贫血及预防感染。根据对孕妇的一般情况、妊娠月份、胎儿成熟度、阴道出血量及产道条件的综合分析，制订具体方案。

(1) 期待疗法。该疗法适用于妊娠小于 37 周，胎儿体重小于 2300 g，胎儿存活，阴道流血量不多，一般情况良好的孕妇。期待期间应绝对卧床休息；定时间断吸氧，每天 3 次，每次 1 小时；禁止阴道检查及肛查；纠正贫血；监护胎儿宫内情况。

(2) 终止妊娠。终止妊娠适用于孕妇反复发生多量出血甚至休克者；胎龄达 37 周以上；胎儿肺成熟者；胎龄未达 37 周，出现胎儿窘迫征象或胎儿电子监护发现胎心异常者。终止妊娠的方法如下：

① 剖宫产。剖宫产适用于完全性前置胎盘，持续大量阴道流血；部分性前置胎盘和边缘性前置胎盘出血较多，先露高浮，短时间内不能结束分娩；胎心异常。

② 阴道分娩。阴道分娩适用于边缘性前置胎盘，枕先露，阴道流血不多，估计在短时间内能结束分娩者可予试产。

（二）疾病护理

1. 护理评估

（1）健康史

评估有无引起前置胎盘的易发因素；妊娠过程中，尤其妊娠28周后是否出现无痛性、无诱因、反复阴道出血的症状。

（2）身体评估

① 症状

评估阴道流血量，出现时有无伴随腹痛等症状，以及出现的特点。

② 体征

评估有无贫血、脉搏微弱、四肢厥冷、血压下降等休克体征。腹部检查：了解子宫大小与孕周是否相符、胎先露入盆情况以及有无胎方位异常。

（3）辅助检查

① 产科检查。子宫大小与停经月份相符，胎位清楚，先露高浮，胎心音可正常，如果失血过多可致胎心异常或消失。胎盘位于子宫下段前壁时，可于耻骨联合上方听到胎盘血管杂音。

② B超检查。B超可显示子宫壁、胎盘、胎先露部及宫颈的位置，根据胎盘边缘与宫颈内口的关系可确定前置胎盘的类型。

③ 产后检查胎盘和胎膜。若前置部位的胎盘母体面有陈旧性黑紫色血块附着，或胎膜破口距胎盘边缘距离小于7 cm，则为前置胎盘。

（4）心理社会评估

评估孕产妇及家属的心理反应、恐惧程度等。

2. 护理诊断

（1）组织灌注量改变。该改变与前置胎盘所致的失血有关。

（2）有感染的危险。该感染与失血、产妇抵抗力下降、胎盘剥离面接近宫颈外口、细菌易侵入有关。

（3）恐惧。孕妇产生恐惧心理与大失血所致休克、危及母儿生命有关。

（4）潜在并发症。潜在并发症主要是胎儿窘迫。

3. 护理目标

（1）孕妇的出血得到有效控制，生命体征稳定。

（2）孕妇住院期间无感染发生，体温和外周血象正常。

（3）孕妇主诉恐惧症状较轻。

（4）胎儿宫内窘迫能及时得到控制。

4. 护理措施

(1) 一般护理

① 孕妇绝对卧床休息，左侧卧位；定期吸氧。

② 孕妇要保持外阴清洁，勤换月经垫，用消毒液擦洗会阴，一天两次。

③ 医生向患者及家属说明情况，取得他们的配合，并向患者提供心理安慰。

④ 孕妇要避免各种刺激，以减少出血的机会。医护人员进行腹部检查时动作要轻柔，禁止做阴道检查及肛诊。

⑤ 加强饮食营养指导，建议孕妇多食含铁丰富的食物，如动物肝脏、绿叶蔬菜及豆类等。一方面有助于纠正贫血，另一方面可增加机体抵抗力，促进胎儿发育。

(2) 病情观察

① 监测生命体征严密监测血压、脉搏，尤其是大出血时，观察休克的症状及体征。

② 监测阴道流血量，严密观察阴道流血的时间、量、颜色。

③ 监测胎儿情况并及时监测胎心。

(3) 做好准备

选择最佳终止妊娠时机，积极做好终止妊娠的准备。

(4) 产后护理

① 产后注意观察子宫收缩情况，防止产后出血。

② 产后指导产妇加强营养，补充铁剂，纠正贫血。

③ 加强会阴护理。观察恶露性状、气味，遵医嘱应用抗生素，预防感染。

5. 健康教育

(1) 加强孕妇宣教，防止多产，避免多次刮宫、引产或宫内感染，减少子宫内膜损伤或子宫内膜炎。

(2) 对于妊娠期出血，无论量多少均应就医，做到及时诊断，正确处理。

(3) 产褥期禁止盆浴、性交，防止感染。

六、胎盘早期剥离

(一) 疾病概述

1. 概念

妊娠20周后或分娩期，正常位置的胎盘在胎儿娩出前，部分或全部从子宫壁剥离称为胎盘早期剥离，简称胎盘早剥。它是妊娠晚期的一种严重并发症。往往起病急、病情发展快，若不及时诊治、处理，可危及母儿生命。

2. 病因及发病机制

(1) 病因及发病机制

胎盘早剥有许多诱因，但确切的病因难以肯定。可能与下列因素有关：

① 血管病变。孕妇患有妊娠期高血压疾病、慢性高血压、慢性肾脏疾病或全身血管病变时，胎盘早剥的发生率增高。妊娠合并以上疾病时，底蜕膜螺旋小动脉痉挛或硬化，引起远端毛细血管缺血、坏死，以致破裂出血，血液流至底蜕膜层与胎盘之间形成血肿，引起胎盘从子宫壁剥离。

② 机械性因素。腹部外伤；脐带过短（小于 30 cm）或脐带绕颈，分娩过程中胎儿下降过度牵拉脐带造成胎盘早剥。

③ 宫腔内压力骤降。双胎在分娩时第一个胎儿娩出过快；或羊水过多，破膜时羊水流出过快，致使子宫内压力骤降，子宫突然收缩，胎盘与子宫壁发生错位剥离。

④ 子宫静脉压突然升高。妊娠晚期或分娩期，如果孕妇长期仰卧位，巨大子宫压迫下腔静脉，回心血量减少，子宫静脉淤血，静脉压升高，引起底蜕膜静脉淤血或破裂，形成胎盘后血肿，导致胎盘部分或全部剥离。

(2) 病理及类型

胎盘早剥主要病理变化是底蜕膜出血，形成血肿，致使胎盘剥离。其病理类型可分为以下三种。

① 显性出血。如果胎盘剥离面小，出血量少，出血很快停止，多无明显的临床表现；如果胎盘剥离面扩大，血液冲开胎盘边缘，沿着胎膜与子宫壁之间经宫颈管向外流出，称为显性剥离或外出血。

② 隐性出血。如果胎盘仍附着于子宫壁上，或胎先露固定于骨盆入口，血液积聚于胎盘与子宫壁之间，称为隐性剥离或内出血。

③ 混合性出血。当内出血量过多时，血液最终冲开胎盘边缘及胎膜而外流，称为混合性出血。有时出血穿破羊膜溢入羊水中，形成血性羊水。

胎盘早剥发生内出血时，血液积聚在胎盘与子宫壁之间，局部压力增大，血液侵入子宫肌层，引起肌纤维分离、断裂、变性，甚至浸入子宫浆膜层，子宫表面出现紫色瘀斑，称为子宫胎盘卒中。

严重的胎盘早剥可以发生凝血功能障碍。剥离处的胎盘绒毛释放大量组织凝血活酶，进入母体血液循环，激活凝血系统导致弥散性血管内凝血（DIC）。胎盘早剥发生后，大量消耗凝血因子，最终导致凝血功能障碍。

3. 临床表现

(1) 临床分度

根据病情严重程度将临床表现分为三度：

Ⅰ度：多见于分娩期，胎盘剥离面积小。患者常无腹痛或腹痛较轻，贫血体征不明显。腹部检查：子宫软，大小与妊娠周数相符，无压痛或轻压痛（胎盘剥离处），胎位清楚，胎心率正常。产后检查胎盘时，可见母体面有凝血块及压迹。

Ⅱ度：胎盘剥离面积1/3左右。主要症状：突然发生的持续性腹痛、腰酸或腰背痛，疼痛的程度与胎盘后积血的多少成正比；无阴道流血或流血不多；贫血程度与阴道流血量不成比例。腹部检查：子宫大于妊娠周数，胎盘附着处压痛明显；胎位可扪及，胎儿存活。

Ⅲ度：胎盘剥离面超过胎盘面积的1/2，临床表现较Ⅱ度加重。患者可出现恶心、呕吐、面色苍白、四肢湿冷、脉搏细数、血压下降等休克症状。腹部检查：子宫硬如板状，宫缩间歇时不能松弛，胎位扪不清，胎心消失。

(2) 并发症

① 弥散性血管内凝血（DIC）及凝血功能障碍临床表现为皮肤、黏膜及注射部位出血，子宫出血不凝或凝血块较软。

② 产后出血胎盘早剥发生子宫胎盘卒中及弥漫性血管内凝血时，易致产后出血。

③ 急性肾功能衰竭胎盘早剥多伴有妊娠期高血压疾病、慢性高血压和慢性肾病等，同时由于失血过多、弥漫性血管内凝血等因素，影响肾血流量，易致急性肾功能衰竭。

4. 处理原则

该病处理原则是纠正休克，及时终止妊娠，防止并发症的发生。

(二) 疾病护理

1. 护理评估

(1) 健康史

了解既往有无慢性高血压、慢性肾病病史；此次妊娠情况有无妊娠期高血压疾病等。

(2) 身体评估

① 症状

评估孕妇阴道流血情况；是否伴有腹痛，腹痛的性质、持续时间以及严重程度；是否伴有恶心、呕吐。

② 体征

评估孕妇贫血及失血性休克的程度，与外出血是否相符；通过腹部检查评估子宫的质地，判断压痛的程度；子宫大小与妊娠周数是否相符；胎心、胎动情况等。

（3）辅助检查

①B 型超声检查时，若超声声像图显示胎盘与子宫壁之间有界限不清的液性暗区，提示胎盘后血肿形成。同时检查胎动及胎心搏动，以了解胎儿宫内情况。

② 实验室检查主要了解贫血程度及凝血功能。严重的胎盘早剥患者应做弥漫性血管内凝血的检查，如血小板计数、凝血酶原时间、纤维蛋白原测定和鱼精蛋白实验（3P）试验等。

（4）心理社会评估

了解孕妇及家属的心理状态，对大出血的情绪反应，有无恐惧心理，支持系统是否有力。

2. 护理诊断

（1）潜在并发症。潜在并发症有失血性休克、凝血功能障碍和肾功能衰竭。

（2）有胎儿受伤的危险。该危险与胎盘剥离面积有关。

（3）焦虑。孕妇焦虑与将要或已经失去胎儿有关；与担心自身安危有关。

3. 护理目标

（1）孕妇的出血得到有效控制，未出现并发症。

（2）胎儿供氧充足，胎心率、胎动在正常范围内。

（3）孕妇情绪稳定，积极配合治疗和护理。

4. 护理措施

（1）预防措施

加强产前检查，预防孕期并发症或积极治疗妊娠并发症；向孕妇宣教，避免腹部受伤；妊娠晚期避免仰卧位；处理羊水过多或双胎时，避免子宫腔压力下降过快。

（2）病情观察

① 严密监测生命体征，发现面色苍白、脉搏细弱、血压下降等休克症状，护士应迅速开放静脉，补充血容量。

② 观察阴道流血情况、腹痛情况及伴随症状。

③ 监测胎儿情况、为终止妊娠做好一切准备。

阴道分娩适用于孕妇一般情况好、剥离面小、估计短时间内能从阴道分娩者。分娩时应严密观察母儿情况。先破膜，让羊水缓慢流出，腹带包裹腹部，防止胎盘继续剥离，同时遵医嘱滴注缩宫素，缩短产程，做好新生儿抢救的准备，产后仔细检查胎盘。剖宫产适用于Ⅱ、Ⅲ度胎盘早剥，短时间内不能结束分娩者。

（3）及时发现并发症，防止产后出血

① 防止并发症的发生，如果发现皮下、黏膜或注射部位出血等，可能是凝血功能障碍；发现少尿、无尿，可能是急性肾功能衰竭，应及时报告医生并配合处理。

② 胎盘剥离娩出后易发生产后出血，因此分娩后应及时给予宫缩剂，并配合按摩子宫，防止产后出血，必要时遵医嘱做子宫切除的术前准备。

③ 给予抗生素，预防感染，严密观察产后产妇情况并积极护理，防止产褥感染。

(4) 提供心理支持

允许孕妇和家属表达心理感受，鼓励她们说出恐惧和担心，并给予心理方面的支持。对失去孩子的产妇应多安慰，使产妇接受现实，恢复正常心态，平稳地度过悲伤期。

5. 健康教育

(1) 加强孕期保健，指导孕妇妊娠期取左侧卧位，以改善胎盘供血。有妊娠期高血压疾病或合并慢性高血压、慢性肾脏疾病的孕妇应及时到医院就诊治疗。

(2) 出院后注意休息，加强营养，补充铁剂，纠正贫血，增强抵抗力。产褥期禁止盆浴、性交，防止感染，产后 42 日来院检查。

(3) 做好计划生育指导工作。剖宫产术后若需再孕，需间隔两年。

七、羊水量异常

(一) 羊水过多疾病概述

1. 概念

妊娠期间羊水量超过 2000 mL，称为羊水过多。羊水多时羊水的外观、性状与正常者并无异常。多数孕妇羊水增多较慢，称为慢性羊水过多；少数孕妇在数日内羊水急剧增多，称为急性羊水过多。

2. 病因及发病机制

目前羊水过多病因不清，可能与下列因素有关：

(1) 胎儿畸形。以中枢神经系统和消化系统畸形最为常见。其中 50% 为神经管缺陷，多为无脑儿、脑膨出与脊柱裂；消化道畸形多见于食管或小肠闭锁。

(2) 多胎妊娠及巨大儿。多胎妊娠羊水过多的发生率为单胎的 10 倍；巨大儿也易并发羊水过多。

(3) 母体方面因素。如糖尿病、妊娠期高血压疾病、急性肝炎、严重贫血、母儿血型不合等。

(4) 胎盘、脐带病变。如巨大胎盘、胎盘绒毛血管瘤以及脐带帆状附着等。

(5) 特发性羊水过多。约有 30% 羊水过多的原因不明，未见孕妇、胎儿或胎盘异常。

3. 临床表现

(1) 症状

① 急性羊水过多。这种现象较少见，多发生在妊娠20~24周，羊水在数日内急剧增多，产生一系列压迫症状：腹腔脏器向上推移，横膈上举，孕妇出现呼吸困难；腹壁皮肤因张力过大出现疼痛，严重者皮肤变薄，可见皮下静脉；进食减少，发生便秘；下腔静脉受压，下肢及外阴部水肿及静脉曲张，行走不便。

② 慢性羊水过多。这种现象较多见，多发生在妊娠晚期（28~32周），数周内羊水缓慢增多，孕妇多无明显不适。

(2) 体征

腹部膨隆，宫高及腹围明显大于正常孕周；腹部皮肤发亮、变薄；触诊时皮肤张力大，胎位不清；胎心遥远或不清。

4. 处理原则

对羊水过多所要采用的处理原则主要取决于胎儿有无畸形和孕妇自觉症状的严重程度。

(1) 孕妇自觉症状重且无法忍受时应当治疗。

① 胎龄小于37周，可穿刺放水，以缓解症状。

② 使用前列腺素合成酶抑制剂，口服吲哚美辛有抗利尿的作用，抑制胎儿排尿使羊水减少。

③ 病因治疗，如积极治疗糖尿病等。

(2) 确诊合并胎儿畸形，应及时终止妊娠。

(3) 正常胎儿根据胎龄及孕妇的自觉症状决定处理方案。

① 症状轻时可以继续妊娠，嘱患者注意卧床休息，低盐饮食。

② 妊娠已足月，可行人工破膜，待其自然分娩。

(二) 疾病护理

1. 护理评估

(1) 健康史

了解孕妇既往有无糖尿病、妊娠期高血压疾病、多胎妊娠或母儿血型不合等。

(2) 身体评估

① 症状

评估孕妇是否有腹部胀痛、呼吸困难以及不能平卧等症状，体重增长情况、胎动是否明显。

② 体征

评估子宫底高度，腹壁皮肤情况、张力大小；触诊时胎位是否清楚，液体震荡感是否明显，胎心清晰、遥远或听不清；是否有下肢及会阴浮肿。

(3) 辅助检查

① B 型超声检查。B 超可显示羊水量、胎儿数目及胎儿有无畸形（如脑积水、脊柱裂和无脑儿等）。

② 甲胎蛋白（AFP）检测。羊水中 AFP 含量显著升高，提示神经管缺陷胎儿畸形。

(4) 心理社会评估

羊水过多往往与母体疾病有关，且约 25% 为合并胎儿畸形，因此要评估孕妇心理反应及对胎儿的期望程度。

2. 护理诊断

(1) 舒适改变。该改变与子宫增大引起的呼吸困难、腹部胀痛、下肢水肿、不能平卧有关。

(2) 有受伤的危险（胎儿）。该危险与羊水过多易并发胎盘早剥、胎膜早破、脐带脱垂、早产有关。

(3) 焦虑。孕妇产生焦虑与担心母儿安全与胎儿畸形有关。

3. 护理目标

(1) 孕妇的身体不适感减轻。

(2) 胎儿不发生危险。

(3) 孕妇情绪稳定。

4. 护理措施

(1) 一般护理

① 嘱孕妇低盐饮食，卧床休息，防止发生胎膜早破。

② 每日吸氧 1~2 次，每次 30 分钟，改善胎儿缺氧症状。

③ 对出现呼吸困难、不能平卧、下肢浮肿等症状者，在治疗的同时，可取半卧位，尽量抬高下肢，以增加孕妇的舒适感。

(2) 病情监测

① 加强产前检查，及早发现妊娠期高血压疾病、糖尿病和胎儿发育异常等，并及早处理。

② 定期测宫高、腹围、体重，协助进行 B 超检查，监测羊水量变化及胎儿发育情况。

③ 分娩期严密观察胎心、羊水、子宫收缩及产程进展情况。

④ 产后应注意防止产后宫缩乏力引起产后出血。

(3) 治疗配合

① 羊膜腔穿刺放水的准备及注意事项

向孕妇及家属讲解穿刺的目的、过程，取得同意；穿刺之前，嘱孕妇排空膀胱；严格执行无菌操作，防止感染；用 B 型超声定位穿刺点，或在 B 超监测下进行；穿刺放水，速度不宜过快，每小时 500 mL，一次不得超过 1500 mL，以缓解孕妇症状；放水过程中应注意观察孕妇的自觉症状和生命体征，防止胎盘早剥及早产的发生。

② 人工破膜的注意事项

破膜放羊水的过程中应当注意血压、脉搏及阴道流血情况；严格消毒，防止感染，注意放羊水的速度和量，不宜过快、过多，防止宫腔内压力骤降引起胎盘早剥；放羊水时应从腹部固定胎儿为纵产式，严密观察胎心及宫缩情况。

(4) 心理护理

加强与孕妇的交流，为其提供心理支持，使患者积极配合治疗，积极参与自我保健护理。

5. 健康教育

(1) 孕妇出院后应注意休息，防止产后出血，加强营养，防止感染。

(2) 指导产妇再次妊娠后应进行遗传咨询和产前检查，进行高危监护。

(三) 羊水过少疾病概述

1. 概念

足月妊娠时，羊水量少于 300 mL 者称为羊水过少。最少只有几十毫升或几毫升，呈黏稠、暗绿色液体。发生率约占分娩数的 0.1%。

2. 病因及发病机制

(1) 病因

羊水过少病因不清，可能与下列因素有关：

① 胎膜分泌功能减退。由于胎膜上皮细胞坏死或退行性变，致羊膜细胞分泌减少，见于过期妊娠，或足月妊娠合并胎盘功能不足，或胎儿宫内发育迟缓。

② 胎儿畸形。胎儿有泌尿系统异常，如肾缺或泌尿道任何部位的梗阻、胎儿尿量减少或无尿以及羊水来源减少。

③ 胎膜发育缺陷。这种现象较少见，发生于妊娠早期，羊水可能极少。

(2) 对胎儿的影响

① 胎儿发育畸形和胎儿宫内生长迟缓。妊娠早期出现羊水过少，因胎膜与胎体粘连，可造成先天性肢体短缺等严重畸形。如果发生于妊娠中、晚期，子宫周围压

力直接作用于胎儿，易致特殊肌肉骨骼畸形，如斜颈、曲背和手足畸形等；胎儿胸廓受压，影响肺膨胀，肺泡亦因无羊水刺激而发育受抑制，导致肺发育不全，皮肤干燥、厚而韧。羊水过少也是胎儿宫内发育迟缓的标志之一。

② 新生儿发病率及围生儿死亡率增高。

3. 临床表现

(1) 症状

孕妇常于胎动时感觉有腹痛，自觉腹部增大不明显，体重增加较少。

(2) 体征

腹部检查时发现，宫高及腹围明显小于正常孕周，触及胎体无浮动感，且子宫敏感性增强，轻微刺激即可引起宫缩，震荡感不明显。临产后因无羊膜囊刺激并扩张宫颈，故产程往往延长。

4. 处理原则

(1) 明确有胎儿畸形者应终止妊娠。

(2) 足月妊娠而无胎儿畸形者应加强胎儿监护，必要时立即破膜引产，及时终止妊娠。如果短时间内难以结束分娩，立即进行剖宫产。

(四) 疾病护理

1. 护理评估

(1) 健康史

了解孕妇是否有合并妊娠期高血压疾病、心血管疾病及慢性肾炎等；有无过期妊娠及胎儿宫内发育迟缓。

(2) 身体评估

① 症状

询问孕妇胎动时有无不适感，评估腹部增大和体重增加情况。

② 体征

评估子宫底高度与正常孕周子宫底高度相比是否偏小，触诊时有无液体震荡感。该类孕妇临产后阵痛剧烈，宫缩多不协调，宫口扩张缓慢，产程延长。由于临床表现不典型，易被忽略，常在人工破膜或剖宫产时才被证实。

(3) 辅助检查

B 型超声检查可显示羊水量及胎儿有无畸形。

(4) 心理社会评估

羊水过少时，胎儿在宫内极其危险，另外，羊水过少往往是因为胎儿畸形或母体有疾病，因此，要评估孕妇及家属的心理状态，有无负疚感，有无焦虑心理。

2. 护理诊断

(1) 有受伤的危险（胎儿）。该危险与羊水过少有关。

(2) 预感性悲哀。孕妇产生预感性悲哀与羊水过少致胎儿宫内窘迫有关。

(3) 焦虑。孕妇产生焦虑与将要或已经失去胎儿有关，与担心自身安危有关。

3. 护理目标

(1) 胎儿安全。

(2) 孕妇情绪稳定。

4. 护理措施

(1) 一般护理

建议孕妇左侧卧床休息，以改善胎盘血液供应。

(2) 心理护理

医生要向孕妇及家属解释本病，为其提供情绪上的支持，帮助其积极参与治疗和自我保健护理，说明保持心情愉快、配合治疗对胎儿发育的好处。

(3) 病情观察

① 定期测量宫底高度、腹围及体重。

② 勤听胎心，了解胎儿宫内情况。

③ 胎盘功能检查及胎儿储备功能检查。

④ 严密观察产程进展，及早发现异常，及时处理。

(4) 配合治疗

剖宫产者要积极做好术前准备，备好新生儿抢救物品，认真检查新生儿有无畸形。

5. 健康教育

(1) 教会孕妇自数胎动。

(2) 指导产妇再次妊娠后应进行遗传咨询和产前检查，进行高危监护。

八、多胎妊娠

(一) 疾病概述

1. 概念

一次妊娠有两个或两个以上胎儿时称为多胎妊娠，其中以双胎妊娠最为多见。本节重点讨论双胎妊娠。家族中有多胎史者，多胎妊娠的发生率增高。随着促排卵药物的应用和辅助生殖技术的开展，多胎妊娠的发生率也明显上升。

2. 分类

（1）双卵双胎。由两个卵子分别受精形成的双胎妊娠称为双卵双胎，约占双胎妊娠的2/3。两个卵子可来源于同一成熟卵泡，或同一卵巢的不同成熟卵泡，或两侧卵巢的成熟卵泡，因此两个胎儿的基因不同，胎儿的血型、性别、容貌可相同或不同。两个受精卵可形成自己独立的胎盘、胎囊，两者间血液循环不相通。胎囊间的中隔由两层羊膜和两层绒毛膜组成，两层绒毛膜可融成一层。

（2）单卵双胎。由一个受精卵分裂形成的双胎妊娠称为单卵双胎，约占双胎妊娠的1/3。两个胎儿的基因相同，其血型、性别一致，容貌相似。单卵双胎的胎盘和胎膜按受精卵分裂受精的不同而有不同形式。通常是共同的胎盘，两个胎囊之间隔着两层羊膜，两者血液循环相通。有时一个胎儿发育较好，另一个则较差，两者大小差异很大。若受精卵在原始胚盘形成之后才分裂复制，则形成联体双胎。

3. 病因及发病机制

(1) 遗传。夫妻双方家族中有多胎妊娠史者，多胎的发生率增加。

(2) 年龄和胎次。多胎发生率随着孕妇年龄增大而增加，尤其是35~39岁最多。孕妇胎次越多，发生多胎妊娠的机会越多。

(3) 药物。曾因不孕症而使用了促排卵药物，导致多胎妊娠的发生率增加。

4. 临床表现

(1) 症状

孕妇的早孕反应较重，子宫增大速度比单胎快，孕24周后尤为明显，羊水量也较多。妊娠晚期可出现呼吸困难、胃部饱满、行走不便、下肢静脉曲张、水肿等压迫症状。

(2) 体征

子宫大于停经月份，妊娠中晚期腹部可触及多个小肢体或三个以上的胎极（即头或臀）。不同部位可听到两个胎心，同时计数1分钟，胎心率相差10次以上，或其间有无音区。

5. 处理原则

(1) 妊娠期

孕妇要定期做产前检查，争取早期确诊双胎妊娠；加强营养，预防贫血和妊娠高血压病。孕晚期避免过劳，减少早产。

(2) 分娩期

①阴道分娩双胎多数能经阴道分娩。分娩时严密观察产程、宫缩、胎心、胎位变化，做好输血、输液以及抢救新生儿的准备。第一个胎儿娩出后，应立即断脐；将第二个胎儿固定成纵产式，使第二个胎儿能迅速分娩。若发现有脐带脱垂或疑有

胎盘早剥，立即手术助产。若第一个胎儿为臀位，第二个胎儿为头位，应防止发生胎头交锁[①]。

② 剖宫产指征：异常胎先露；脐带脱垂、胎盘早剥、前置胎盘、先兆子痫、子痫、胎膜早破、继发宫缩乏力，经处理无效者；胎儿窘迫、短时间不能经阴道分娩者。

(3) 产褥期

积极预防产后出血，第二个胎儿前肩娩出时立即静脉注射麦角新碱 0.2 mg 或缩宫素 10U，腹部放置沙袋，防止腹压骤降引起休克。

(二) 疾病护理

1. 护理评估

(1) 健康史

了解孕妇家族中有无多胎史，孕妇的年龄、胎次，孕前是否使用促排卵药。

(2) 身体评估

① 症状

询问孕妇的早孕反应程度，食欲、呼吸情况，是否常感到多处胎动而非某一固定部位。

② 体征

评估子宫底高度是否大于正常孕周子宫底高度；宫底部是否可触及两个胎头或胎臀，或触及一头一臀；在腹部的不同部位是否可听到两个胎心音，且差异每分钟大于 10 次。

(3) 辅助检查

①B 型超声检查可早期诊断双胎、畸形。在妊娠 7~8 周时可见两个妊娠囊，妊娠 13 周后清楚显示两个胎头光环及各自拥有的脊柱、躯干和肢体等。

② 多普勒胎心仪妊娠 12 周以后，可听到两个频率不同的胎心。

(4) 心理社会评估

双胎妊娠的孕妇是否适应了角色的转变，能否接受妊娠及成为两个孩子的妈妈。双胎妊娠属于高危妊娠，评估孕妇及家属对双胎妊娠的反应。

2. 护理诊断

(1) 舒适改变。该改变与双胎妊娠引起的呼吸困难、食欲下降、下肢水肿、腰背痛有关。

---

① 张学新.对分课堂：大学课堂教学改革的新探索 [J].复旦教育论坛，2014，12(5)：5–10.

(2) 潜在并发症。潜在并发症主要有早产、脐带脱垂、胎盘早剥、产后出血。

(3) 焦虑。孕妇产生焦虑与担心母儿安危有关。

3. 护理目标

(1) 孕妇身体舒适，心理压力解除。

(2) 住院期间，孕妇和胎儿无并发症发生。

(3) 孕妇的焦虑情绪减轻。

4. 护理措施

(1) 一般护理

① 增加产前检查的次数，监测宫高、腹围及体重。

② 注意多休息，妊娠最后 2~3 个月，要求孕妇卧床休息，最好左侧卧位。

③ 孕妇要加强营养，尤其注意补铁、钙和叶酸等，以满足妊娠需要。

④ 分娩过程中严密观察产程进展及胎心变化，孕妇要协助做好接产及抢救新生儿窒息的准备。

(2) 症状护理

① 减轻水肿。嘱孕妇注意休息，采用左侧卧位，避免长时间站立，或指导孕妇穿着弹性袜或用弹性绷带，以减轻水肿和下肢静脉曲张。

② 减轻压迫。指导孕妇穿戴托腹带，或侧卧时腹下垫一个枕头，可减轻过度膨大的子宫引起的压迫症状。

(3) 心理护理

帮助孕妇接受成为两个孩子母亲的事实，讲述双胎妊娠的相关知识，减少孕妇对母儿安危的担心。

5. 健康教育

产后指导孕妇注意休息，加强营养。观察阴道出血及子宫复旧情况，防止产后出血。指导产妇正确进行母乳喂养，选择有效的避孕措施。

第三节　妊娠合并症妇女的护理

一、妊娠合并心脏病

妊娠合并心脏病是严重的妊娠合并症，在我国孕产妇死因顺位中高居第二位，为非直接产科死因的第一位。近 20 年来，随着心血管外科的发展和广谱抗生素的应用，先天性心脏病已取代风湿性心脏病，成为妊娠合并心脏病中最常见的一种。

(一) 妊娠、分娩对心脏病的影响

1. 妊娠期

为了适应胎儿生长发育的需要，妊娠期母体血容量逐渐增加，孕32~34周达高峰，比非孕时增加30%~45%，使每次心搏出量增加，心率加快。同时由于子宫增大、膈肌上升、心脏向左上移位、大血管扭曲，机械性地加重了心脏负担，增加了发生心力衰竭的危险。

2. 分娩期

分娩期为心脏负担最重的时期。第一产程中，每次宫缩有250~500 ml血液被挤回体循环，使心脏负荷增加；第二产程中，除宫缩外，产妇用力屏气，使外周循环阻力及肺循环阻力增加，腹压增加，内脏血液涌向心脏；第三产程胎儿娩出后，子宫迅速缩小，腹腔内压力骤减，回心血量骤减；胎盘娩出后，胎盘循环消失，宫缩时回心血量又迅速增加。这些因素均引起血流动力学的急剧变化，加重心脏负担，使功能不良的心脏极易发生心力衰竭。

3. 产褥期

产后3天内，由于子宫的缩复作用，使部分血液进入体循环，组织内原来潴留的液体也开始回到血循环，使循环血量再度增加。综上所述，妊娠32~34周、分娩期及产褥期的最初3天内，心脏负荷最重，是心脏病孕产妇最危险的时期，极易发生心力衰竭，应加倍注意。

(二) 心脏病对妊娠的影响

心脏病不影响受孕。如果心功能正常，大部分孕妇能顺利地度过妊娠期，安全地分娩；但若有心功能不良，则可因缺氧引起子宫收缩，导致流产、早产、胎儿生长受限和胎儿窘迫，甚至胎死宫内。围生儿死亡率是正常妊娠的2~3倍。

(三) 心脏代偿功能分级

纽约心脏病协会（NYHA）依据患者病情将心脏功能分为四级：

Ⅰ级：一般体力活动不受限制。

Ⅱ级：一般体力活动略受限制，休息时无症状，活动后心悸、轻度气短。

Ⅲ级：一般体力活动显著受限制，休息时无不适，轻微活动即感心悸、气急等；或过去有心力衰竭史者。

Ⅳ级：不能胜任任何活动，休息时仍有心慌、呼吸困难等心力衰竭表现。

(四) 治疗要点

心脏病孕产妇的主要死亡原因是心力衰竭和感染。对妊娠合并心脏病的处理主要取决于心脏的功能状况。

1. 妊娠前

根据患者病史、心脏病程度和心功能情况确定是否可以妊娠。心脏病变较轻、心功能Ⅰ～Ⅱ级的患者，可以妊娠；心脏病变较重、心功能Ⅲ～Ⅳ级，或有心衰史、肺动脉高压、严重心律失常等患者，不宜妊娠。

2. 妊娠期

对不宜妊娠者，应于孕12周以前终止；可以妊娠者应做好孕期保健，加强产前检查，严密监护心功能状态和妊娠情况，避免疲劳，积极防治感染、贫血等病症，预防心衰。

3. 分娩期

如果无产科指征、心功能良好，可在严密监护下经阴道分娩。要严密观察病情变化，防止发生心衰。心脏病产妇也可选择剖宫产，但如果有急性心衰时，应先控制心衰，再行手术。

4. 产褥期

产后3天，尤其是产后24小时内，仍要继续监护心功能情况。同时，常规给予广谱抗生素1周左右。不宜再妊娠者可在产后1周行绝育术。

(五) 护理评估

1. 健康史

详细了解孕妇有无心脏病史、以往的诊疗情况及心功能状态；了解有无诱发心衰的潜在因素存在，如重度贫血、上呼吸道感染、产褥感染、过度疲劳等。

2. 身体状况

(1) 准确分级

通过产前检查，连续、动态地观察孕妇的心功能状态，准确分级。

(2) 注意观察

要特别注意观察孕妇有无下列早期心衰的临床表现：

① 轻微活动后即感心慌、气短、胸闷。

② 休息时的心率超过110次 / 分，呼吸超过20次 / 分。

③ 夜间常因胸闷、憋气而需要坐起或到窗口呼吸新鲜空气。

④ 体检可见以下体征：肺部有少量湿啰音，咳嗽后不消失；有舒张期杂音或Ⅲ

级及以上收缩期杂音；严重心律失常；心脏扩大。

(3) 了解胎儿情况

根据胎心、胎动、孕妇宫高、腹围了解胎儿宫内健康状况。

3. 心理社会资料

部分孕妇因认为自身疾病影响了胎儿健康，而产生自卑感或愧疚感；多数孕妇担心自己和胎儿的健康情况，为能否顺利度过妊娠期、分娩期和产褥期而终日忧心忡忡。分娩期的宫缩痛也易使产妇处于恐惧状态，极度渴望医护人员、家属陪伴身旁。

4. 实验室及其他检查

(1) 心电图（ECG）。心电图提示各种心律失常或心肌损害。

(2) 二维超声心动图。二维超声心动图可提示心脏结构及各瓣膜异常情况。

(3) 胎儿电子监护。做无应激试验（NST）或宫缩应激试验（CST），可以了解胎儿宫内储备能力。

(六) 护理诊断

(1) 活动无耐力。此现象与妊娠时机体代谢增加而心功能降低有关。

(2) 焦虑。孕妇产生焦虑与担心不能胜任分娩和胎儿安危有关。

(3) 有感染的危险。感染危险与缺氧使机体抵抗力下降、产后宫腔内和产道有创面有关。

(4) 自理能力缺陷。此现象与心脏病活动受限和卧床休息有关。

(七) 护理目标

(1) 孕（产）妇顺利完成妊娠、分娩全过程，未发生心力衰竭和感染。

(2) 孕（产）妇能描述感染的症状，并能列举预防感染的措施。

(3) 孕（产）妇焦虑程度减轻或消失。

(八) 护理措施

1. 妊娠期护理

(1) 心理护理

医护人员向孕妇及其家属介绍妊娠合并心脏病的相关知识及注意事项，特别是预防心力衰竭的方法和发生心力衰竭后的急救措施、与医院联系的方法等，以减轻患者的紧张和恐惧心理；鼓励家属陪伴，并给予爱的支持，使孕妇能积极配合治疗和护理。

(2) 适当休息与活动

孕妇要充分休息，每日保证10小时以上睡眠，休息时取半卧位或尽量左侧卧位；医生要指导患者适度活动，必要时适当限制患者谈话及探视的时间，避免劳累和情绪激动，以防心力衰竭的发生。

(3) 密切观察病情变化

增加产前检查次数，妊娠20周以前，每两周检查1次；20周后，应每周检查1次。发现早期心衰征象应立即住院；孕期经过顺利者，亦应在妊娠36~38周提前住院待产。

(4) 用药护理

静脉给药时注意输液速度，以20~30滴/分为宜，以免诱发肺水肿。遵医嘱应用强心剂，并观察疗效和毒性反应。

(5) 生活护理

酌情给予生活护理，以减少孕妇体力消耗。

2. 分娩期护理

(1) 体位

产妇取半卧位或坐位，以减少静脉回流。

(2) 监测

严密观察产程进展和产妇生命体征变化，有情况立即报告医生。

(3) 支持疗法

支持疗法包括常规吸氧、适当镇静并禁忌灌肠。

(4) 协助分娩

第一产程尽量解除产妇的思想顾虑与紧张情绪，必要时给予镇静剂、止痛剂或强心剂等，防止发生心衰；第二产程为减轻心脏负担，避免产妇屏气用力，可行会阴切开、使用胎头吸引或产钳助产，尽量缩短第二产程；第三产程：注意胎儿娩出后腹部立即放置沙袋，持续24小时，以防止腹压突降，周围血液涌向内脏，回心血量锐减而诱发心衰；宫缩乏力，可按摩子宫或肌注缩宫素，但禁用麦角新碱，以防静脉压增高而发生心衰。

3. 产褥期护理

(1) 观察病情

产后1周内，尤其是前3天，要严密监护，及时发现心衰征象。产妇分娩后至少住院观察两周。

(2) 保证产妇充分休息

产后24小时内应绝对卧床休息，以后可酌情下床活动。心功能Ⅰ~Ⅱ级者，可在床上哺乳，但应避免劳累；心功能Ⅲ～Ⅳ级者不宜哺乳。

(3) 防便秘

指导产妇合理饮食，多食蔬菜和水果，必要时使用缓泻剂。

4. 预防感染

(1) 增强抵抗力。指导孕妇加强营养，避免劳累和受凉，少去公共场所，以防止各种感染。

(2) 产程中严格执行无菌操作，临产后遵医嘱使用抗生素。

(3) 严密观察。产后测体温每日4次，并观察伤口、子宫复旧、恶露、乳房等情况，发现异常报告医生；注意病房环境清洁，保持室内空气新鲜，定期消毒；按常规做好会阴护理，指导病人注意个人卫生。

5. 出院指导

告知产妇注意营养，保证休息，避免过度劳累和暴饮暴食；防止便秘；保持情绪稳定，避免过分激动；严格避孕；产后定期复查。

(九) 护理评价

(1) 孕 (产) 妇能承受妊娠的压力，分娩经过顺利，母婴健康状况良好。

(2) 孕 (产) 妇及其家属积极配合，并参与护理过程。

(3) 孕 (产) 妇能列举预防感染的保健措施。

二、妊娠合并急性病毒性肝炎

病毒性肝炎主要有甲型、乙型、丙型、丁型、戊型五种病毒，以乙型肝炎常见。妊娠期感染病毒性肝炎，不仅严重危害孕妇健康，也累及胎儿，是孕产妇和围生儿死亡的主要原因之一。

(一) 妊娠对病毒性肝炎的影响

由于妊娠期孕妇肝内糖原代谢增强，雌激素在肝脏灭活量增加，胎儿代谢产物转入母体肝脏内解毒等多种因素均可加重母体肝脏的负担，因此孕妇易感染病毒性肝炎，或使原有的病情加重，甚至发展成重症肝炎。

(二) 病毒性肝炎对妊娠的影响

1. 对母体的影响

(1) 妊娠合并症发生率高。病毒性肝炎发生于妊娠早期，可加重早孕反应；发生于孕晚期易患妊娠期高血压疾病，可能与肝炎时醛固酮的灭活能力下降有关。

(2) 产后出血率升高。肝功能受损，使凝血因子合成减少，造成凝血功能障碍，导致分娩期大出血。重症肝炎常并发 DIC 直接威胁母婴生命。

2. 对胎儿的影响

重症肝炎的孕妇，其流产、早产和死胎的发生率均明显增高。孕早期感染肝炎可能引起胎儿畸形。

(三) 病毒性肝炎的母婴传播方式

乙、丙、丁型病毒传播方式有：①经胎盘传播；②分娩时经产道传播；③产后密切接触以及哺乳而传播。

甲、戊型病毒不会通过胎盘传播，因而只有上述后两种传播方式。

(四) 治疗要点

(1) 一般治疗

患者要注意休息，加强营养，中西医保肝治疗(同非孕期一致)。

(2) 产科方面

①妊娠早期感染者，行人工流产；②妊娠中、晚期，经积极治疗后病情继续加重，可考虑终止妊娠；③分娩期要预防产后出血，尽量争取阴道分娩，缩短第二产程；④产后应用抗生素；⑤选择合适的喂哺方式；⑥新生儿隔离 4 周，并注射乙肝免疫球蛋白和乙肝疫苗。

(五) 护理评估

1. 健康史

评估病人有无肝炎病毒接触史，有无食用不洁食物或输血、注射血制品等病史。

2. 身体状况

(1) 症状

近期出现乏力、食欲不振、厌油、恶心呕吐、腹胀、腹泻和肝区疼痛等，不能用妊娠反应和其他原因解释。

(2) 体征

肝肿大，有压痛，可见黄疸。如合并妊娠期高血压疾病可有相应表现。

3. 心理社会评估

患者心理压力较大，而有自卑、苦闷和情绪低落等表现。

4. 实验室及其他检查

检查肝功能和凝血功能有异常。血清病原学检测可明确病毒类型。

（六）护理诊断

（1）疲乏。患者疲劳与肝糖原合成减少有关。

（2）自尊心理紊乱。自尊心理紊乱与患者需要隔离治疗有关。

（3）有感染的危险。此危险与婴儿在分娩过程中及产后接触母体血液、分泌物或哺乳有关。

（七）护理目标

（1）孕（产）妇能说出急性病毒性肝炎的传染途径，同时阻断肝炎病毒的传播。

（2）住院期间，孕（产）妇心情舒畅，能积极配合隔离护理。

（3）孕（产）妇能列举肝炎引起的并发症及预防措施。

（八）护理措施

1. 减轻疲乏

（1）评估病人的疲乏程度和饮食、营养情况，与病人共同讨论制定护理计划。

（2）为病人创造良好舒适的休养环境，指导病人注意休息，急性期应卧床，以免增加肝负担。随病情好转，可适当活动，以不感疲乏为度。

（3）向病人解释摄取足够营养对身体康复和胎儿发育的重要性，鼓励病人多进食，提供富含蛋白质、碳水化合物和维生素且清淡、易消化的饮食。

（4）遵医嘱应用保肝药物治疗，定期抽取血液检查肝功能恢复情况。

2. 减轻自卑

医生要耐心倾听病人的心理感受，并表示理解；向病人家属和亲友讲解病人的心理需要及探视时适当注意不会被传染的道理，使他们能够经常探望病人，给病人以心理支持。

3. 防治产后出血

（1）产前

①遵医嘱抽血化验血型及出凝血时间等，以了解病人凝血功能状况，并给予维生素 K110~20 mg 肌肉注射，每日 1 次，以促进凝血因子的合成，防止凝血功能障碍；②备好新鲜血、纤维蛋白原或血浆等，以便发生大出血时抢救之用。

（2）产时

①临产后密切观察产程进展情况，注意产妇的休息和进食，以保护产力，防止滞产；②协助行胎头吸引或产钳助产，以缩短第二产程；③胎儿娩出后立即静注缩宫素，必要时遵医嘱给予补液或输血。

(3) 产后

严密观察阴道流血、子宫收缩、血压、脉搏、神志、尿量等情况，发现异常及时报告医生。

4. 预防新生儿感染

(1) 分娩时严格执行消毒隔离制度，孕妇要协助医生做好分娩的处理，特别注意防止产道损伤和新生儿产伤。

(2) 新生儿娩出后留脐血查乙肝表面抗原。

(3) 新生儿出生后立即 (不迟于24小时) 肌注乙肝免疫球蛋白1 ml，于1、2、3个月各接种乙肝疫苗30 mg。如果无乙肝免疫球蛋白，可单用乙肝疫苗，分别于生后立即、1个月、3个月各接种一次，有效期3~5年。

(4) 新生儿隔离护理4周。医护人员向产妇及家属讲明不宜哺乳的道理，并指导其护理和人工喂养婴儿的方法。

5. 健康指导

(1) 妊娠后指导孕妇注意饮食和环境卫生，加强营养，增加抵抗力。

(2) 对于患肝炎的育龄妇女，应指导其用避孕套避孕，禁用避孕药，治愈1年后再妊娠。

(3) 根据不同类型肝炎的传播方式，指导病人及家属做好预防隔离。

(4) 告知避免使用对肝有损害的药物，回奶不宜用雌激素，可选用生麦芽、芒硝等。

三、妊娠合并性传播疾病

性传播疾病是指以性行为为主要传播途径的一组传染病。我国重点监测的性传播疾病有梅毒、淋病和艾滋病等20余种。孕妇一旦感染性传播疾病，若未能及时诊治，可通过垂直传播使胎儿感染，导致流产、早产、死胎、死产或新生儿感染，严重影响下一代的健康。

(一) 病因

淋病由革兰氏阴性的淋病奈瑟菌感染引起，近年来其发病率居我国性传播疾病首位；梅毒是由苍白密螺旋体引起的慢性全身性传播疾病；艾滋病是由人免疫缺陷病毒感染引起的以人体免疫功能严重损害为临床特征的高度传染性疾病。

(二) 治疗要点

治疗应尽早、彻底，遵循及时、足量、规范用药原则。由于淋病奈瑟菌耐青霉

素菌株的增多，目前首选药物以第三代头孢菌素为主，如头孢曲松钠、头孢噻肟钠等；梅毒首选青霉素；艾滋病目前尚无治愈方法，主要采用抗病毒药物及一般支持对症治疗。

（三）护理评估

1. 健康史

详细询问孕妇妊娠合并性传播疾病的感染途径、临床症状及其出现时间，了解治疗经过等。

2. 身体状况

（1）淋病。一般在淋菌侵入 3~7 天后发病。首先出现尿频、尿急和尿痛等急性尿道炎的症状，白带呈黄色、脓性，外阴部烧灼感；检查见外阴、阴道外口及尿道口充血、红肿，尿道旁腺及宫颈口有脓性分泌物溢出。若急性淋病未经治疗可逐渐转为慢性淋病，表现为慢性尿道炎、慢性宫颈炎和慢性输卵管炎等。

（2）梅毒。潜伏期 2~4 周。早期主要表现为皮肤黏膜损害；晚期可侵犯心血管、神经系统等重要脏器，严重危及患者生命。

（3）艾滋病。潜伏期不等。早期一般无明显症状，部分患者可有原因不明的淋巴结肿大，以颈、腋窝处最为明显。发病后，表现为全身性、进行性病变，主要为机会性感染，不明原因的发热、乏力、消瘦、胸痛、咳嗽、呼吸困难、慢性腹泻、头痛、人格改变等；恶性肿瘤以卡氏肉瘤最为常见。

3. 心理社会评估

妊娠合并性传播疾病的患者及其家属承受着巨大的心理、社会压力，是一个特殊的群体。受几千年传统文化的影响，大多数中国人视性病为"见不得人的病"。一旦患病，患者常常感到恐惧，且害怕遭到歧视，他们常常不敢到医院就诊，或到非正规医院诊治，因被滥施药物导致病情延误，造成严重后果；有的患者因担心胎儿被感染而感到悲观、绝望，甚至导致失眠等[①]。

4. 实验室及其他检查

（1）淋病。取宫颈管或尿道口脓性分泌物涂片，行革兰染色，急性期可见中性粒细胞内有革兰阴性双球菌。分泌物淋菌培养为诊断淋病的金标准方法。

（2）梅毒。病原体检查，即在一期梅毒的硬下疳取少许渗出液进行暗视野显微镜检查；梅毒血清学检查，包括非梅毒密螺旋体抗原血清试验、密螺旋体抗原血清试验。

---

① 陈爱香，秦志萍. 混合式教学模式用于妇产科护理学课程的实践效果研究 [J]. 护理研究，2019，33(6)：1023–1028.

(3) 艾滋病。HIV 抗体检测、血清 P24 抗原检测等。

(四) 护理诊断

(1) 胎儿有感染的危险。该危险与性传播疾病所致的宫内感染有关。

(2) 焦虑。孕妇产生焦虑与担心胎儿宫内安危及自身疾病有关。

(3) 自我形象紊乱。患者自我形象紊乱与患性传播疾病后感到自卑有关。

(五) 护理措施

1. 性传播疾病的预防

宣传性传播疾病的有关防治知识，帮助人们建立健康的生活方式，如避免不洁性生活、多个性伴侣、共用浴具；避免使用污染的衣物、器械；性生活尽量使用安全套等。

2. 孕（产）妇的护理

(1) 消毒隔离

① 淋病。淋球菌喜潮湿，在微湿的衣裤和毛巾中可生存 10~17 小时，离体后在完全干燥的情况下 1~2 小时即死亡，一般消毒剂或肥皂液可使其迅速灭活。淋病的主要传播途径为性交，污染的衣物、器械等也可间接传播。应做好床旁隔离，患者接触过的用物需经严格消毒灭菌，污染的手可用肥皂液洗净或经消毒液浸泡消毒。

② 梅毒。主要经性交通过黏膜擦伤处传播，接吻、哺乳、输血、浴具等也可间接传播。因此，治疗期间应禁止性生活，患者用物需经严格消毒灭菌。

③ 艾滋病。HIV 主要存在于人体的血液、体液、精液、眼泪、唾液、阴道分泌物、胎盘及乳汁中。其主要传播途径为性交，感染 HIV 的注射器、血制品以及母婴垂直传播。因此，医护人员应避免锐器刺伤皮肤，患者使用过的器械、布类和生活用品等应严格消毒灭菌。

(2) 用药护理

用药应及时准确，并严密观察药物的疗效和不良反应，若有异常应及时通知医护人员进行及时处理。

(3) 监测胎儿宫内状况

密切观察胎心、胎动及宫缩情况，尽早发现胎儿窘迫及早产、胎儿宫内死亡的征象。

(4) 心理护理

尊重患者，给予适当的关心、安慰，解除病人求医的顾虑；向孕（产）妇及其家属讲解妊娠合并性传播疾病的相关知识，使他们能面对现实，尽快接受正规治疗。

3. 新生儿护理

(1) 新生儿隔离

性传播疾病可通过宫内感染、产道感染等传给新生儿，因此为了保护其他新生儿，应将已感染的和有感染危险的新生儿隔离，其使用过的器械、布类以及呕吐物、大小便等需经消毒处理。

(2) 新生儿观察

对新生儿进行严密观察，如淋病患者的新生儿是否出现眼部红肿、脓性分泌物以及肺炎的临床表现；梅毒患者的新生儿是否有皮肤大疱、皮疹和肝脾肿大等，做到早发现、早治疗。

(3) 新生儿治疗

对母亲合并性传播疾病的新生儿应尽快采取措施，预防和治疗淋菌结膜炎、肺炎、先天梅毒、衣原体结膜炎等。

(4) 新生儿喂养

性传播疾病患者可通过乳汁感染新生儿，产妇应在医生的指导下进行母乳喂养或采用人工喂养。

(六) 护理评价

(1) 孕 (产) 妇及其家属能正视疾病，接受正规治疗。

(2) 血液检测无新生儿被感染的阳性体征。

第四节 异常分娩妇女的护理

决定分娩能否顺利进行的四个主要因素是产力、产道、胎儿及产妇的精神心理状态。这些因素在分娩过程中相互影响，如果其中一个或一个以上因素发生异常，或这些因素之间不能相互适应而使分娩进展受阻，称为异常分娩，俗称难产。分娩是个动态变化的过程，顺产与难产在一定条件下可以相互转化：处理得当，难产可以转变为顺产；若处理不当，顺产也可以转变为难产。当出现异常分娩时，要仔细分析相关因素，及时正确处理，保证产妇及胎儿安全地度过分娩期。

异常分娩包括产力异常、产道异常、胎位异常、胎儿发育异常、孕妇过度焦虑和恐惧等。本章重点阐述产力异常、产道异常、胎位异常及胎儿发育异常。

一、产力异常

产力包括子宫收缩力、腹肌和膈肌收缩力以及肛提肌收缩力。子宫收缩力贯穿于分娩全过程，是主要的产力。产力异常主要是指子宫收缩力异常。正常宫缩有一定节律性、极性和对称性，并有相应的强度和频率。在分娩过程中，子宫收缩的节律性、极性和对称性不正常或/和强度及频率发生改变时，称为子宫收缩力异常。子宫收缩力异常又可分为子宫收缩乏力和子宫收缩过强，每类又分为协调性子宫收缩和不协调性子宫收缩。临床以子宫收缩乏力最常见。

(一) 疾病概述

1. 概念

子宫收缩乏力分原发性子宫收缩乏力和继发性子宫收缩乏力。原发性子宫收缩乏力是指产程开始子宫收缩乏力，宫口不能如期扩张，胎先露部不能如期下降，产程延长；继发性子宫收缩乏力是指产程开始子宫收缩正常，只是在产程进展到某阶段(多在活跃期或第二产程)，子宫收缩转弱，产程进展缓慢，甚至停滞。

2. 病因及发病机制

(1) 子宫收缩乏力

① 头盆不称或胎位异常使胎儿先露部下降受阻，不能紧贴子宫下段及宫颈，因而不能引起反射性子宫收缩，导致继发性子宫收缩乏力。

② 子宫因素。子宫发育不良、子宫畸形(如双角子宫)、子宫壁过度膨胀(如双胎、巨大儿和羊水过多等)、经产妇子宫肌纤维变性或子宫肌瘤等，均能引起子宫收缩乏力。

③ 精神因素。初产妇(尤其是35岁以上高龄初产妇)精神过度紧张使大脑皮层功能紊乱、睡眠少、临产后进食少以及过多地消耗体力，均可导致子宫收缩乏力。

④ 内分泌失调。临产后，产妇体内雌激素、缩宫素、前列腺素、乙酰胆碱等分泌不足，孕激素下降缓慢，子宫对乙酰胆碱的敏感性降低等，均可影响子宫肌兴奋阈，致使子宫收缩乏力。

⑤ 药物影响。临产后不适当地使用大剂量镇静剂，如吗啡、氯丙嗪、哌替啶、巴比妥类等，可以使子宫收缩受到抑制。

(2) 子宫收缩过强

① 急产。多发生于经产妇，其主要原因是软产道阻力小。

② 催产素应用不当。如果引产时剂量过大、误注子宫收缩剂或个体对于催产素过于敏感，分娩发生梗阻或胎盘早剥血液浸润肌层，均可导致强直性子宫收缩。

③ 产妇的精神过度紧张、产程延长、极度疲劳、胎膜早破及粗暴地、多次宫腔内操作等，均可引起子宫壁某部肌肉呈痉挛性不协调性宫缩过强。

3. 临床表现

(1) 子宫收缩乏力

① 协调性子宫收缩乏力（低张性子宫收缩乏力）。子宫收缩具有正常的节律性、对称性和极性，但收缩力弱，宫腔压力低，持续时间短，间歇期长而不规则，宫缩每 10 分钟少于两次。当子宫收缩达极期时，子宫体不隆起和变硬，用手指按压宫底部肌壁仍可出现凹陷，产程延长或停滞。

② 不协调性子宫收缩乏力（高张性子宫收缩乏力）。表现为子宫收缩的极性倒置，宫缩的兴奋点不是起自两侧子宫角，而是来自子宫的一处或多处，节律不协调。宫缩时，宫底部不强，而是中段或下段强；宫缩间歇期，子宫壁不能完全松弛，这种宫缩不能使宫口扩张、先露下降，属无效宫缩。

③ 产程曲线异常。子宫收缩乏力导致产程曲线异常，可有以下七种情况。

第一种，潜伏期延长。从临产规律宫缩开始至宫颈口扩张 3 cm 称为潜伏期。初产妇潜伏期正常约需 8 小时，最大时限 16 小时，超过 16 小时称潜伏期延长。第二种，活跃期延长。从宫颈口扩张 3 cm 开始至宫颈口开全称活跃期。初产妇活跃期正常约需 4 小时，最大时限 8 小时，超过 8 小时称活跃期延长。第三种，活跃期停滞。进入活跃期后，宫颈口不再扩张达 2 小时以上，称活跃期停滞。第四种，第二产程延长。第二产程初产妇超过 2 小时、经产妇超过 1 小时尚未分娩，称第二产程延长。第五种，第二产程停滞。第二产程中胎头下降无进展达 1 小时称第二产程停滞。第六种，胎头下降延缓。活跃晚期至宫口扩张 9~10 cm，胎头下降速度小于 1 cm/h，称胎头下降延缓。第七种，胎头下降停滞。胎头停留在原处不下降达 1 小时以上，称胎头下降停滞。

以上七种产程进展异常，可以单独存在，也可以合并存在。总产程超过 24 小时称滞产，必须避免。

(2) 子宫收缩过强

① 协调性子宫收缩过强表现为子宫收缩的节律性、对称性和极性均正常，仅子宫收缩力过强、过频。如果产道无阻力，宫颈在短时间内迅速开全，分娩在短时间内结束，总产程不足 3 小时，称急产。产妇往往有痛苦面容，大声喊叫。

② 不协调性子宫收缩过强有两种表现：

第一种表现为：强直性子宫收缩并非子宫颈组织功能异常，而是宫颈口以上部分的子宫肌层出现强直性痉挛性收缩。产妇持续性腹痛、烦躁不安。胎方位触诊不清，胎心音听不清。有时可在脐下或平脐处见一环状凹陷，即病理缩复环。

第二种表现为：子宫壁某部肌肉呈痉挛性不协调性收缩所形成的环状狭窄，持续不放松，即子宫痉挛性狭窄环。表现在子宫上、下段交界处，胎体的某一狭窄部，如胎颈、胎腰处。孕妇持续性腹痛，烦躁，宫颈扩张慢，胎先露下降停滞，胎心率不规则。此环特点是不随宫缩上升，阴道检查可触及狭窄环。

4. 对母儿的影响

(1) 子宫收缩乏力

① 对产妇的影响

由于产程延长，产妇休息不好，进食少，精神疲惫及体力消耗，可出现疲乏无力、肠胀气、排尿困难等，进一步加重子宫收缩乏力，严重时可引起脱水、酸中毒、低血钾症。由于第二产程延长，膀胱被压迫于胎头和耻骨联合之间，可导致组织缺血、水肿、坏死，形成膀胱阴道瘘。胎膜早破及多次肛查或阴道检查可增加感染机会。产后宫缩乏力影响胎盘剥离、娩出和子宫壁的血窦关闭，容易引起产后出血。

② 对胎儿的影响

协调性宫缩乏力容易造成胎头在盆腔内旋转异常，使产程延长，增加手术机会，对胎儿不利；不协调性子宫收缩乏力，不能使子宫壁完全放松，影响子宫 - 胎盘血液循环，容易发生胎儿宫内窘迫。

(2) 子宫收缩过强

① 对母体的影响

宫缩过强，产程过快，可导致初产妇宫颈、阴道及会阴撕裂伤。接生时来不及消毒可致产褥感染。产后子宫肌纤维缩复不良易发生胎盘滞留或产后出血。

② 对胎儿及新生儿的影响

宫缩过强、过频影响子宫 - 胎盘的血液循环，使胎儿宫内缺氧，易发生胎儿窘迫、新生儿窒息或死亡。胎儿娩出过快，使胎头在产道内受到压力突然解除，可致新生儿颅内出血。来不及消毒、接生，而发生急产，易发生新生儿感染、坠地。新生儿坠地可能引起骨折、外伤。

5. 处理原则

(1) 协调性子宫收缩乏力

首先应寻找协调性子宫收缩乏力的原因。如果发现有头盆不称，估计不能从阴道分娩者，应及时行剖宫产术；如果判断无头盆不称和胎位异常，估计能从阴道分娩者，则应考虑实施加强宫缩的措施。

① 对不能进食者可经静脉补充营养，给予 10% 葡萄糖 500 mL 加维生素 C 2 g，伴有酸中毒时应补充 5% 的碳酸氢钠。产妇过度疲劳，可给予地西泮 10 mg 缓慢静脉注射或哌替啶 100 mg 肌内注射。

② 加强子宫收缩。第一，人工破膜。宫颈扩张 3 cm 或以上，无头盆不称、胎头已衔接者，可行人工破膜。破膜后，胎头紧贴子宫下段及宫颈，引起反射性子宫收缩，加速产程进展。第二，静脉滴注缩宫素。适用于协调性子宫收缩乏力、胎心良好、胎位正常、头盆相称者。

③ 第二产程。第二产程如果无头盆不称，出现子宫收缩乏力时，也应加强子宫收缩，给予缩宫素静脉滴注促进产程进展；如果胎头双顶径已通过坐骨棘平面，行产钳助产。

④ 第三产程。为预防产后出血，当胎儿前肩娩出时，给予缩宫素肌内注射。

(2) 不协调性子宫收缩乏力

调节子宫收缩，恢复子宫收缩极性。给予镇静剂哌替啶 100 mg 或吗啡 10~15 mg 肌内注射，产妇充分休息，醒后能恢复协调性子宫收缩。如果经上述处理，不协调性宫缩未能纠正，或伴有胎儿宫内窘迫，或伴有头盆不称，均应行剖宫产。

(3) 协调性子宫收缩过强

有急产史的产妇在预产期前 1~2 周不宜外出远走，以免发生意外，有条件者应提前住院待产。临产后不宜灌肠。提前做好接生及新生儿窒息抢救准备工作。胎儿娩出时嘱产妇勿向下屏气。如果发生急产，新生儿应肌内注射维生素 K1 预防颅内出血，并尽早肌内注射破伤风抗毒素 1500U 和抗生素预防感染。产后仔细检查宫颈、阴道和外阴，如果有撕裂应及时缝合，并给予抗生素预防感染。

(4) 不协调性子宫收缩过强

① 强直性子宫收缩。应及时给予宫缩抑制剂，如 25% 硫酸镁 20 mL 加 5% 葡萄糖 20 mL 缓慢静脉注射，或肾上腺素 1 mg 加入 5% 葡萄糖 250 mL 内静脉滴注。若属梗阻性原因，应立即行剖宫产术。

② 子宫痉挛性狭窄环。应寻找原因，及时给予纠正。停止一切刺激，如禁止阴道内操作、停用缩宫素等。若无胎儿窘迫征象，可给予镇静剂，如哌替啶或吗啡，一般可消除异常宫缩。当子宫收缩恢复正常时，可行阴道助产或等待自然分娩。若经上述处理不能缓解，宫口未开全，胎先露部高，或伴有胎儿窘迫征象，均应行剖宫产术。

(二) 疾病护理

1. 护理评估

(1) 健康史

医生要认真阅读产前检查记录，如产妇身高、骨盆测量值和胎儿大小，了解孕妇有无妊娠并发症，有无急产史及使用镇静药或镇痛药等情况。

(2) 身体评估

① 评估子宫收缩的节律性（持续时间、间隔时间和强度）和极性，对使用缩宫素的产妇，注意产妇对缩宫素的反应。

② 评估胎儿的胎产式、胎先露、胎方位及胎儿的大小。

③ 经肛查或阴道检查，了解宫颈扩张情况及骶骨活动度，了解是否存在骨盆狭窄情况。

(3) 心理社会评估

评估产妇的精神状态及其影响因素；了解产妇有无高度焦虑和恐惧、以前的妊娠分娩情况、家人和产妇对新生儿的看法、是否有良好的支持系统。

2. 护理诊断

(1) 疲乏。孕妇疲乏与产程延长、孕妇体力消耗以及水电解质紊乱有关。

(2) 有体液不足的危险。此危险与产程延长、孕妇过度疲乏影响摄入有关。

(3) 焦虑、恐惧。孕妇产生焦虑、恐惧心理与惧怕难产和担心胎儿的安危有关。

(4) 疼痛。孕妇疼痛与过频、过强的子宫收缩有关。

(5) 有发生子宫破裂和新生儿受损的危险。此危险与宫缩过强有关。

(6) 有感染的危险。此危险与产程延长、多次阴道检查、破膜时间长及手术产等有关。

3. 护理目标

(1) 产妇能在产程中保持良好的体力，安全度过分娩。

(2) 产妇体液的问题得到纠正，水电解质达到平衡。

(3) 产妇焦虑减轻，疼痛减轻。

(4) 产妇未发生子宫破裂，新生儿健康。

(5) 产妇体温正常，未发生感染。

4. 护理措施

(1) 预防异常分娩的发生

分娩时，鼓励产妇多进食，必要时可静脉补充营养；避免过多使用镇静药物，注意检查有无头盆不称；及时排空直肠和膀胱，必要时可行肥皂水灌肠和导尿。

(2) 提供减轻疼痛的支持性措施

教会产妇深呼吸，在腰骶部按摩，在腹部画线式按摩以减轻疼痛，必要时适当使用镇静止痛剂。

(3) 心理护理

鼓励产妇及家属表达出她们的担心和不适感。护士随时向产妇及家属解答问题，不断对分娩进程做出判断，并将产程的进展和护理计划告知产妇及家属，使产妇心

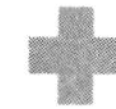

中有数，对分娩有信心，并鼓励家属为产妇提供心理支持，使其减少焦虑和恐惧。

（4）加强产时监护

严密观察宫缩、宫颈扩张、先露下降的情况、胎心率及生命体征；及早发现异常分娩，减少母体衰竭及胎儿窘迫的机会，尤其是使用缩宫素的产妇。

（5）缩宫素的使用

将5%葡萄糖液500 mL静脉滴注，调节滴速至8滴/分钟，然后再加入2.5U的缩宫素。根据宫缩的强弱进行调节，每分钟不超过40滴。在缩宫素静脉滴注过程中，要观察胎心、血压、宫缩、宫口扩张及先露下降情况。如果出现宫缩持续1分钟以上或胎心率有变化，应立即停止滴注；如果发现血压升高，应减慢滴速。

（6）预防感染

对产程延长与急产的产妇特别留意有无感染的征兆，如体温上升、寒战、脉搏加快、恶露臭味等。

（7）预防急产

对于已发生产程进展过速的产妇，可指导产妇于每次宫缩时张口哈气，不要向下用力，减缓分娩速度，为消毒会阴、做好接生准备赢得时间。如果分娩无法避免，护理人员可采取紧急接生的方法，而不可试着用力将胎头推回产道或夹紧双腿企图延缓分娩，因为这样可能造成新生儿头部受伤。产后密切观察是否有产后出血与感染。

5. 健康教育

（1）生活指导

指导产妇采取左侧卧位，鼓励她们进行适当的室内活动，有助于加强宫缩。

（2）增加营养

让产妇了解宫缩乏力与饮食和休息的关系，鼓励产妇增加营养，提高身体素质，以防宫缩乏力的发生。

（3）卫生指导

保持外阴清洁。宫缩乏力、产程延长者，容易发生产褥感染，应指导产妇每天擦洗外阴，勤换内衣，同时学会观察恶露，发现异常及时报告医护人员。

（4）预防损伤

有急产史的孕妇提前两周住院待产，以防院外分娩造成损伤和意外。

（5）指导避孕

指导产妇产后选用合适的避孕措施。剖宫产术者，若无新生儿存活，两年后方可再孕。

二、产道异常

产道包括骨产道（骨盆腔）及软产道（子宫下段、宫颈、阴道、外阴），是胎儿娩出的通道。产道异常包括骨产道异常和软产道异常均可使胎儿娩出受阻，临床上以骨产道异常多见。

（一）疾病概述

1. 骨产道异常

（1）类型

狭窄骨盆是指骨盆径线过短或形态异常，致使骨盆腔小于胎先露部可通过的限度，阻碍胎先露部下降，影响产程顺利进展。

① 骨盆入口平面狭窄。常见于扁平骨盆，其入口面呈横扁圆形，骶耻外径小于18 cm，骨盆入口前后径小于10 cm，对角径小于11.5 cm。

临床上常见的扁平骨盆有：① 单纯性扁平骨盆。特点为骨盆上口呈横扁圆形，骶岬向前下突出，使骨盆上口前后径缩短。② 佝偻病性扁平骨盆。童年患佝偻病所致。

② 中骨盆及骨盆出口平面狭窄。见于漏斗骨盆。漏斗骨盆是指骨盆入口平面各径线正常，两侧骨盆壁向内倾斜，状似漏斗。特点是中骨盆及骨盆出口平面均狭窄，使坐骨棘间径、坐骨结节间径缩短，耻骨弓角度小于90°，坐骨结节间径与出口后矢状径之和小于15 cm。

③ 骨盆三个平面均狭窄。骨盆外形属女性骨盆，但骨盆入口、中骨盆及骨盆出口平面均狭窄，每个平面径线均小于正常值2 cm或更多，又称均小骨盆。多见于身材矮小、体形匀称的妇女。

④ 畸形骨盆。骨盆失去正常形态，左右不对称，见于小儿麻痹后遗症、先天性畸形、长期缺钙、外伤以及脊柱与骨盆关节结核病等所致。

（2）临床表现

① 骨盆入口平面狭窄。

第一，病史。幼年有佝偻病史或外伤史。若为经产妇可有难产史。第二，胎头衔接受阻。影响胎头入盆，胎头检查跨耻征阳性。第三，胎位异常。常形成臀先露、颜面位及肩先露。第四，子宫收缩乏力。常引起潜伏期及活跃期早期延长；若胎头迟迟不入盆，常出现胎膜早破，引起继发性子宫收缩乏力，导致产程延长或停滞；绝对性狭窄时，常发生梗阻性难产。第五，腹部检查。视诊时腹型常为尖腹或悬垂腹。采用触诊可估计头盆关系及胎头跨耻征。接受检查的孕妇排尿后，取伸腿仰卧

位。检查者将手放在耻骨联合上方，将胎头向骨盆上口方向推压。若胎头低于耻骨联合前表面，表示头盆相称，称胎头跨耻征阴性；若胎头与耻骨联合前表面在同一平面，表示可疑头盆不称，称胎头跨耻征可疑阳性；若胎头高于耻骨联合前表面，表示头盆明显不称，称胎头跨耻征阳性。跨耻征阳性者，需排除骨盆倾斜度异常。

② 中骨盆及骨盆出口平面狭窄。

第一，胎位异常。胎头能正常衔接，但胎头下降达中骨盆时，内旋转受阻，常形成持续性枕后位或枕横位。第二，产程延长。出现继发性宫缩乏力，使活跃期后期及第二产程延长甚至停滞。第三，先兆子宫破裂。中骨盆严重狭窄，宫缩过强时，可出现病理性缩复环，发生先兆子宫破裂或子宫破裂。

③ 骨盆三个平面均狭窄。

孕妇身高常低于 145 cm；宫缩乏力、产程延长。若胎儿小，可经阴道分娩，但常出现宫缩乏力；产道损伤。胎儿大或胎位异常及产力不足者，无法从阴道分娩，若强行阴道助产，可导致产道严重损伤。

(3) 骨盆测量

① 骨盆外测量。骶耻外径小于 18 cm，为扁平骨盆；坐骨结节间径小于 8 cm，耻骨弓角度小于 90° ，为漏斗骨盆；各径线较正常值小 2 cm 或更多，为均小骨盆。

② 骨盆内测量。对角径小于 11.5 cm，骶岬突出，属扁平骨盆；若坐骨棘间径小于 10 cm，坐骨切迹宽度 2 横指，为中骨盆狭窄。坐骨结节间径 8 cm，应测量下口后矢状径，并检查骶尾关节活动度。若坐骨结节间径与下口后矢状径之和小于 15 cm，为骨盆出口平面狭窄。

(4) 对母儿的影响

① 对母体的影响。骨产道异常常致胎位异常、继发性宫缩乏力；胎头浮动、胎位异常致胎膜早破；因产程延长及产妇疲劳，可引起产后出血和产褥感染；胎头压迫软产道过久，可形成生殖道瘘。

② 对胎儿、新生儿影响。胎膜早破如果伴有脐带脱垂，可引起胎儿宫内窘迫甚至死亡；产程延长、胎头受压及手术助产容易发生颅内出血、新生儿产伤和感染。

(5) 处理原则

根据狭窄骨盆的类别和程度、产妇年龄、产次、既往分娩史、胎位、胎儿大小、胎心、宫缩强弱、宫颈扩张程度、破膜与否，综合判断，选择合适的分娩方式。

2. 软产道异常

软产道包括子宫下段、子宫颈、阴道及骨盆底软组织。软产道异常所致的难产少见，容易被忽视，故在孕早期做一次阴道检查，以了解外阴、阴道及宫颈情况，以及有无盆腔其他异常等，具有一定临床意义。其临床类型、表现及处理原则如下：

(1) 阴道异常

① 阴道横膈。多位于阴道上段。在横膈中央或稍偏一侧多有小孔，易被误认为宫颈外口。阴道横膈可影响胎先露部下降，当横膈被撑薄，可在直视下自小孔处将膈作 X 形切开。膈被切开后，因胎先露部下降压迫，通常无明显出血，待分娩结束再切除剩余的膈，用肠线间断或连续锁边缝合残端。如果横膈高且坚厚，阻碍胎先露部下降，则须行剖宫产结束分娩。

② 阴道纵隔。阴道纵隔若伴有双子宫、双宫颈，当位于一侧子宫内的胎儿下降，通过该侧阴道娩出时，纵隔被推向对侧，分娩多无阻碍。当阴道纵隔发生于单宫颈时，纵隔位于胎先露的前方，如果纵隔薄，可在胎先露继续下降时自行断裂，分娩无阻碍；如果纵隔厚，阻碍胎先露下降时，须在纵隔中间剪断，待分娩结束后，再剪除剩余部分，用肠线间断或连续锁边缝合残端。

③ 阴道狭窄。由产伤、药物腐蚀、手术感染致使阴道瘢痕挛缩形成阴道狭窄者，如果位置低、狭窄轻，可做较大的会阴侧切，经阴道分娩；如果位置高、狭窄重、范围广，应行剖宫产结束分娩。

④ 阴道尖锐湿疣。妊娠期湿疣生长迅速，早期应积极治疗。体积大、范围广泛的阴道尖锐湿疣可阻碍分娩，容易发生阴道裂伤、血肿及感染。为预防新生儿感染，宜行剖宫产。

(2) 宫颈异常

① 宫颈外口粘连。宫颈口粘连多在分娩受阻时表现为宫颈管已消失而宫口却不扩张，仍为一很小的孔，通常用手指稍加压力分离黏合的小孔，宫口即可在短时间内开全。但有时为使宫口开大，须行宫颈切开术。

② 宫颈水肿。宫颈水肿多见于持续性枕后位或滞产。宫口未开全而过早使用腹压，致使宫颈前唇长时间被压于胎头与耻骨联合之间，血液回流受阻引起水肿，影响宫颈扩张。可在宫颈两侧各注射 1% 普鲁卡因 5~10 mL 或静脉注射地西泮 10 mg，待宫口近开全，用手将水肿的宫颈前唇上推，使其越过胎头，可经阴道分娩。如果经上述处理无效，宫口不继续扩张，可行剖宫产。

③ 宫颈坚韧。宫颈坚韧常见于高龄初产妇，宫颈组织缺乏弹性，或精神过度紧张，使宫颈挛缩，宫颈不易扩张[①]。此时可静脉注射地西泮 10 mg，也可在宫颈两侧各注入 1% 普鲁卡因 10 mL，如果不见缓解，应行剖宫产。

④ 宫颈瘢痕。宫颈陈旧性损伤，如宫颈锥形切除术后、宫颈裂伤修补术后以及宫颈深部电烙术后等所致的宫颈瘢痕，通常于妊娠后可以软化。如果宫缩很强，宫

---

① 李会明．双轨教学法在妇产科护理实习带教中的应用 [J]. 黑龙江科学，2019，10(19)：86–87.

颈仍不扩张，不宜久等，应行剖宫产术。

⑤ 子宫颈癌。宫颈硬而脆，缺乏伸展性，临产后影响宫颈扩张，如果经阴道分娩，有发生大出血、裂伤、感染及癌扩散等危险，故应行剖宫产术，术后可行放射治疗。若为早期浸润癌，可先行剖宫产术，同时行广泛全子宫切除术及盆腔淋巴结清扫术。

⑥ 宫颈肌瘤。生长在子宫下段及宫颈的较大肌瘤，占据盆腔或阻塞于骨盆入口时，影响胎先露部进入骨盆入口，应行剖宫产术。如果肌瘤在骨盆入口以上而胎头已入盆，肌瘤不阻塞产道则可经阴道分娩，肌瘤等产后再行处理。

(二) 疾病护理

1. 护理评估

(1) 健康史

重点了解患者的既往分娩史、内外科疾病史，应详细询问患者儿童时期是否患过佝偻病、脊柱和关节结核及外伤等。

(2) 身体评估

评估本次妊娠的经过及身体反应，妊娠早、中、晚期的发展过程是否顺利，是否有病理妊娠的问题与妊娠并发症的发生。

(3) 辅助检查

① 一般检查。注意一般发育情况。身材矮小、胎位异常、初产妇临产前胎头未入盆及(或)有悬垂腹者，都表明骨盆可能狭窄；跛行者，骨盆可能倾斜。

② 测子宫底高度和腹围，估计胎儿大小。

③ 胎位检查。四部触诊判断胎位是否正常。

④ 骨盆测量。骶耻外径小于 17 cm，应怀疑为扁平骨盆；各径小于正常值 2 cm 以上者为均小骨盆；坐骨结节间径在 7 cm 以下者，多同时存在中段狭窄，应进一步进行骨盆内测量：测量骶岬与耻骨联合下缘间的距离。检查时应同时了解骶骨弯度、坐骨棘的突出程度及耻骨弓的宽度等。骶骨较直或坐骨棘突入盆腔较显著，都说明有骨盆中段狭窄的可能。

⑤ 胎头跨耻征检查。产妇排尿后平卧，两腿伸直。检查胎头与耻骨联合间的关系。此项检查在初产妇预产期前两周或经产妇临产后胎头尚未入盆时有一定的临床意义。

⑥ B 超检查。观察胎先露与骨盆的关系。测量胎儿头双顶径、胸径、腹径、股骨长度并估计胎儿大小，判断能否顺利通过骨产道；阴道超声可做骨盆内径测量，可取代 X 射线摄片。

(4) 心理社会评估

了解产妇的情绪、心理状况及社会支持系统的情况。

2. 护理诊断

(1) 焦虑。孕妇产生焦虑与担心分娩结果有关。

(2) 有感染的危险。感染危险与胎膜早破、产程延长和手术操作有关。

(3) 有新生儿窒息的危险。该危险与产道异常、产程延长有关。

(4) 有发生子宫破裂、胎儿窘迫的危险。该危险与骨盆狭窄、宫缩过强有关。

3. 护理目标

(1) 产妇自诉焦虑症状减轻。

(2) 产妇的感染得以预防和控制。

(3) 母儿未发生并发症。

4. 护理措施

(1) 一般护理

① 休息。保持安静，让产妇充分休息，左侧卧位。

② 饮食。鼓励进食，补充营养、水分，必要时按医嘱补充电解质、维生素 C，以保持良好的体力。

(2) 骨盆入口平面狭窄

① 做好剖宫产术准备。绝对性狭窄者，须及早做好剖宫产术准备。

② 试产的护理。相对性狭窄者若为足月活胎、体重小于 3000 g、胎心音正常，可在严密监护下试产 2~4 小时。

首先，保证良好产力。专人守护，保证产妇营养、水分的摄入和充足的休息，必要时按医嘱静脉补液；少做肛查，禁灌肠，试产时一般不用镇静剂及止痛剂。其次，监测产程进展。严密观察宫缩，了解宫口扩张程度和先露下降情况，勤听胎心音，注意观察羊水性状。若发现胎儿宫内窘迫、子宫先兆破裂征象或试产 2~4 小时，应停止试产，通知医生并做好剖宫产手术准备。

③ 预防并发症。第一，防止脐带脱垂。对于先露未衔接、胎膜已破者，应抬高臀部，防止发生脐带脱垂。第二，防止生殖道瘘。胎先露长时间压迫阴道或出现血尿时，产后应留置导尿管 8~12 天，保证导尿管通畅。第三，预防感染。按医嘱使用抗生素。留置导尿管者，应定期更换橡皮管和接尿瓶。保持外阴清洁，每天擦洗外阴两次，使用消毒会阴垫，勤换内衣裤。第四，预防产后出血。胎儿娩出后及时给予缩宫素，仔细检查并缝合软产道裂伤。

(3) 中骨盆及骨盆出口平面狭窄

① 阴道助产术。宫口开全，胎头双顶径达坐骨棘水平或更低者；或出口横径与

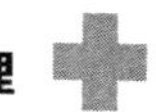

出口后矢状径之和大于 15 cm 者，应做好阴道助产术准备，并配合医生做较大的会阴后 - 斜切开。

② 剖宫产术。宫口开全，胎头双顶径仍在坐骨棘水平以上，或出现胎儿宫内窘迫者；出口横径与出口后矢状径之和小于 15 cm 者，应做好剖宫产术准备。

③ 做好新生儿抢救准备并配合医生进行抢救。

(4) 心理护理

① 解除焦虑。鼓励产妇说出自己的担心与忧虑，耐心疏导，向产妇及家属讲明产道异常对母儿的影响，讲清阴道分娩的可能性及优点，解除产妇及家属的焦虑。

② 树立自信。认真解答产妇及家属的提问，安慰产妇，使其了解目前产程进展状况，树立分娩自信心，与医护合作，安全度过分娩。

5. 健康教育

(1) 医护人员要向产妇及家属讲明产道异常对母儿的影响，使产妇及家属解除对未知的焦虑，以取得良好的合作。

(2) 手术产新生儿应加强护理，密切观察，延期哺乳，防止并发症。

三、胎位异常

(一) 疾病概述

胎位异常是造成难产的常见因素之一。分娩时枕前位 (正常胎位) 约占 90%，而胎位异常约占 10%，其中胎头位置异常居多，有持续性枕横位、持续性枕后位、面先露、额先露等，总计占 6%~7% ；臀先露占 3%~4%，肩先露极少见。胎位异常给分娩带来不同程度的困难和危险，一旦发生，应及时做出正确的诊断和处理，以免贻害母儿。

1. 持续性枕后位、枕横位

(1) 概念

在分娩过程中，胎头以枕后位或枕横位衔接，在下降过程中，因强有力的宫缩胎头枕部绝大多数能向前转 135° 或 90° ，转成枕前位而自然分娩。如果胎头枕骨持续不能转向前方，直至分娩后期仍然位于母体骨盆的后方或侧方，致使分娩发生困难者，称为持续性枕后位或持续性枕横位。

(2) 临床表现

① 临产后胎头衔接较晚及俯屈不良。由于枕后位的胎先露部不易紧贴宫颈及子宫下段，常导致协调性子宫收缩乏力及宫颈扩张缓慢。因枕骨持续位于骨盆后方压迫直肠，产妇自觉肛门坠胀及排便感，致使宫口尚未开全而过早使用腹压，容易导

致宫颈前唇水肿和产妇疲劳，影响产程进展。持续性枕后位常致第二产程延长。如果阴道口虽已见到胎发，但历经多次宫缩屏气仍不见胎头继续顺利下降时，应考虑持续性枕后位。

② 腹部检查。在宫底部触及胎臀，胎背偏向母体的后方或侧方，在对侧可以明显触及胎儿肢体。如果胎头已衔接，可在胎儿肢体侧耻骨联合上方扪到胎儿颏部。胎心在脐下偏外侧最响亮；枕后位时因胎背伸直，前胸贴近母体腹壁，胎心也可以在胎儿肢体侧的胎胸部位听到。

③ 肛门检查或阴道检查。当肛查宫颈部分扩张或开全时，若为枕后位，感到盆腔后部空虚，查明胎头矢状缝位于骨盆斜径上，前囟在骨盆右前方，后囟在骨盆左后方则为枕左后位；反之，为枕右后位。查明胎头矢状缝位于骨盆横径上，后囟在骨盆左侧方，则为枕左横位；反之，为枕右横位。如果出现胎头水肿、颅骨重叠、囟门触不清，须行阴道检查，若胎儿耳郭朝向骨盆侧方，则为枕横位。

(3) 对母儿的影响

① 对母体的影响。胎方位异常导致继发性宫缩乏力，使产程延长，常需手术助产，容易发生软产道损伤，增加产后出血及感染的机会。如果胎头长时间压迫软产道，可发生软产道缺血、坏死，形成生殖道瘘。

② 对胎儿的影响。由于第二产程延长和手术助产的机会增多，常引起胎儿窘迫和新生儿窒息，使围生儿死亡率增高。

(4) 处理原则

① 第一产程

严密观察产程，注意胎头下降、宫颈扩张程度、宫缩强弱及胎心有无改变。估计产程延长，须保证产妇充分的营养和休息，让产妇朝向胎背的方向侧卧，以利胎头枕部转向前方。如果宫缩欠佳，应尽早静脉滴注缩宫素。宫口开全之前，嘱产妇不要屏气用力，以免引起宫颈前唇水肿而阻碍产程进展。如果产程无明显进展，胎头较高或出现胎儿窘迫征象，应考虑行剖宫产结束分娩。

② 第二产程

如果第二产程进展缓慢，初产妇已近两小时，经产妇已近一小时，应行阴道检查。当胎头双顶径已达坐骨棘平面或更低时，可先行徒手将胎头枕部转向前方，使矢状缝与骨盆出口前后径一致，或自然分娩，或阴道助产(低位产钳或胎头吸引术)。转成枕前位有困难时，也可向后转成正枕后位，再以产钳助产。若以枕后位娩出，须做较大的会阴侧切，以免造成会阴裂伤。如果胎头位置较高，疑有头盆不称，则须行剖宫产术，中位产钳不宜使用。

③ 第三产程

因产程延长，容易发生产后子宫收缩乏力，故胎盘娩出后应立即肌内注射子宫收缩剂，以防发生产后出血。有软产道损伤者，应及时修补。新生儿应重点监护。凡行手术助产及有软产道裂伤者，产后应给予抗生素预防感染。

2. 臀先露

(1) 概念

臀先露是最常见的胎位异常，占妊娠足月分娩总数的3%~4%。因胎头比胎臀大，且分娩时后出胎头无明显颅骨变形，往往造成娩出困难，加之脐带脱垂较多见，使围生儿死亡率增加。在妊娠30周前，胎儿臀位不应诊断为臀位，因30周后往往能自然转成头位。

(2) 临床分类

根据两下肢所取的姿势分为以下几类：

① 单臀位。单臀位又称腿直臀位。胎儿双髋关节屈曲，双膝关节伸直，以臀部为先露。此姿势最多见。

② 完全臀位。完全臀位又称混合臀位。胎儿双髋关节及膝关节均屈曲犹如盘膝坐，以臀部和双足先露较多见。

③ 不完全臀位。不完全臀位又称为足先露。以一足或双足、一膝或双膝或一足一膝为先露。

膝先露是暂时的，产程开始后即转为足先露。此姿势较少见，往往是临床过程中演变而成的。

(3) 临床表现

① 孕妇常感肋下有圆而硬的胎头，由于胎臀不能紧贴子宫下段及宫颈，常导致子宫收缩乏力，宫颈扩张缓慢，致使产程延长。

② 腹部检查。子宫呈纵椭圆形，胎体纵轴与母体纵轴一致。在宫底部可触到圆而硬、按压时有浮球感的胎头，在耻骨联合上方可触到不规则、软而宽的胎臀，胎心在脐左（或右）上方听得最清楚。

③ 肛门检查及阴道检查。肛门检查时，可触及软而不规则的胎臀或触到胎足、胎膝。阴道检查时，如胎膜已破，可直接触到胎臀、外生殖器及肛门。手指放入肛门内有环状括约肌收缩感，取出手指可见有胎粪。

④ B超检查。能准确探清臀先露类型以及胎儿大小、胎头姿势等。

(4) 对母儿的影响

① 对母体的影响。胎臀形状不规则，不能紧贴子宫下段及宫颈，容易发生胎膜早破或继发性子宫收缩乏力，使产褥感染及产后出血的机会增多。如果宫口未开全

强行牵拉，容易造成宫颈撕裂。

② 对胎儿的影响。胎臀高低不平，对前羊膜囊压力不均匀，常致胎膜早破、脐带容易脱出；脐带受压可致胎儿窘迫甚至死亡。由于后出胎头牵出困难，可发生新生儿窒息、臂丛神经损伤及颅内出血。

(5) 处理原则

① 妊娠期

妊娠30周前，臀先露多能自行转为头先露。如果妊娠30周后仍为臀先露应予矫正。方法有：

方法一：胸膝卧位。让孕妇排空膀胱，松解裤带，取胸膝卧位，每日两次，每次15分钟，连续做1周后复查。这种姿势可使胎臀退出盆腔，借助胎儿重心的改变，使胎头与胎背所形成的弧形顺着宫底弧面滑动完成。

方法二：激光照射或艾灸至阴穴。近年多用激光照射两侧至阴穴，也可用艾条灸，每日一次，每次15~20分钟，5次为一疗程。

方法三：外倒转术。应用上述矫正方法无效者，于妊娠32~34周时，可行外倒转术。

② 分娩期

第一，选择性剖宫产。狭窄骨盆、软产道异常、胎儿体重大于3500 g、胎儿窘迫、高龄初产、有难产史、不完全臀先露者均应行剖宫产。第二，阴道分娩的处理。第一产程：产妇应侧卧，不宜站立走动。少做肛查，禁灌肠，尽量避免胎膜破裂。一旦破裂，应立即听胎心。如果胎心变慢或变快，应行肛查，必要时行阴道检查，了解有无脐带脱垂。当宫口开大至4~5 cm时，胎足即可经宫口脱出至阴道。为了使宫颈和阴道充分扩张，消毒外阴之后，使用“堵”外阴方法。当宫缩时用无菌巾以手掌堵住阴道口，让胎臀下降，待宫口及阴道充分扩张后才让胎臀娩出。此法有利于后出胎头的顺利娩出。在“堵”的过程中应每隔10~15分钟听胎心1次，并注意宫口是否开全。宫口已开全再堵易引起胎儿窘迫或子宫破裂。宫口近开全时，要做好接生和新生儿窒息抢救的准备。第二产程：接生前，应导尿排空膀胱。初产妇应做会阴侧切术。一般行臀位助产术：当胎臀自然娩出至脐部后，胎肩及后出胎头由接生者协助娩出。脐部娩出后，一般应在2~3分钟娩出胎头，最长不能超过8分钟。第三产程：产程延长易并发宫缩乏力性出血。胎盘娩出后，应肌内注射缩宫素，防止产后出血。行手术操作及有软产道损伤者，应及时缝合，并给抗生素预防感染。

（二）疾病护理

1. 护理评估

（1）健康史

了解孕妇产前检查的资料，如身高、骨盆测量值和胎方位；估计胎儿大小、有无羊水过多、前置胎盘、盆腔肿瘤等；询问过去分娩情况，注意有无头盆不称、待产过程中的产程进展、胎头下降等情况。

（2）身体评估

胎位异常可导致产程延长、继发宫缩无力，或出现胎膜早破、脐带先露或脐带脱垂的危险，导致胎心不规则，甚至胎儿窒息死亡。

（3）辅助检查

① 腹部检查。持续性枕后位、臀位时，胎体纵轴与母体纵轴一致，子宫呈纵椭圆形。如果在宫底部触及胎臀，胎背偏向母体后方或侧方，前腹壁触及胎体，胎心在脐下偏外侧处听得最清楚时，一般为枕后位；如果在宫底部触到圆而硬、按压时有浮球感的胎头，在耻骨联合上方触及软而宽、不规则的胎臀，胎心在脐上左（右）侧听得最清楚时，为臀位。

② 肛门检查或阴道检查。当宫颈口部分开大或开全时，行肛查或阴道检查。如果感到盆腔后部空虚，胎头矢状缝在骨盆斜径上，前囟在骨盆的左（右）前方，后囟在骨盆的左（右）后方，提示为持续性枕后位；若触及软而宽且不规则的胎臀、胎足或生殖器等，可确定为臀位。无论肛查或阴道检查，次数不宜过多，肛查一般少于10次；阴道检查应严格控制，检查前须严格消毒，防止感染。

③ B超检查。于产前检查则可估计头盆是否相称，探测胎头的位置、大小及形态，做出胎位异常的诊断。

（4）心理社会评估

产妇因产程时间过长、极度疲乏而失去信心，从而产生急躁情绪，同时也十分担心自身及胎儿的安危。

2. 护理诊断

（1）恐惧。孕妇产生恐惧心理与惧怕难产及担心胎儿安危有关。

（2）焦虑。孕妇焦虑与不了解产程进展或担心分娩有关。

（3）有感染的危险。感染的风险与产程延长、胎膜早破及手术操作有关。

（4）有胎儿受损危险。该危险与胎位异常、脐带脱垂及手术助产等有关。

3. 护理目标

（1）产妇情绪稳定，安全度过分娩。

(2) 产妇焦虑减轻或解除。

(3) 未发生感染。

(4) 新生儿无损伤发生。

4. 护理措施

(1) 一般护理

① 休息。让产妇充分休息，情绪紧张者可按医嘱给派替啶或地西泮。

② 饮食。鼓励产妇进食、饮水，必要时按医嘱静脉补液，维持电解质平衡，以保持产妇良好的营养状况。

(2) 臀先露的护理

① 协助纠正胎位。妊娠 30 周后仍为臀先露者，应协助矫正胎位。

② 做好剖宫产术准备。狭窄骨盆、软产道异常、胎儿体重大于 3500 g、胎儿宫内窘迫、高龄初产妇、有难产史及不完全臀位者，做剖宫产术准备。

③ 臀助产术的护理要点。

第一，防止脐带脱垂。嘱产妇侧卧，少做肛查，禁灌肠，避免胎膜早破。一旦破膜，应抬高臀部，防脐带脱垂。第二，听胎心音。破膜时立即听胎心，若胎心音变慢，应行肛查，必要时行阴道检查，以了解有无脐带脱垂。第三，加强宫缩。宫缩乏力者，按照医嘱给缩宫素。第四，充分扩张软产道。宫口未开全而见胎足脱出者，应消毒外阴，当宫缩时用手掌垫无菌巾“堵”住阴道口，让胎臀下降，待宫口及阴道充分扩张后再让胎臀娩出。如果宫口开全则不宜再堵，以免引起胎儿宫内窘迫或子宫破裂。第五，脐部娩出后，应在 2~3 分钟内娩出胎头，最长不超过 8 分钟。第六，做好抢救新生儿的准备。

(3) 肩先露的护理

① 妊娠 30 周协助纠正胎位方法同臀先露。

② 协助选择分娩方式。

方式一：剖宫产术。初产妇足月活胎或伴有产科指征、出现先兆子宫破裂或子宫破裂征象者。

方式二：阴道助产术。经产妇足月活胎，刚破膜，宫口开大 5 cm 以上者，行内倒转术，待宫口开全后以臀先露娩出。

方式三：毁胎术。胎儿已死，无先兆子宫破裂征象者。

③ 预防子宫破裂。严密观察，发现病理缩复环，应马上通知医生，并配合处理。

④ 做好抢救新生儿的准备及配合。

(4) 持续性枕后位、枕横位的护理

① 试产的护理。

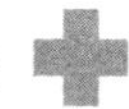

第一，防止宫颈水肿。嘱产妇不要过早屏气用力。第二，促使胎位旋转嘱产妇朝向胎背对侧侧卧，以利胎头枕部转向前方。严密观察胎心及产程进展。第三，促进产程进展。宫口开大3~4 cm，产程停滞者，排除头盆不称后，可行人工破膜；若产力欠佳，按医嘱静脉滴注缩宫素。第四，减轻疼痛。左侧卧位、做背部按摩，教给产妇放松技巧。第五，做好剖宫产术前准备及术中配合。有头盆不称者或试产过程中出现胎儿宫内窘迫，应做好剖宫产手术准备并配合手术。

② 做好阴道助产术的护理配合。当胎头双顶径达坐骨棘平面或以下时，配合医生行胎头吸引术或产钳术。

(5) 心理护理

① 稳定情绪。鼓励产妇诉说担心与焦虑，耐心疏导；针对产妇及家属的疑问、焦虑和恐惧，护士在执行医嘱及护理照顾过程中，应给予充分的解释，消除产妇紧张情绪。

② 调动产妇积极性。将评估产妇和胎儿状况及时告诉产妇与家属，鼓励产妇树立自信，积极与医护配合。

③ 增加舒适感。提供增加舒适感的措施，如松弛身心、抚摸腹部等支持关照，使产妇安全度过分娩。

5. 健康教育

(1) 增加营养。鼓励产妇进食高蛋白、高热量饮食，保持良好的营养状况。

(2) 指导计划生育。指导产妇产后选择合适的避孕措施。

四、胎儿发育异常

(一) 疾病概述

1. 概念

胎儿发育异常也可引起难产，主要有巨大胎儿及胎儿畸形（无脑儿、脑积水和连体胎儿等）。

(1) 巨大胎儿

胎儿出生体重达到或超过4000 g者，称为巨大胎儿。巨大胎儿约占出生总数的6.4%，多见于父母身材高大、孕妇患轻型糖尿病、经产妇、过期妊娠等。

(2) 胎儿畸形

① 脑积水。胎头颅腔内、脑室内外有大量脑脊液（500~3000 mL）潴留，使头颅体积增大，头围大于50 cm，颅缝明显增宽，囟门增大，称为脑积水。常伴有脊柱裂、足内翻等，发生率约为0.5‰。

② 其他。联体儿发生率为 0.02‰，可经 B 超确诊。此外，胎儿颈、胸、腹等处发育异常或发生肿瘤，使局部体积增大，均可导致难产。

2. 临床表现

(1) 巨大胎儿

① 有巨大儿分娩史或糖尿病史。

② 妊娠期子宫增大较快，孕妇体重增加迅速。

③ 妊娠晚期出现呼吸困难、腹部沉重、两肋胀痛。

(2) 胎儿畸形

脑积水临床表现为明显头盆不称，跨耻征阳性，腹部检查可触到宽大、骨质薄软、有弹性的胎头。联体儿和胎儿颈、胸、腹等处发育异常或发生肿瘤，使局部体积增大致难产。通常于第二产程出现胎先露下降受阻，经阴道检查时被发现。

3. 对母儿的影响

(1) 对母体的影响

① 胎儿发育异常均可致产程延长，常需手术助产，因而使产褥感染、产后出血、软产道损伤发生的机会增加。

② 常引起头盆不称、肩性难产。脑积水若不及时处理可致子宫破裂。联体儿和胎儿颈、胸、腹等处发育异常或发生肿瘤，使局部体积增大，长时间压迫软产道造成局部组织缺血、坏死，形成生殖道瘘。

(2) 对胎儿、新生儿的影响

胎儿发育异常可致胎膜早破、脐带先露、脐带脱垂，从而引起胎儿窘迫、胎死宫内、新生儿窒息、外伤，甚至新生儿死亡。

4. 处理原则

(1) 临产前

定期产前检查。一旦发现为巨大胎儿，应及时查明原因，若是糖尿病孕妇则需积极治疗，于孕 36 周后根据胎儿成熟度、胎盘功能及血糖控制情况择期引产或行剖宫产。各种畸形儿一经确诊，及时终止妊娠。

(2) 临产后

根据产妇及胎儿具体情况综合分析，以对产妇和胎儿造成损失最少为原则，采用阴道助产或剖宫产术结束分娩。

(二) 疾病护理

1. 护理评估

(1) 健康史

了解孕妇产前检查的资料，估计胎儿大小、有无羊水过多、盆腔肿瘤等。询问过去分娩情况，注意有无头盆不称、糖尿病史。了解是否有分娩巨大儿、畸形儿等家族史。评估待产过程中产程进展、胎头下降等情况。

(2) 身体评估

胎儿发育异常可导致产程延长，常需手术助产，因而使产褥感染、产后出血、软产道损伤发生的机会增加，或出现胎膜早破、脐带先露或脐带脱垂的危险，导致胎心不规则，甚至窒息死亡。

(3) 辅助检查

① 腹部检查。可触到宽大、骨质薄软、有弹性的胎头。胎头跨耻征阳性。

② 肛门检查或阴道检查。当宫颈口部分开大或开全时，行肛查或阴道检查，如果感到胎头很大，颅缝宽、囟门大且紧张，颅骨骨质薄而软有如乒乓球的感觉，则考虑脑积水。

③ B 超检查。巨大胎儿显示胎体大，胎头双顶径大于 10 cm；脑积水见胎头周径明显大于腹周径，颅内大部分被液性暗区占据，中线漂动。

④ 实验室检查。可疑为巨大胎儿的孕妇，产前应做血糖、尿糖检查；孕晚期抽羊水做胎儿肺成熟度检查（L/S）、胎盘功能检查。疑为脑积水合并脊柱裂者，妊娠期可查孕妇血清或羊水中的甲胎蛋白水平。

(4) 心理社会评估

产妇因胎儿发育异常而产生急躁情绪。

2. 护理诊断

(1) 有感染的危险。感染的危险与胎膜早破、产程延长有关。

(2) 有新生儿窒息的危险。此危险与分娩因素异常有关。

(3) 焦虑。孕妇焦虑与难产、胎儿发育异常有关。

(4) 预感性悲哀。孕妇的预感性悲哀与得知胎儿异常有关。

3. 护理目标

(1) 产妇焦虑减轻或解除。

(2) 产妇能正视分娩障碍，与医护人员合作，接受分娩处理方案。

(3) 产妇分娩过程顺利，无并发症。

(4) 产妇能正视胎儿异常，悲哀淡化。

4. 护理措施

(1) 一般护理

① 休息。保证产妇充足的睡眠，避免劳累。

② 饮食。鼓励产妇进食，增加营养，保持体力。糖尿病病人按医嘱控制饮食。

(2) 疾病护理

① 协助选择终止妊娠时间。巨大胎儿孕妇应于妊娠36周后根据胎儿成熟度、胎盘功能及糖尿病控制情况择期终止妊娠；脑积水孕妇确诊后应及时引产。

② 减少对母儿的损伤。巨大胎儿体重超过4500 g，骨盆中等大小或产程延长者，应做好剖宫产术准备；巨大胎儿胎头双顶径已达坐骨棘水平以下时，应配合医生行会阴后 - 斜切开以产钳助产，同时做好处理肩难产的准备；脑积水胎儿引产时，按医嘱行颅内穿刺放液。

(3) 心理护理

① 减轻焦虑。针对产妇及家属的疑问、焦虑与恐惧，护士在执行医嘱及护理照顾时，及时回答产妇和家属的提问，耐心解释，减轻产妇焦虑。鼓励产妇更好地与医护人员配合，以增强其对分娩的自信心，安全度过分娩。

② 稳定情绪。对胎儿发育异常或新生儿死亡的产妇，耐心疏导，做好宽慰工作，使产妇情绪稳定，顺利度过哀伤期。

5. 健康教育

若无新生儿存活，指导产妇再次妊娠时应行产前诊断，并加强孕期保健。

第五节　分娩期并发症妇女的护理

分娩期相对整个妊娠期来说很短暂，如果发生胎膜早破、产后出血、子宫破裂、羊水栓塞、胎儿窘迫等并发症，严重者可迅速导致产妇或胎儿死亡，给产妇及家属带来沉重的打击。

一、胎膜早破

胎膜在临产前破裂，称为胎膜早破。胎膜早破是常见的分娩期并发症，发生率占分娩总数的2.7%~17%。妊娠满37周后的胎膜早破发生率为10%，其中80%在24小时内临产；28~37周妊娠的胎膜早破发生率为2.5%~3.5%，其中35%~80%在24小时内临产。胎膜早破可致早产、胎儿宫内窘迫、胎儿性肺炎、新生儿肺炎，使围

产儿死亡率增加，可使孕产妇宫内感染率和产褥感染率增加。

(一) 疾病概述

1. 病因

一般认为胎膜早破和以下因素有关。

(1) 创伤。创伤增加了绒毛、羊膜感染的机会。

(2) 宫颈内口松弛。宫颈内口松弛易于导致感染而发生胎膜早破。

(3) 妊娠后期性生活。此行为可产生机械性刺激或引起胎膜炎，特别是精液内的前列腺素可诱发子宫收缩。

(4) 生殖道感染。该感染可由细菌、病毒或弓形体引起。

(5) 羊膜腔内压力升高。该现象包括多胎妊娠、羊水过多等。

(6) 胎儿先露部。此现象与骨盆入口未能很好衔接有关，如头盆不称、胎位异常等。

(7) 胎膜发育不良。胎膜发育不良可致胎膜菲薄脆弱。

(8) 其他。其他因素还有高龄孕妇、多产、吸烟、维生素 C 缺乏、微量元素锌和铜缺乏。

2. 临床表现

孕妇突感有较多液体自阴道流出，继而少量间断性流出。当咳嗽、打喷嚏、负重或肛诊上推胎先露时，即有羊水流出。

3. 处理原则

(1) 住院待产，卧床休息。

(2) 不同孕周胎膜早破的具体处理：

① 妊娠 28 周以下者，因胎儿很小，围产儿存活率很低，须尽快终止妊娠。

② 妊娠 28~32 周者，治疗维持妊娠到妊娠 33 周以上分娩。

③ 妊娠 33~35 周者，无产兆及感染征象时，应保持外阴清洁，严密观察，等待自然分娩。等待 16 小时以上，可避免新生儿呼吸窘迫综合征的发生；等待 48~72 小时以上，不但可避免新生儿呼吸窘迫综合征的发生，还可降低动脉导管未闭的发生率。

④ 妊娠不少于 36~37 周者未临产又无感染征象，应绝对平卧，采取左侧卧位，严密注意胎心音变化。可观察 12~18 小时，如果仍未临产，则做好引产或剖宫产手术准备。

保守治疗期间遵医嘱给予抗生素及糖皮质激素，监测胎儿宫内安危。产后密切观察有无产褥感染，并按医嘱给予抗生素预防感染。

(二) 疾病护理

1. 护理评估

(1) 健康史

了解诱发胎膜早破的既往史、是否有创伤史、妊娠后期性生活史、妊娠期羊水过多病史等。

(2) 身体评估

① 症状

确定发生胎膜破裂的时间，确定其妊娠周数，观察有无感染症状，询问孕妇阴道液体流出的情况。

② 体征

行肛诊检查，触不到羊水囊，上推胎先露，可有一阵羊水流出。

(3) 辅助检查

① 阴道液酸碱度测定。用石蕊试纸测定，pH 值≥ 7.0。

② 阴道液涂片检查。阴道液干燥片检查有羊齿状结晶。涂片用 0.5% 的硫酸尼罗蓝染色可见橘黄色胎儿上皮细胞。

③ B 超检查。采用 B 超检查见不到前羊水囊。

(4) 心理及社会评估

胎膜早破可加重孕妇精神负担，担心羊水流出过多造成分娩困难，尤其对于妊娠不足 37 周的孕妇，担心早产、胎儿安全和产褥感染。

2. 护理诊断

(1) 有感染的危险。感染的危险与胎膜破裂后下生殖道内病原体上行感染有关。

(2) 有胎儿受伤的危险。此危险与脐带脱垂和胎儿吸入感染的羊水发生胎儿性肺炎、胎儿宫内窘迫及新生儿肺炎有关。

(3) 焦虑。孕妇产生焦虑与胎膜早破诱发早产，担忧胎儿、新生儿有关。

3. 护理目标

(1) 孕妇无感染发生。

(2) 胎儿无并发症发生。

(3) 孕妇能正确认识胎膜早破的预后，对治疗和护理感到满意。

4. 护理措施

(1) 嘱孕妇住院待产，胎先露部未衔接者应绝对卧床休息，以侧卧位为宜，防止脐带脱垂。

(2) 定时观察羊水性状、颜色、气味、量，测量体温、脉搏，并记录。

（3）遵医嘱给予抗生素预防感染。保持外阴清洁，放置吸水性好的消毒会阴垫于外阴，勤换会阴垫。

（4）严密监测胎心。胎心监护仪监测胎心率（NST）、阴道检查确定有无隐性脐带脱垂，如果有脐带先露或脐带脱垂应在数分钟内结束分娩。

5. 健康教育

（1）帮助孕妇及家属分析目前状况，讲解胎膜早破的影响，使孕妇及家属积极参与护理。

（2）告知孕妇妊娠期卫生保健的重要性，妊娠后期禁止性生活；避免负重及腹部受撞击；宫颈内口松弛的孕妇，应卧床休息，并于妊娠 14 周左右行宫颈环扎术。

二、产后出血

胎儿娩出后 24 小时内阴道流血量超过 500 ml 者，或产后两小时内阴道流血量达 400 ml，称为产后出血。产后出血是危及产妇健康甚至生命的严重并发症，在我国目前居产妇死亡原因的首位，其发生率占分娩总数的 2%~3%，80% 发生于产后两小时内。

（一）疾病概述

1. 病因

（1）宫缩乏力。胎儿娩出后宫缩乏力，从而不能关闭子宫壁的胎盘附着部血窦而致流血过多，是产后出血的主要原因。

（2）软产道裂伤。胎儿过大、胎儿娩出过速或助产手术不当，使会阴、阴道、宫颈甚至子宫下段裂伤而致出血，多见于初产妇，为产后出血的另一重要原因。

（3）胎盘因素。胎盘因素包括胎盘剥离不全、胎盘剥离后滞留、胎盘嵌顿、胎盘粘连、胎盘植入、胎盘和（或）胎膜残留等类型。

（4）凝血功能障碍。此症状较少见。如血液病（血小板减少症，白血病，凝血因子Ⅶ、Ⅷ减少，再生障碍性贫血等）、重症肝炎、宫内死胎滞留过久、胎盘早剥、重度妊娠期高血压疾病和羊水栓塞等，引起血凝障碍，止血困难。

2. 临床表现

产后出血的主要临床表现为阴道流血过多，胎儿娩出后 24 小时内流血量超过 500 mL，继发出血性休克及感染。随病因的不同，临床表现也有差异。

（1）症状与体征

① 宫缩乏力

症状：在分娩过程中已有宫缩乏力表现。出血特点是：胎盘剥离延缓，在未剥离前阴道不流血或仅有少许出血；胎盘剥离后因子宫收缩乏力使子宫出血不止。流出的血液能凝固。产妇可出现失血性休克表现：面色苍白、心慌、出冷汗、头晕、脉细弱及血压下降。

体征：检查腹部时往往感到子宫增大、软、轮廓不清，摸不到宫底。

② 软产道裂伤

症状：胎儿娩出后或娩出过程中即发现活动性鲜红色血自阴道持续流出。

体征：宫颈裂伤多在两侧，也可能呈花瓣样，个别可裂至子宫下段。阴道裂伤多在阴道侧壁、后壁和会阴部，多呈不规则裂伤。

③ 胎盘因素

症状：胎儿娩出后，胎盘剥离缓慢、未剥离或剥离不全，30 分钟后胎盘仍未娩出，伴有阴道大量出血。

体征：胎盘剥离不全及胎盘剥离后滞留时，同子宫收缩乏力；胎盘嵌顿时可见子宫下段出现狭窄环；胎盘粘连，徒手剥离胎盘时，发现胎盘较牢固地附着在宫壁上；胎盘植入，当徒手剥离胎盘时，发现胎盘全部或部分与宫壁连成一体，剥离困难；胎盘和（或）胎膜残留，可在胎盘娩出后仔细检查胎盘、胎膜时，发现胎盘母体面有缺损或胎膜有缺损而边缘有断裂的血管。

④ 凝血功能障碍。

症状：孕前或妊娠期已有全身性出血倾向。

体征：胎盘剥离或产道有损伤时，出现凝血功能障碍，出血不凝、不易止血。

(2) 产妇与家属心理

产妇、家属面对产后出血，往往表现出惊慌和恐惧。

3. 处理原则

(1) 止血。宫缩乏力最迅速有效的治疗方法是加强宫缩，具体方法是：节律性按摩子宫、肌内注射或静脉注射缩宫素或麦角新碱。如果不能奏效，可结扎子宫动脉、结扎髂内动脉、切除子宫，用纱布条填塞子宫。胎盘滞留者应设法娩出胎盘。软产道裂伤应及时缝合止血。凝血功能障碍要去除病因，使用药物改善凝血功能，输新鲜血液等。

(2) 纠正失血性休克。

(3) 控制感染。

（二）疾病护理

1. 护理评估

（1）健康史

收集病史时，要询问产妇既往难产史、子宫肌瘤史、血液病史、重症肝炎病史、高血压病史、贫血史。尤其应注意收集与诱发产后出血相关的病史，如果产妇精神过度紧张、分娩过程过多使用镇静剂及麻醉剂、产程过长、产妇衰竭或急产、双胎、巨大胎儿、羊水过多、羊水栓塞、产妇贫血、软产道裂伤等。

（2）身体评估

注意观察休克体征，如脉搏细数、血压下降，评估生命体征情况、子宫复旧情况、阴道出血量、速度、颜色、有无血凝块、有无休克的先兆及产妇心理反应。护士应正确评估产后出血量。目前国内尚无简易准确测量出血量的方法，临床常用的方法有：

① 容积法。使用弯盘等容器收集血液，再用量具测量，是较可靠、准确的方法。

② 面积法。按照两层敷料的面积来估计出血量，如 5 cm × 5 cm 估计出血 2 mL，10 cm × 10 cm 估计出血 5 mL，15 cm × 15 cm 估计出血 10 mL 等。因敷料吸水度不同，只能作为大概估计。

③ 计算休克指数（ST）。休克指数 = 脉率 / 收缩压（mmHg），可以帮助判定有无休克及其程度，正常值为 0.5，一般表示无休克。休克指数为 1.0 时，表示血容量丢失 1000~1500 mL（20%~30%），表现为轻度血压下降，心率增快；休克指数大于 1.0 时，表示血容量丢失 1800~2500 mL（30%~50%），产妇休克症状已很明显。

④ 尿量。如果尿量小于 25 mL/h，说明出血量超过 2500 mL。

⑤ 其他。如称重法、比色法等，多用于科研，不易推广，而目测法（肉眼估计）只凭经验，通常很不准确。

（3）辅助检查

辅助检查包括血型，血红蛋白量，血细胞比容，出、凝血时间，凝血酶原时间，纤维蛋白原测定和 3P 试验。

（4）心理社会评估

产妇一旦发生产后出血，家属及本人会异常惊慌、恐惧，束手无策，担心产妇生命安危。

2. 护理诊断

（1）组织灌注无效。此现象与阴道大量出血有关。

（2）有感染的危险。有感染危险与失血过多，抵抗力低下，反复检查、操作有关。

(3) 活动无耐力。产妇活动无耐力与失血性贫血、产后体质衰弱有关。

(4) 恐惧。产妇产生恐惧心理与阴道大出血、有死亡逼近的压迫感有关。

(5) 潜在并发症。潜在并发症是指出血性休克。

3. 护理目标

(1) 产妇不出现失血性休克。

(2) 产妇不出现感染症状。

(3) 产妇主诉疲劳感觉减轻。

(4) 产妇主诉心理和生理上的舒适感增强。

4. 护理措施

(1) 预防产后出血

① 做好孕前及孕期的保健工作。孕早期即开始产前检查、监护，及时发现贫血、血液病或其他异常情况，做好早处理的准备。

② 第一产程注意心理护理，保证产妇充足的休息与睡眠，注意水和营养的补充；第二产程重视处理过程；第三产程正确处理胎盘娩出和测出血量。胎盘娩出后两小时内，密切观察一般情况、阴道流血和宫缩情况，定时测血压、脉搏、体温、呼吸，注意保暖。产后4~6小时督促产妇排空膀胱。

③ 失血过多尚未有休克征象者，及早补充血容量。

④ 早哺乳可刺激子宫收缩，减少阴道流血量。

(2) 急救护理

① 密切监测孕妇的生命体征、神志变化。观察皮肤、黏膜、嘴唇、指甲的颜色，四肢的温度及尿量，及早发现休克的早期征兆。密切注意子宫收缩情况。

② 建立良好的静脉通路，做好输血前的准备工作，加快输液速度，遵医嘱输液、输血，以维持足够的循环血量。

③ 迅速止血，纠正失血性休克及控制感染。

第一，对于产后宫缩乏力者，迅速止血，防止休克、感染。方法：节律性按摩子宫，遵医嘱肌内注射或静脉注射缩宫素或麦角新碱、肌内注射或宫体注射前列腺素$F_{2\alpha}$，协助医生手术或介入治疗止血，无手术条件者可用纱布条填塞子宫，遵医嘱给予抗生素。第二，对于软产道裂伤者，及时准确地行修补缝合术。第三，对于胎盘因素造成者，采取的措施主要有：取（取出宫腔内的胎盘）、挤（从腹部挤压宫底，使胎盘排出）、刮（刮出小的残留的胎盘）、切（植入性胎盘应做子宫次全切除术）。第四，对于凝血功能障碍者，针对不同病因、疾病种类进行护理。

（3）心理护理

做好产妇及家属的安慰、解释工作，保持产妇安静，使其与医护人员主动配合。允许家属陪伴，给予产妇关爱及关心，增加安全感。教会产妇一些放松方法，如听音乐等。

（4）生活护理

鼓励产妇进营养丰富的饮食，多进富含铁的食物，如瘦肉、动物内脏等，少量多餐，进易消化的食物。做好会阴护理，保持会阴清洁。

5. 健康教育

（1）教产妇及家属学会在腹部按摩子宫、观察子宫复旧情况和恶露的变化以及护理会阴的技巧。

（2）加强营养，充分休息、适当活动，可促进身体早日康复。

（3）产褥期禁止盆浴，禁止性生活。

（4）告诉产妇及家属产后复查的时间、目的、意义，嘱产妇按时复查，以了解产妇的恢复情况。

三、子宫破裂

子宫体部或子宫下段在妊娠期或分娩期发生破裂称为子宫破裂，是产科最严重的并发症之一。子宫破裂后若未能及时诊断和治疗，常可引起母儿死亡。此病多发生于经产妇，特别是多产妇。国内报道子宫破裂的发生率为0.14%~0.55%。

（一）疾病概述

1. 病因

（1）胎儿先露部下降受阻。凡骨盆明显狭窄、头盆不称、阴道狭窄、胎位异常、胎儿畸形和盆腔肿瘤嵌顿于盆腔内而阻塞产道均可引起胎儿先露部下降受阻，宫内压力增加，导致子宫破裂。

（2）子宫收缩剂使用不当。在催产、引产中未正确掌握缩宫素的适应证、合理的剂量或子宫对缩宫素极度敏感，引起子宫强烈收缩、子宫颈口来不及扩张导致子宫破裂。

（3）子宫本身因素。曾行剖宫产或子宫肌瘤摘除术者导致子宫瘢痕、子宫发育不良、子宫畸形等原因均可引起子宫破裂。

（4）损伤。不适当或粗暴的阴道助产手术、忽略性横位强行内倒转术、操作不慎的穿颅术等外伤也可引起子宫破裂。

2. 分类

根据破裂程度分类可分为完全破裂和不完全破裂。

3. 临床表现

子宫破裂分为先兆破裂与破裂两个阶段。先兆破裂常见于产程延长、先露下降受阻的情况。产妇感到腹痛剧烈，烦躁不安，脐平面或以上出现病理性缩复环，表现为“葫芦腹”，子宫下段压痛，导尿出现血尿。不完全破裂时胎心多不规则，子宫不全破裂处有固定压痛，贫血症状明显。子宫破裂时为一系列休克症状，伴随着腹膜刺激征、胎心消失、腹壁下可扪及胎体。

4. 处理原则

(1) 对于先兆子宫破裂，立即采取有效措施抑制子宫收缩，如给乙醚麻醉、肌内注射哌替啶。尽快行剖宫产手术。

(2) 对于子宫破裂，在抢救休克的同时，无论胎儿是否存活，均应尽快行剖宫产术。术中、术后给大剂量抗生素控制感染。

(二) 疾病护理

1. 护理评估

(1) 健康史

了解既往诱发子宫破裂的因素，如阻塞性分娩、不适当难产手术、滥用宫缩剂、妊娠子宫外伤和子宫手术瘢痕愈合不良等因素。

(2) 身体评估

① 症状

在妊娠晚期或临产后突然感到腹部剧烈疼痛，伴恶心、呕吐、阴道流血，要考虑子宫破裂的可能。

② 体征

有休克前期或休克征象，腹部检查发现病理性缩复环，子宫压痛，胎心听不清。完全子宫破裂者检查时发现全腹压痛及反跳痛，在下腹可清楚扪及胎体，子宫缩小位于胎儿侧方，胎心消失，阴道可能有鲜血流出，量可多可少。下降中的胎先露消失，曾扩张的宫口回缩。

(3) 辅助检查

腹腔穿刺、阴道后穹隆穿刺和 B 型超声可协助评估。

(4) 心理社会评估

产妇及家属会担心产妇、胎儿的生命，出现惊慌、恐惧。要评估产妇及家属的心理反应。

2. 护理诊断

(1) 腹部疼痛。产妇出现腹部疼痛与强直性子宫收缩、病理性缩复环或子宫破裂后血液刺激腹膜有关。

(2) 组织灌注量改变。组织灌注量改变与子宫破裂后大量出血有关。

(3) 预感性悲哀。产妇有预感性悲哀与子宫破裂后胎儿死亡有关。

3. 护理目标

(1) 产妇疼痛减轻。

(2) 产妇低血容量得到纠正。

(3) 产妇哀伤减轻。

4. 护理措施

(1) 预防子宫破裂

密切观察产程。有剖宫产史或子宫切开手术史者，提前住院待产，根据指征及既往史决定分娩方式。严格掌握缩宫素、前列腺素等子宫收缩剂的使用指征及方法。

(2) 做好监测宫缩、胎心率及子宫即将破裂的征象。对于异常的宫缩强度、产妇异常疼痛及腹部异常轮廓者都要提高警惕。

(3) 做好紧急处理产妇子宫破裂时，尽快协助医生做紧急的处理。

① 建立静脉输液通道，补充液体。

② 抽血测血型及交叉配血，尽快输血。

③ 监测宫缩、胎心率及产妇生命体征。

④ 给予氧气吸入。

⑤ 协助医生剖腹探查修补或行子宫切除术。

(4) 提供心理支持

对产妇及其家属的心理反应和需求表示理解，并尽快告诉他们手术进行状况及胎儿和产妇的安全。如果胎儿死亡，护理人员应提供机会让产妇表达她的感受。

5. 健康教育

(1) 通过健全三级保健网，向孕妇宣传孕期保健知识，加强产前检查，胎位不正应尽早正确矫正。

(2) 对存在子宫破裂因素者，宣传提前住院待产的重要性。

(3) 宣传计划生育，行子宫破裂修补术等子宫体部手术的患者应避孕，两年以上再孕。

四、羊水栓塞

羊水栓塞是指在分娩过程中羊水进入母体血循环引起肺栓塞、休克和弥漫性血管内凝血（DIC）等一系列严重症状的综合征，是产科的一种少有而凶险的并发症，产妇死亡率可高达80%以上。

(一) 疾病概述

1. 病因

(1) 宫缩过强或强直性收缩。该病因包括缩宫素应用不当、宫缩压力迫使羊水进入开放的静脉。

(2) 子宫存在开放性血管。如宫颈裂伤、子宫破裂、剖宫产术时、前置胎盘、胎盘早剥、中期妊娠引产宫颈有裂伤者。

(3) 滞产、过期妊娠、多产妇、巨大儿、胎膜早破等。

2. 病理生理

(1) 羊水中的有形成分导致栓塞。羊水中含有毳毛、胎脂、角化上皮细胞及胎粪等物可直接形成栓子，同时羊水本身为一强凝物质，能促使血液凝固而形成纤维蛋白栓，阻塞肺毛细血管，引起肺动脉高压、急性呼吸及循环衰竭。

(2) 羊水是致敏源。羊水是很强的致敏源，进入母血循环可引起母体因变态反应导致的过敏性休克。

(3) 羊水极易导致凝血功能障碍。羊水中含有丰富的凝血活酶，进入母血后可引起弥漫性血管内凝血；同时，由于羊水中还含有纤溶激活酶，激活纤溶系统，使血液进入纤溶状态——血液不凝，发生严重的产后出血。

3. 临床表现

羊水栓塞发病急剧而凶险，短时间内即累及全身重要器官。

(1) 症状

首先表现为呛咳、气急、烦躁不安等前驱症状，继之则有呼吸困难、发绀、抽搐、昏迷，甚至仅尖叫一声后，呼吸、心搏骤停。

(2) 体征

临床经过大致可分为急性休克期、出血期和肾衰竭三个阶段。胎儿娩出前发病者，主要表现为心肺功能衰竭和中枢神经系统严重缺氧。胎儿娩出后发病者，全身表现有宫腔出血和休克，出血量与休克程度不符，当休克、出血致血容量骤减而损伤肾实质时导致肾功能衰竭。

4. 处理原则

(1) 纠正缺氧，立即加压给氧。

(2) 纠正肺动脉高压。盐酸罂粟碱、氨茶碱、阿托品能解除平滑肌张力，尽快纠正肺动脉高压。

(3) 防止心力衰竭。及时使用西地兰，或用毒毛旋花子苷 K，防止心力衰竭。

(4) 纠正弥漫性血管内凝血及继发性纤溶。

(5) 进行抗休克治疗，可应用低分子右旋糖酐、扩血管药物，如异丙肾上腺素。

(6) 预防及治疗肾衰竭。

(7) 积极进行产科处理，原则上应先改善产妇的呼吸循环衰竭，待病情好转后再处理分娩。在第一产程者可考虑行剖宫产结束分娩，在第二产程者可根据情况经阴道助产。

(二) 疾病护理

1. 护理评估

(1) 健康史

了解导致羊水栓塞的可能病因，如是否有胎膜早破或人工破膜、前置胎盘或胎盘早剥、宫缩过强或强直宫缩、中期妊娠引产等病史。

(2) 身体评估

① 症状

破膜后有突然发生的烦躁不安、呛咳，继之则有呼吸困难、发绀、抽搐、昏迷、呼吸和心搏骤停。不在短期内死亡者，可出现出血不止、血不凝，身体其他部位，如皮肤、黏膜、胃肠道或肾出血。

② 体征

心率快而弱，肺部听诊有湿啰音。全身皮肤、黏膜有出血点，阴道流血持续不止、不凝，并有休克体征。胎儿娩出后发病者，出血量与休克程度不符，而宫腔出血的血液不凝，出血量多少不一，常伴有少尿、无尿及尿毒症体征。

(3) 辅助检查

① X 射线床边摄片可见肺部双侧弥漫性点状或片状浸润性阴影沿肺门周围分布，伴有轻度肺不张及心脏扩大。

② 心电图提示右侧房室扩大。

③ 痰液涂片可查到羊水内容物 (用尼罗蓝硫酸盐染色)。

④ 血涂片抽取下腔静脉血液查出羊水中的有形物质，如鳞状上皮、毳毛等。

⑤ 血凝障碍检查弥漫性血管内凝血各项检查阳性。

(4) 心理社会评估

羊水栓塞往往导致产妇死亡，甚至胎儿死亡的结果。家属通常无法接受这样的结果，而在情绪上会比较激动，甚至否认、愤怒。

2. 护理诊断

(1) 气体交换受损。气体交换受损与肺血管阻力增加、肺动脉高压及肺水肿有关。

(2) 组织灌注量改变。组织灌注量改变与弥漫性血管内凝血及失血有关。

(3) 有胎儿窘迫的危险。该危险与羊水栓塞、母体循环受阻有关。

3. 护理目标

(1) 产妇胸闷、呼吸困难症状改善。

(2) 产妇能维持体液平衡及最基本的生理功能。

(3) 胎儿或新生儿安全。

4. 护理措施

(1) 预防

① 人工破膜时不兼行胎膜剥离，因为剥离胎膜时，颈管内口或子宫下段由于分离胎膜而损伤血管，当破膜后羊水直接与受损的小静脉接触，在宫缩增强情况下易使羊水进入母体血循环。

② 熟悉剖宫产指征，预防子宫或产道裂伤。

③ 严格掌握缩宫素使用指征，必须有专人守候，随时调整缩宫素剂量、速度，避免宫缩过强，切忌盲目滴注，有胎膜早破时更应慎重。

④ 禁止在子宫收缩时行人工破膜。

⑤ 中期妊娠钳刮术时，切忌在羊水未流尽或刚破膜后立即使用缩宫素促使子宫收缩，因有可能诱发羊水进入母体血循环。

⑥ 应当加强专业人员的培训，提高各级医疗保健机构对羊水栓塞的认识和急救能力。

(2) 纠正呼吸循环衰竭

① 给氧加压、高浓度(100%)、面罩式给氧，必要时行气管插管或气管切开。

② 解除肺血管痉挛及支气管痉挛。

心率慢时可静脉注射阿托品 0.5~1 mg 或东莨菪碱 20 mg，每 10~15 分钟一次，直至产妇面部潮红或呼吸困难好转为止；心率变快时用氨茶碱 0.25 mg 加入 10% 葡萄糖液 20 mL 缓慢静脉注射；盐酸罂粟碱 30~90 mg 溶于 10%~25% 葡萄糖液 20 mL 缓慢静脉注射以解除平滑肌张力；纠正心衰可用西地兰 0.4 mg，6 小时后可再酌用 0.2~0.4 mg，以达饱和量；用呋塞米或依他尼酸 25~50 mg 稀释后静脉注射，以利于消除肺水肿。

(3) 纠正休克

① 应用低分子右旋糖酐，24 小时内输入 500~1000 mL。

② 对失血者最好补充新鲜血。

③ 纠正弥漫性血管内凝血及继发性纤溶。

(4) 严密监测产程进展及产妇的生命体征

监测胎心率、产程进展、出血量、血凝情况、尿量，如果子宫出血不止，应做好子宫切除术的术前准备。

(5) 积极配合治疗

① 如果发病时正在静脉滴注缩宫素，应立即停止。

② 中期妊娠钳刮过程中发生羊水栓塞先兆症状时，应终止手术并及时通知上级医生，参与抢救。

③ 立即抽血或取痰进行检查，力求早期确诊。

(6) 提供情绪上的支持

护理人员要接受产妇及其家属的激动、否认和愤怒情绪反应，尽量给予解释并陪伴在旁，帮助其减轻哀伤。

(7) 预防和治疗肾功能衰竭

5. 健康教育

(1) 定期做产前检查。为了有效地避免羊水栓塞，应定期做产前检查，这是孕产妇保健的重要环节。

(2) 必要时住院待产。凡有前置胎盘、胎膜早破、胎盘早期剥离等异常情况，必须去医院待产，由医生严密观察产妇及胎儿的变化，及时采取相应措施，一旦发生意外，也可赢得宝贵的抢救时间。

五、胎儿窘迫

胎儿窘迫是指胎儿在宫内有缺氧征象，危及胎儿健康和生命者。胎儿窘迫主要发生在临产过程，也可发生在妊娠后期。

胎儿窘迫可分为急性和慢性两大类：急性胎儿窘迫发生于分娩期，主要表现为胎心率异常、羊水异常和胎动异常；慢性胎儿窘迫常发生于妊娠晚期，主要表现为胎盘功能减退、胎儿宫内发育迟缓等。发生在临产过程者，可以是发生在妊娠后期的延续和加重。

（一）疾病概述

1. 病因

胎儿窘迫的病因涉及多方面，可归纳为如下三大类：

(1) 母体因素。母体患有高血压、慢性肾炎、妊娠期高血压疾病、重度贫血、心脏病心力衰竭、肺心病、产前出血性疾病和创伤、急产或子宫不协调性收缩、缩宫素使用不当、产程延长、子宫过度膨胀、胎膜早破等。

(2) 胎儿因素。胎儿心血管系统功能障碍、胎儿畸形。

(3) 脐带、胎盘因素。脐带和胎盘功能障碍影响胎儿不能获得所需氧及营养物质，如脐带血运受阻、胎盘功能低下。

2. 病理生理

胎儿血氧降低出现呼吸性酸中毒。起初通过自主神经反射兴奋交感神经，肾上腺儿茶酚胺及皮质醇分泌过多，使血压上升，心率加快。如果继续缺氧，则转为兴奋迷走神经，使胎心率减慢，无氧酵解增加以补偿能量消耗。因此，丙酮酸、乳酸等有机酸增加，转为代谢性酸中毒。胎儿血 pH 值下降，细胞膜通透性增加，胎儿血中钾及氮素增加，胎儿在宫内呼吸运动加强，肠蠕动亢进，肛门括约肌松弛使胎粪排出，易发生吸入性肺炎。如果孕期慢性缺氧，可出现胎儿发育及营养不正常，形成胎儿宫内发育迟缓，临产后易发生进一步缺氧。

3. 临床表现

(1) 症状

胎儿窘迫时，孕妇自感胎动增加或停止。在窘迫的早期可表现为胎动过频，如果缺氧未纠正或加重，则胎动转弱且次数减少，进而消失。

(2) 体征

胎心率改变。胎儿轻微或慢性缺氧时，胎心率加快，以补充胎儿氧气不足；如果长时间或严重缺氧，则会使胎心率减慢，胎粪污染羊水。

4. 处理原则

急性胎儿窘迫者，如果宫口开全，胎先露 S^{+3}，应尽快助产经阴道娩出胎儿；宫颈未完全扩张，胎儿窘迫情况不严重者，给予吸氧，嘱产妇左侧卧，观察 10 分钟，胎心率变为正常，可继续观察。对于因缩宫素使宫缩过强造成胎心率减慢者，应立即停止使用，继续观察。病情紧迫或经上述处理无效者，立即进行剖宫产结束分娩。

慢性胎儿窘迫者，嘱孕妇自测胎动 1 小时，每日 3 次，并记录之，若胎动增多或减少，应及时告诉医护人员。定期行胎儿监测或 B 超检查，了解宫内胎儿情况。情况难以改善，接近足月妊娠，估计胎儿娩出生存机会极大者，做好剖宫产术前准备。距离足月妊娠远，胎儿娩出后生存可能性很小，应尽量保守治疗，延长孕周，并向孕妇及家属做好必要的解释及指导工作，以利于配合。协助医师积极治疗原发病[①]。

---

① 姚祚星，张丹 .SPOC 混合教学模式在高职《妇产科护理》中的设计及探索 [J]. 继续医学教育，2019，33(09)：43-46.

（二）疾病护理

1. 护理评估

（1）健康史

了解孕妇的年龄、生育史、内科疾病史，如高血压、慢性肾炎和心脏病等；了解本次妊娠经过，如妊娠期高血压疾病、胎膜早破、子宫过度膨胀（如羊水过多和多胎妊娠）；了解分娩经过，如产程延长（特别是第二产程延长）、缩宫素使用不当；了解有无胎儿畸形、胎盘功能的情况。

（2）身体评估

① 症状

胎动增加或停止：发生缺氧时，胎儿会躁动，胎动会增加；一旦缺氧严重导致胎儿死亡时，胎动消失。

② 体征

胎心率加快，如果未及时纠正或长时间严重缺氧，则胎心率变慢；胎粪污染，分为三度：Ⅰ度污染羊水呈绿色，Ⅱ度污染羊水呈黄绿色，Ⅲ度污染羊水呈混浊的棕黄色。

（3）辅助检查

① 胎儿头皮血血气分析。pH 值 < 7.20，$PO_2 < 1.3$ kPa，$PCO_2 > 8.0$ kPa。

② 胎心监测。出现晚期减速、变异减速和（或）基线缺乏变异。

（4）心理社会评估

孕产妇夫妇因为胎儿的生命遭遇危险而产生焦虑，对需要手术结束分娩产生犹豫、无助感。胎儿不幸死亡的孕产夫妇在感情上受到强烈的创伤，通常会经历否认、愤怒、抑郁、接受的过程。

2. 护理诊断

（1）气体交换受损（胎儿）。气体交换受损（胎儿）与胎盘 - 子宫的血流改变、血流中断（脐带受压）有关。

（2）焦虑。孕妇产生焦虑情绪与胎儿宫内发生窘迫有关。

（3）预感性悲哀。孕妇产生预感性悲哀与胎儿可能死亡有关。

3. 护理目标

（1）胎儿宫内危险性降低。

（2）胎儿顺利出生。

（3）孕妇的焦虑程度减轻。

4. 护理措施

(1) 一般护理

① 嘱孕妇左侧卧，间断吸氧。观察生命体征。

② 严密监测胎心变化，一般每 15 分钟听 1 次胎心，或进行胎心监护。

③ 遵医嘱行胎盘功能检查，如测定 24 小时尿 E_3 值，并动态连续观察。

(2) 手术准备

为手术者做好术前准备，若宫口开全，胎先露部已达坐骨棘水平面以下 3 cm 者，应尽快经阴道助产娩出胎儿。

(3) 抢救工作

做好新生儿抢救的准备工作。

(4) 心理护理

① 向孕产夫妇提供相关信息，包括医疗措施的目的、操作过程、预期结果及孕产妇需做的配合，将真实情况告之孕产夫妇，有助于减轻他们的焦虑，也可帮助他们面对现实。必要时陪伴他们，对他们的疑虑给予适当的解释。

② 对于胎儿不幸死亡的父母亲，护理人员可安排一个远离其他婴儿和产妇的单人房间，陪伴他们或安排家人陪伴他们，勿让他们独处；鼓励他们诉说悲伤，接纳其哭泣及抑郁的情绪，陪伴在旁提供支持性关怀；尊重少数民族习俗，如果他们需要，护理人员可让他们看看死婴并同意他们为死产婴儿做一些事情，包括沐浴、更衣、命名、拍照或举行丧礼。但事先应向他们描述死婴的情况，使之有心理准备。解除"否认"的态度而进入下一个阶段；提供足印卡、床头卡等作纪念；帮助他们使用适合自己的压力应对技巧和方法。

5. 健康教育

(1) 指导孕妇积极治疗原发病。

(2) 教会孕妇自数胎动计数。

第六节　产后并发症妇女的护理

产后并发症主要包括产褥感染、产褥期抑郁症、晚期产后出血、产褥中暑等。

一、产褥感染

产褥感染是指产前、产时及产褥期生殖道受病原体感染，引起局部或全身的炎

性变化。发病率为1%~7.2%。产褥病率则指分娩24小时以后的10天内用口表4次/天，体温有两次达到或超过38℃。二者的不同在于产褥病率包括产后生殖道以外的其他感染与发热，如泌尿系感染、乳腺炎和上呼吸道感染等。

(一)疾病概述

1. 病因

(1) 诱因

① 女性生殖系统的自然防御能力在妊娠期及分娩期降低，受病原体感染后易发病。

② 产妇伴有贫血、产程延长、胎膜早破、产道损伤、产后出血、胎盘残留、手术产等情况，使其抵抗力下降或易致细菌入侵并繁殖。

(2) 病原体

产褥感染可为单一的病原体感染，也可为多种病原体的混合感染，以混合感染多见。病原体有需氧菌、厌氧菌、真菌、衣原体、支原体等，以厌氧菌为主。常见的病原体有链球菌、大肠杆菌和葡萄球菌等。有些非致病菌在特定的环境下也可致病。

(3) 感染来源

① 外来感染。由被污染的衣物、用具、各种手术器械、物品等接触患者，致病菌被带入生殖器官引起感染。如临近预产期性生活、阴道异物等将致病菌带入阴道并繁殖；产褥期不注意卫生，如使用不洁的外阴垫、内裤、床单、便盆等。

② 自身感染。正常孕妇生殖道或其他部位寄生的病原体在有感染诱因存在的情况下可致病。

2. 病理及临床表现

(1) 急性外阴、阴道、宫颈炎。此类病症多由分娩时会阴部损伤或手术产引起感染。外阴炎病人有局部灼热、疼痛、下坠感，切口边缘硬、红肿，产生脓性分泌物。若为切口感染，缝线陷入肿胀的组织内，针孔流脓。阴道、宫颈感染表现为黏膜充血、溃疡、分泌物增多并呈脓性，宫颈分泌物细菌培养阳性。严重者可致阴道粘连，甚至闭锁。阴道、宫颈炎可向深部蔓延引起盆腔结缔组织炎。

(2) 急性子宫内膜炎、子宫肌炎。病原体经胎盘剥离面侵入，扩散到蜕膜时称子宫内膜炎，表现为子宫内膜充血、水肿、坏死，有脓性渗出物。侵及子宫肌层则称子宫肌炎，表现为肌层肥厚、白细胞浸润，轻者可有下腹疼痛及压痛、低热、恶露增多伴臭味及子宫复旧欠佳；重者有头痛、高热、寒战、心率增快、白细胞增多，下腹部压痛轻重不一，恶露多少不一，宫腔分泌物细菌培养阳性。

(3) 急性盆腔结缔组织炎。局部的感染通过淋巴或血液扩散到子宫周围组织，若直肠周围、膀胱周围及子宫骶骨韧带周围引起急性盆腔结缔组织炎症，可波及输卵管，产妇出现高热、寒战、厌食、下腹疼痛、下坠感，阴道检查或肛查发现子宫复旧不良、压痛明显。子宫旁结缔组织充血、水肿、增厚或肿块形成。

(4) 急性盆腔腹膜炎及弥漫性腹膜炎。炎症继续扩散至子宫浆膜，形成盆腔腹膜炎，继而发展成弥漫性腹膜炎，产妇可有全身中毒症状：高热、恶心、呕吐、腹胀，检查可有明显的下腹部压痛、反跳痛。因为产妇腹壁松弛，腹肌紧张多不明显。直肠子宫陷凹形成局限性脓肿。如果脓肿波及肠管及膀胱可有腹泻、里急后重及排尿困难，治疗不彻底可发展成慢性盆腔炎而致不孕。

(5) 血栓性静脉炎。胎盘剥离面感染的致病菌在多种因素作用下形成感染血栓，引起血栓性静脉炎，可累及卵巢静脉、子宫静脉等。病变常为单侧性，多发生于产后1~2周，病人继子宫内膜炎之后出现寒战、弛张热，并有反复发作。若为下肢血栓性静脉炎，病变多在股静脉、腘静脉及大隐静脉，病人除有弛张热外，还有下肢持续性疼痛、局部静脉压痛或触及硬索条状物，血液回流受阻引起下肢水肿、皮肤发白称“股白肿”；如果阳性体征不明显，可用彩色超声多普勒协助诊断。

(6) 脓毒血症及败血症。感染血栓脱落进入血循环可引起脓毒血症，出现肺、脑、肾脓肿或肺梗死。如果细菌大量进入血循环并繁殖形成败血症可危及生命，用血培养明确诊断。

(7) 产妇心理。因为起病急、重，产妇没有心理准备，加之对疾病的认识不够，产妇常有焦虑、恐惧。严重感染时，产妇可因为母婴的分离及不能亲自照顾自己的孩子而产生失落感、内疚感。

3. 处理原则

(1) 采用支持疗法纠正贫血及电解质紊乱，增加蛋白质摄入。

(2) 清除宫腔残留物，脓肿局限化并引流。

(3) 抗生素应用。正确使用抗生素、感染严重者，首选广谱高效抗生素联合用药进行综合治疗，使用前宜做药物敏感试验。

(4) 对于有血栓性静脉炎患者，加用肝素、双香豆素和潘生丁等。

(5) 中毒性休克、肾衰竭等患者应积极抢救。

(二) 疾病护理

1. 护理评估

(1) 健康史

采集病人的健康史、孕产史，了解有无贫血、营养不良，有无泌尿生殖系统感

 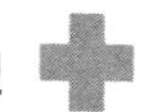

染的病史。了解病人孕期、分娩期及产后有无引起感染的原因和诱因。

(2) 身体评估

①症状

倾听病人的主诉，如外阴烧灼感、下坠感、局部疼痛、头痛、腹泻、里急后重、排尿困难等。

②体征

测体温，若为急性外阴、阴道、宫颈炎，体温一般在正常范围。轻度的急性子宫内膜炎、子宫肌炎可有低热；重者及急性腹膜炎则表现为高热。血栓性静脉炎可表现为弛张热。对于急性阴道炎，妇科检查可有阴道壁黏膜充血、宫颈溃疡、脓性分泌物增多。患有急性子宫内膜炎、子宫肌炎时有下腹部压痛之感，患有急性腹膜炎时下腹部有明显压痛、反跳痛的症状。如果有切口感染，切口周围出现红、肿、热、痛，针孔处流脓；患有急性子宫内膜炎时，恶露增多且伴臭味；患有急性盆腔腹膜炎时，直肠子宫陷凹脓肿形成，后穹隆穿刺有脓液。评估子宫复旧的情况，了解宫底的高度、硬度、压痛。患有膜炎及子宫肌炎时，子宫复旧不良。

(3) 辅助检查

血、尿常规检查可检查出严重感染或全身感染时白细胞计数增高；宫颈、宫腔分泌物培养可帮助诊断子宫内膜炎；阴道后穹隆穿刺抽取脓液培养帮助诊断盆腔炎、腹膜炎。

(4) 心理社会评估

评估病人的语言、行为；了解病人有无焦虑、恐惧等心理问题；了解有无因母子分离而不安、愤怒。

2. 护理诊断

(1) 体温过高。产妇体温过高与产褥感染有关。

(2) 疼痛。产妇疼痛与感染有关。

(3) 焦虑。产妇产生焦虑情绪与疾病及母子分离或照顾孩子的能力受到影响有关。

(4) 有体液不足的危险。此危险与高热有关。

(5) 知识缺乏。产妇缺乏有关产褥感染的自我护理知识。

(6) 自理缺陷。产妇自理困难与高热、卧床及产后虚弱有关。

(7) 母乳喂养中断。母乳喂养中断与败血症、菌血症以及体温过高有关。

(8) 营养失调。低于机体需要量与感染后机体代谢率增高有关。

3. 护理目标

(1) 产妇体温降至正常。

(2) 产妇疼痛减轻或消失，舒适感增加。

(3) 产妇心态良好，焦虑解除，表现为精神状态佳，积极配合治疗。

(4) 产妇具备一定的疾病护理知识和技能。

(5) 产妇生活需要得到满足，自理能力增强。

(6) 母亲维持泌乳，痊愈后能继续母乳喂养。

(7) 产妇能增加营养摄取，适应新陈代谢的需要。

4. 护理措施

(1) 产程处理

正确处理产程，严格无菌技术操作规程，减少肛门检查次数，掌握阴道检查适应证。

(2) 心理护理

让病人倾诉不安、恐惧及母子分离的痛苦。告之疾病的症状、体征及可能的处理方法，解除疑问，提供母婴接触的机会，减轻焦虑。

(3) 活动

鼓励产妇逐渐增加活动，早日生活自理。

(4) 睡眠

产妇要保证充足睡眠。严重感染，若患有腹膜炎时，要卧床休息，以半卧位为好，有利于炎症局限及恶露排出。

(5) 维持最佳营养

① 安排舒适、洁净的就餐环境，定时漱口，保持口腔清洁，增进食欲。

② 讲解增加营养的意义、作用及产褥期饮食的特点。

③ 给予高热量、高蛋白、高维生素易消化的饮食，以补充和储备机体代谢亢进消耗过多的热量，有利于增强体力；鼓励多食鸡蛋、西红柿、动物内脏、水果，以补充铁和维生素，以利于体内物质代谢和能量合成，并保证每日 2500~3000 mL 的液体摄入。

(6) 会阴部护理

鼓励和帮助产妇做好会阴部护理，及时更换会阴垫，促进舒适。会阴水肿者，局部用 50% 硫酸镁湿热敷，以减轻疼痛，促进舒适。会阴伤口或切口感染者早期局部热敷或红外线照射；已化脓者提前拆线，产后 7~10 天可用 1：5000 高锰酸钾液坐浴。

(7) 执行医嘱

正确执行医嘱，有效使用抗生素，并做好特殊操作配合，如阴道后穹隆穿刺、脓肿引流和清宫等。

(8) 病情观察

患者严密观察体温、恶露及疼痛等，做好记录，按症状进行护理。

(9) 下肢血栓静脉炎患者的护理

下肢血栓静脉炎患者应绝对卧床休息，直至超过栓子脱落危险期（一般需两周左右）。嘱其抬高患肢，局部保暖，促进血液循环，减轻肿胀。在应用大量抗生素的同时，可加用肝素，即 1 mg/（kg·d）肝素加入 5% 葡萄糖液 500 mL 中静脉滴注，每 6 小时一次，体温下降后改为 2 次 / 天，连用 4~7 天；尿激酶 40 万 U 加入 0.9% 氯化钠液或 5% 葡萄糖液 500 mL 中静脉滴注 10 天，用药期间监测凝血功能。口服双香豆素、阿司匹林等，也可用活血化瘀中药治疗。

(10) 遵医嘱给抗生素及宫缩剂

控制感染并促进宫缩，防止炎症扩散。

(11) 维持泌乳，协助母乳喂养

禁忌母乳喂养或有乳胀时，应将乳汁挤出，以免引起乳腺炎，待病情好转后继续哺乳。

5. 健康教育

(1) 妊娠期建立良好的个人卫生习惯，保持外阴清洁，积极处理好妊娠期的阴道炎、外阴炎、贫血、感冒等；临产前两个月内禁止盆浴及性生活，减少产褥感染。

(2) 产褥期注意室内定期通风换气，加强营养，适当活动，勤换会阴垫，保持会阴清洁。

(3) 出院健康指导，培养良好的卫生习惯，指导饮食、休息、服药、定时复查等自我保健护理。

二、产褥中暑

产褥中暑是指在产褥期因处于高温环境中，体内余热不能及时散发引起中枢性体温调节功能障碍的急性热病，表现为高热，水电解质紊乱，循环衰竭和神经系统功能损害等。产褥早期易发生，由于产妇产后失血体质虚弱，一旦罹患本病，则变化急骤，病情严重，数小时内可引起心力衰竭导致死亡。

(一) 疾病概述

1. 病因

当外界气温超过 35℃时，机体靠体液蒸发散热。旧风俗习惯怕产妇“受风”而要求关门闭窗，产妇深居室内，过度避风保暖，使居室和身体小环境处在高温、高湿状态，严重影响产妇出汗散热，导致体温调节中枢功能衰竭而出现高热、意识丧失和呼吸循环功能衰竭。当人体处于超过散热机制能力的极度热负荷时，因体内热积蓄过度而引起高热，发生中暑。

2. 临床表现

(1) 中暑先兆。发病急骤，发病前多有短暂的先兆症状，表现为口渴、多汗、心悸、恶心、胸闷、四肢无力，此时体温正常或低热。

(2) 轻度中暑。中暑先兆未能及时处理，产妇体温逐渐升高达38.5 ℃以上。随后出现面色潮红、胸闷、脉搏增快、呼吸急促、口渴、痱子布满全身。

(3) 重度中暑。产妇体温继续升高达41～42 ℃，呈稽留热型，可出现谵妄、抽搐、昏迷、面色苍白、呼吸急促，数小时内可因呼吸循环衰竭而死亡。体温42 ℃以上时可使蛋白变性，时间久者病变常趋于不可逆性，即经抢救存活，也常遗留中枢神经系统的后遗症。

3. 治疗原则

立即改变高温和不通风环境，迅速降温，及时纠正水电解质紊乱及酸中毒。迅速降低体温是抢救成功的关键。

(二) 疾病护理

1. 护理评估

(1) 健康史

采集健康史、孕产史，了解当地产妇有无“避风寒”的旧习俗以及产妇居住环境状况。

(2) 身体评估

① 症状

倾听病人或家属的主诉，如口渴、多汗或无汗、心悸、恶心、胸闷、四肢无力等。

② 体征

产妇体温逐渐升高，出现面色潮红、胸闷、脉搏增快、呼吸急促。严重者出现谵妄、抽搐、昏迷甚至死亡。

(3) 心理社会评估

评估病人及家属的语言、行为，了解有无因病情迅速发展而产生不安、焦虑和恐惧等心理问题。

2. 护理诊断

(1) 体温过高。产妇体温过高与产妇在产褥期处于高温环境中，体内余热不能及时散发有关。

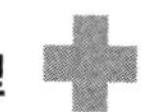

（2）母乳喂养中断。该现象与产妇体温过高有关。

（3）知识缺乏。产妇缺乏有关产褥中暑的预防知识。

3. 护理目标

（1）产妇体温恢复正常。

（2）母亲维持泌乳，愈后能继续母乳喂养。

（3）产妇和家属具备一定的有关产褥中暑的预防知识。

4. 护理措施

（1）物理降温。应将患者置于阴凉通风处，脱去产妇过多衣着，室内温度宜降至25℃。鼓励多饮冷开水，用冷水、乙醇等擦洗。在头、颈、腋下、腹股沟、腘窝浅表大血管分布区放置冰袋，快速物理降温。

（2）按摩四肢。促进肢体血液循环，已发生循环衰竭者慎用物理降温，以避免血管收缩加重循环衰竭。

（3）重视纠正脑水肿。可用20%甘露醇或25%山梨醇250 mL快速静脉滴注。

（4）抗惊厥。抽搐可用地西泮、硫酸镁等抗惊厥。

（5）纠正水电解质紊乱和酸中毒。在降温的同时应积极纠正水电解质紊乱和酸中毒，24小时补液量控制在2000~3000 mL之间，注意补充钾、钠盐。

（6）药物降温。高热昏迷抽搐的危重患者或物理降温后体温复升者可用冬眠疗法，常用冬眠1号（哌替啶100 mg、氯丙嗪50 mg和异丙嗪50 mg）半量静脉滴注。使用药物降温时需监测血压、心率、呼吸等生命体征。

（7）加强护理。注意体温、血压、心脏及肾脏情况。给予抗生素预防感染。

（8）对症处理。出现心、脑、肾合并症时，应积极对症处理。心力衰竭用毛花苷丙（西地兰）等；呼吸衰竭用尼可刹米、洛贝林对症治疗。必要时行气管插管[①]。

5. 健康教育

（1）破除旧风俗习惯，居室保持通风，避免室温过高。

（2）产妇衣着应宽大透气，有利于散热，以舒适为宜。

（3）做好卫生宣教，能识别产褥中暑先兆症状。

三、产褥期抑郁症

产妇在产褥期内出现的抑郁症状称为产褥期抑郁症，也称为产后抑郁症，是产褥期精神综合征中最常见的一种类型。国内发病率尚无确切的统计资料，国外发病率高达30%，60%以上的妇女此症状出现在6周以内。持续时间的长短和症状的轻

---

① 吴旻瑜，武晓菲. 教育信息化2.0的时代逻辑——《教育信息化2.0行动计划》解读之一[J]. 远程教育杂志，2018，36(4)：4-10.

重有关。再次妊娠时复发率较高，约为20%~30%，严重的可发展为产后精神病，约为0.1%~0.2%。对母婴的身体健康危害极大。

(一) 疾病概述

1. 诱发因素

(1) 生物性因素。妊娠后期，孕妇体内雌激素黄体酮增高，皮质激素、甲状腺素也不同程度增高，孕妇会产生幸福愉悦的感觉；产后体内这些激素水平急剧下降，造成体内内分泌发生变化，从而产生抑郁症状。

(2) 心理性因素。产后经历重大精神创伤，产妇心理压力大。

(3) 躯体性因素。该类因素包括睡眠不佳、过度疲劳和难产等。

(4) 社会性因素。该类因素包括婚姻家庭关系不和、性格内向、人际关系紧张和经济原因等。

(5) 遗传性因素。产褥期抑郁症与家族抑郁病史有密切的关系。

2. 临床表现和诊断

(1) 临床表现

有紧张、疑虑、内疚、惧怕等，极少数严重的会有绝望、离家出走、伤害孩子或自杀的想法和行动。

(2) 临床诊断

目前尚无特异的实验室指标和统一的标准。1994年，美国精神学会《精神疾病的诊断与统计手册》制定的标准是：在产后两周内出现下列5条或5条以上的症状，首先必须具备①②两条。①情绪抑郁；②对全部或多数活动明显缺乏爱好或愉悦感；③体重显著下降或增加；④失眠或睡眠过度；⑤精神运动性兴奋或阻滞；⑥疲惫或乏力；⑦遇事皆感毫无意义或有自罪感；⑧思维能力减退或注意力涣散；⑨反复出现死亡的想法。

3. 治疗

(1) 处理原则。如果产妇有以下情况之一，即应当进行治疗。

① 情绪抑郁症状持续时间超过两周。

② 无法正常生活，不知如何处理日常事务。

③ 有时想伤害自己和孩子。

④ 大部分时间处于过度焦虑 、惧怕状态。

(2) 产褥期抑郁症的治疗，原则上与一般抑郁症无显著差异。

① 心理治疗。通过心理治疗增强患者的自信心，对产妇给以关心和无微不至的照顾，尽量调整好家庭成员之间的各种关系，指导其养成良好的睡眠习惯，鼓励参

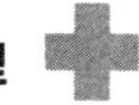

加帮助组织对产褥期抑郁症患者的康复是非常有利的。

② 药物治疗。目前可供选择的有抗焦虑、抗抑郁药物，宜在精神科医生指导下进行。哺乳期妇女使用药物应慎重。

(二) 疾病护理

1. 护理评估

(1) 健康史

采集患者的家族史、个人史、孕产史，了解本次分娩情况。

(2) 身体评估

① 症状

一般在产后两周发病，至产后4~6周逐渐明显，表现为：①心情压抑、沮丧，感情淡漠，不愿与人交流，甚至与丈夫也会产生隔阂。对生活、家庭缺乏信心，主动性下降、流露出对生活的厌倦，平时对事物反应迟钝，注意力不集中。②可伴有头昏、头痛、胃部不适、食欲低下。③严重者思维障碍，迫害妄想，甚至出现伤害婴儿或自杀的行为。

② 体征

心率加快、呼吸增快、失眠；体量改变(减轻或增加)。

(3) 辅助检查

① 测血中雌二醇明显低于正常水平。

② 根据COX等建立的产褥期抑郁症量表评估，总分不少于13分。

(4) 心理社会评估

① 产后周围的亲人对产妇冷漠、照顾不周，风格、习惯得不到适当的满足，婆媳关系不和会使产妇心理受到影响，缺乏自信心，产生悲观情绪。

② 夫妻关系不融洽，在生育过程中丈夫对产妇关心不够，会给产妇带来严重的精神压力。

2. 护理诊断

(1) 焦虑。产妇产生焦虑情绪与知识缺乏、缺少关爱有关。

(2) 情境性自我贬低。该现象与产妇缺乏护理孩子、照顾自我的技能有关。

(3) 父母不称职。该现象与自己希望的分娩结果不符有关。

(4) 疲乏。产妇疲乏与孩子哭闹、睡眠差、疼痛有关。

(5) 睡眠形态混乱。产妇睡眠差与焦虑有关。

3. 护理目标

(1) 产妇叙述在心理和生理的舒适感有所增加。

(2) 产妇学会护理自己和孩子的知识和技能。

(3) 母亲在护理孩子时表现出喜悦、自信和满足。

(4) 产妇体力恢复，活动能力增强。

(5) 产妇能说出促进睡眠的方法。

4. 护理措施

(1) 减轻焦虑

① 产妇自我调适。在妊娠期间，应多了解产妇心理、生理的变化及护理知识，利用图谱、多媒体学会给婴儿哺乳、换尿布和洗澡等技能，在思想上、技能上做好充分准备。

② 鼓励产妇表达自己内心的感受，并与其他妇女交流，同时医护人员对产妇应多关心、多讲解，提高她们的自信心和自尊感。

③ 可行快乐分娩，给产妇更多、更好的关心和精神上的支持。

④ 家人应多给予关心、理解、照顾，家人在关心孩子的同时，要多关心产后疲劳的产妇，理解她们的痛苦和烦恼，帮助她们解决实际困难，如果奶水不足，不能拼命催产妇吃“发奶”的食物，好像产妇是喂养婴儿的工具，无形中造成产妇心理的伤害，应该科学解决每一个实际问题，使产妇感到温暖、有依靠，尤其是丈夫，不但要从物质上提供支持，还要从感情上更加爱护和关怀。

(2) 提高能力，增强自信

提供新生儿护理知识及技能指导，如新生儿喂养、沐浴以及常见问题的处理方法等。同时给予产妇自我护理指导，如饮食、休息、活动的指导，常见问题如褥汗、乳房胀痛、宫缩痛等的处理方法，以减少产妇的困惑和无助感。

(3) 培养母子亲情

母婴同室，让产妇更多地接触孩子；在产妇获得充分休息的基础上，让产妇多抱孩子，逐渐参与孩子的日常生活护理，培养母子亲情。

(4) 恢复体力，增加舒适

为产妇提供安静、舒适的休息环境。指导产妇与婴儿同步休息，增加白天睡眠时间。在产后 3 天内，为避免产妇劳累，主动帮助产妇完成孩子的日常护理。鼓励、指导丈夫及家人参与新生儿护理活动，培养新家庭观念。协助产妇换内衣裤，温水冲洗会阴，促进舒适。如果出现宫缩痛、伤口疼痛，应遵医嘱给予止痛药物。

(5) 促进睡眠

建立良好的睡眠习惯，如白天适当地活动，并限制白天睡眠时间，睡前不能吃得过饱，不宜用脑过度。准备安静、清洁、舒适的睡眠环境，调节好卧室的温度、湿度、光线，睡前喝少量牛奶，进行放松、深呼吸和背部按摩。必要时给予镇静剂

或安慰剂治疗。

5. 健康教育

（1）加强围生期保健。利用孕妇学校、因特网等了解有关妊娠、分娩的常识和育婴技能，以减轻紧张、恐惧的心情，做好准母亲的心理和技能的准备。

（2）避免不良刺激。对有精神疾病家族史的妇女，避免一切不良刺激。

（3）发挥丈夫及社会支持系统重要作用。对孕产妇应给予最大的关爱和帮助，不能片面地指责孕产妇“娇气”，鼓励她们增强自信心，提高自我价值意识。

（4）增强产妇体质。多进食有营养的食品，增加体能。产妇产后在注意休息、饮食的同时，加强产后体操的锻炼，有利于身体的早日康复。

（5）讲解有关产褥期抑郁症知识。产褥期抑郁症不仅影响产妇的精神心理和身体健康，重者甚至可导致夫妻分离、家庭破裂和社会的不安定。更重要的是可能影响婴儿的认知能力、情感、行为及社会能力等发育。但是只要能认真对待和及时治疗，预后良好，约 70% 患者于 1 年内治愈，仅极少数患者持续 1 年以上。

四、晚期产后出血

分娩 24 小时后，在产褥期内发生阴道大量出血，称为晚期产后出血，或称产褥期出血。因此必须强调提高产科质量，推广科学接生，提高住院分娩率，确保孕期、产时、产褥期妇女的身心健康。

（一）疾病概述

1. 病因

导致晚期产后出血的主要原因是胎盘、胎膜残留，其次是剖宫产伤口感染。以上原因与医护人员处理产程、手术方法有一定关系。

2. 临床表现

晚期产后出血主要表现为恶露增多、时间延长、有臭味，可以是少量持续性或一次性大出血。检查时往往子宫复旧不良，有压痛、宫颈口松弛等。

3. 处理原则

（1）止血。给予缩宫素和抗生素，控制感染同时行清宫术，必要时行剖腹探查术。

（2）纠正失血性休克。

（3）控制感染。

(二) 疾病护理

1. 护理评估

(1) 健康史

详细了解产妇本次生产状况，既往有无多次刮宫、多产、子宫肌瘤、贫血、营养不良史。

(2) 身体评估

① 症状

阴道流血：胎盘胎膜残留引起的出血常在产后 10 天左右，表现为多次反复阴道少量流血，或是阴道突然大量流血；子宫复旧不全引起的出血常发生在产后 2~3 周，多为多量流血而且持续不断；剖宫产子宫切口裂开所致的阴道流血多在剖宫产术后 2~4 周，常为突然、大量流血，短时间内处于休克状态。发热、腹痛、恶露有臭味。重者伴有产褥感染的症状。

② 体征

子宫增大、软、复旧不良，宫口松弛，有时可见胎盘胎膜组织堵塞宫颈外口或可见组织物排出；子宫切口处压痛或全子宫有压痛；贫血外貌。

(3) 辅助检查

① 通过血、尿常规，了解贫血及感染程度。

② 排出组织或刮出组织送病理。

③ B 超检查子宫大小、宫腔内有无残留物及剖宫产切口愈合情况等。

④ 宫腔分泌物培养和药敏试验。

(4) 心理及社会评估

一旦发生大出血，患者及家属可能出现异常惊慌、恐惧，手足无措，担心患者的安危。

2. 护理诊断

(1) 潜在并发症。潜在并发症是指失血性休克，与大出血有关。

(2) 有感染的危险。感染危险与反复出血有关。

(3) 恐惧。产妇产生恐惧与大出血有关。

3. 护理目标

(1) 患者出血得以控制，血压、脉搏平稳。

(2) 感染得以控制，体温、白细胞总数及中性粒细胞分类正常。

(3) 患者主诉心理、生理上的舒适感增强。

4. 护理措施

(1) 防止休克

① 遵医嘱给予促进宫缩药物，如催产素、麦角新碱和益母草等。

② 观察阴道出血量、颜色及有无组织排出。

③ 观察子宫复旧，如子宫底高度、软硬度，有无压痛。

④ 如果胎盘胎膜残留在宫腔时，在补液、输血、宫缩剂、抗生素控制感染后协助医生行清宫术，刮出组织送病理。

⑤ 如果产妇行剖宫产术后出血，首先考虑感染引起出血，可给予宫缩剂和抗生素，尽可能保守治疗，如果保守治疗无效应考虑子宫切除术，应配合医生做好术前准备。

⑥ 一旦大量出血，积极纠正休克。

(2) 防止感染

① 加强营养，纠正贫血，必要时输血。

② 遵医嘱给予有效抗生素。

③ 保持外阴清洁，每日用 0.5% 聚维酮碘擦洗外阴部。

④ 测体温，每日 4 次。

⑤ 及时查血常规。

(3) 减轻恐惧

① 耐心听取患者的诉说，给予同情与安慰。

② 教会患者放松，如听音乐、与婴儿沟通等。

③ 治疗中适当告诉患者有关病情，以增强患者的自信心。

5. 健康教育

(1) 加强营养，增强机体抵抗能力，避免产褥感染。

(2) 做好产褥期保健。排除各种影响子宫复旧因素的干扰，产妇在产褥期要休息好，并早日离床活动，尽早哺乳，以利于子宫复旧、恶露排出。注意观察子宫底高度和恶露的量、色、味、性质及持续时间，如果血性恶露时间长，超过 10 天，有异味，应到医院检查。注意会阴部、腹部切口的卫生，遵医嘱用药，预防感染。

第六章　女性生殖系统炎症病人的护理

女性生殖器官炎症是妇女的常见病、多发病，主要包括外阴炎、阴道炎、子宫颈炎和盆腔炎。炎症可局限于一个部位，也可同时累及多个部位；可以是急性的，也可以是慢性的。引起炎症的病原体较多，包括细菌、病毒、真菌及原虫等。近年来，由于性传播疾病的增多，女性生殖系统炎症变得更为复杂，如果发生在妊娠期，不仅危害病人本人，还可影响胎儿及新生儿。因此，女性应及时防治生殖系统炎症。

第一节　生殖系统炎症的基本概述

一、女性生殖器官的自然防御功能

女性生殖器官的解剖和生理特点使其具有较完善的自然防御功能，主要包括以下几点。

(1) 两侧大阴唇自然合拢，遮盖住阴道口和尿道口。

(2) 由于盆底肌的作用，使阴道口闭合。阴道前后壁紧贴，可以防止外界病原体的入侵。

(3) 在生理情况下，妇女卵巢分泌的雌激素使阴道上皮增生变厚，增强了对病原体的抵抗能力，同时使上皮细胞中富含糖原。糖原在阴道乳酸杆菌作用下分解为乳酸，用来维持阴道正常的酸性环境（pH 值≤4.5，多在 3.8～4.4），使适应于弱碱性环境中繁殖的病原体受到抑制，此称为阴道自净作用。

(4) 宫颈阴道部表面覆以复层鳞状上皮，具有较强的抗感染能力。

(5) 宫颈内口平时紧闭，宫颈黏膜内腺体分泌碱性黏液，形成黏液栓，堵塞宫颈管，都有利于防止病原体的侵入。

(6) 育龄妇女子宫内膜周期性剥脱，可及时清除宫腔内的病原体。

(7) 输卵管黏膜上皮细胞纤毛的定向摆动以及输卵管的蠕动，均有利于阻止病原体的入侵。

女性生殖器官虽然具有较强的自然防御功能，但由于外阴与尿道、肛门毗邻，

 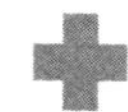

易受污染；育龄妇女性生活较频繁，且外阴与阴道是分娩、宫腔操作的必经之道，容易受损伤及感染；绝经后妇女及婴幼儿雌激素水平低，局部抵抗力低，也容易发生生殖道感染。此外，妇女在特殊生理时期，如月经期、妊娠期、分娩期和产褥期，生殖道防御功能受到一定的破坏，机体免疫功能下降，病原体也容易侵入生殖道引起感染。

二、病原体

（1）细菌。细菌中致病力较强的主要有金黄色葡萄球菌、乙型溶血性链球菌、大肠埃希菌、消化链球菌、产气荚膜梭菌、淋病奈瑟菌及结核杆菌等，容易形成生殖器官局部炎症、败血症、盆腔脓肿，甚至感染性休克等。

（2）原虫。原虫以阴道毛滴虫最多见，见于滴虫性阴道炎。

（3）真菌。真菌以白色假丝酵母菌（白色念珠菌）为主，见于外阴阴道假丝酵母菌病。

（4）病毒。病毒以疱疹病毒、人乳头瘤病毒多见，可致生殖器疱疹和尖锐湿疣。

（5）螺旋体。螺旋体以苍白密螺旋体多见，见于梅毒。

（6）衣原体。衣原体以沙眼衣原体多见，可导致输卵管黏膜结构及功能受到损害，甚至引起盆腔广泛粘连。

（7）支原体。支原体是阴道正常菌群的一种，一定条件下可引起生殖道炎症。

三、传染途径

（1）沿生殖器黏膜上行蔓延。病原体侵入外阴、阴道后，沿黏膜上行，经子宫颈黏膜、子宫内膜、输卵管黏膜至卵巢及腹腔。淋病奈瑟菌、葡萄球菌和沙眼衣原体多经此途径蔓延。

（2）经血液循环播散。病原体先侵入人体其他组织器官，再经过血液循环感染生殖器，这是结核杆菌感染的主要途径。

（3）经淋巴系统蔓延。病原体由外阴、阴道、宫颈及宫体创伤处的淋巴管侵入内生殖器及盆腔结缔组织，这是产褥感染、流产后感染的主要途径。链球菌、大肠杆菌和厌氧菌多沿此途径蔓延[①]。

（4）直接蔓延。腹腔内其他脏器感染后，可以直接蔓延到内生殖器，如阑尾炎可引起右侧输卵管炎。

① 张广君．“互联网＋教学”的融合与超越 [J]. 教育研究，2016，37(6)：12-14.

第二节　外阴部炎症

一、疾病概要

(一) 非特异性外阴炎

非特异性外阴炎即外阴皮肤与黏膜的炎症。

1. 病因

由于外阴部暴露于体表，又与尿道、阴道和肛门邻近，经常受到尿液、粪便、阴道分泌物以及月经血的刺激，若不注意皮肤清洁，易引起病原菌繁殖，导致外阴炎，如尿漏患者的尿液、粪漏患者的粪便及糖尿病患者的糖尿的长期浸渍等。此外，穿紧身化纤内裤、经期使用不洁卫生巾及局部使用化学药物过敏等因素均可引起非特异性外阴炎。

2. 临床主要表现

外阴瘙痒、疼痛、灼热，局部皮肤红肿、抓痕、湿疹、糜烂，偶见溃疡、皮肤黏膜粗糙增厚等。

3. 治疗原则

消除病因，保持局部清洁、干燥，局部应用抗生素治疗。

(二) 前庭大腺炎

前庭大腺炎即病原体侵入前庭大腺引起的炎症。

1. 病因

前庭大腺位于两侧大阴唇下 1/3 深部，直径为 0.5 ~ 1.0 cm。腺体导管长 1.5 ~ 2.0 cm，腺管开口于前庭后方的小阴唇与处女膜之间。在性交、分娩和流产等情况污染外阴部时，病原体易侵入腺管口和腺管，从而引起前庭大腺炎。

2. 病原体

病原体主要为葡萄球菌、链球菌、大肠杆菌和肠球菌等。随着性传播疾病发病率的增加，淋病奈瑟菌及沙眼衣原体已成为常见的病原体。

3. 临床表现

临床表现主要有前庭大腺脓肿或囊肿。急性炎症期，大阴唇下 1/3 处疼痛、红肿、压痛明显。脓肿形成时，触之有波动感，脓肿直径可达到 5 ~ 6 cm。脓肿可自行破溃。若破口大，引流良好，则炎症消退而自愈；若破口小，引流不畅，则炎症持续不愈或反复发作。急性炎症消退后，腺管口粘连闭塞，分泌物不能排出，脓液

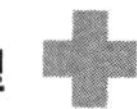

逐渐转为清液而形成前庭大腺囊肿。

4. 治疗原则

急性期，应选用抗生素治疗；脓肿形成后，应切开引流。前庭大腺囊肿可行造口术。近年来，采用 CO_2 激光或微波治疗效果良好。

二、护理评估

(一) 健康史

了解患者有无流产、分娩、外阴和阴道手术后感染史；是否患有糖尿病、尿漏和粪漏等疾病；有无不洁性生活、不良的经期卫生习惯等。

(二) 身体状况

1. 全身表现

前庭大腺炎急性期可有发热、白细胞增多以及腹股沟淋巴结可有不同程度增大等表现。

2. 局部表现

了解外阴皮肤有无疼痛、灼热感、瘙痒、红肿、行走不便等；是否于性交、活动、排尿、排便时加重。妇科检查注意局部皮肤有无红肿、发热、压痛明显；有无糜烂、溃疡或湿疹形成；有无皮肤或黏膜增厚、粗糙；患侧前庭大腺开口处有无白色小点；前庭大腺区有无囊状隆起、压痛和波动感等。

(三) 辅助检查

1. 分泌物检查

取局部分泌物涂片检查或细菌培养，同时做药物敏感试验寻找病原体。

2. 血、尿常规化验

了解感染程度，有无糖尿等。

(四) 心理社会评估

因炎症位于隐私处，患者难以开口、羞于就医，以致未得到及时治疗，使炎症发展或转为慢性；或因炎症局部瘙痒、疼痛难忍、行走困难、影响活动，从而产生焦虑、紧张和烦躁情绪。

三、护理诊断及相关合作性问题

1. 皮肤完整性受损

皮肤完整性受损与皮肤、黏膜充血，脓肿自行破溃或手术有关。

2. 疼痛

疼痛与炎性分泌物刺激、脓肿形成有关。

四、护理目标

(1) 患者皮肤完整性受到保护。

(2) 患者自诉疼痛减轻或消失。

五、护理措施

(一) 预防措施

(1) 加强卫生知识教育，使患者了解外阴部炎症的发病特点，注意消除诱因，积极治疗阴道炎、糖尿病和尿失禁等。

(2) 注意外阴部清洁卫生，月经期、产褥期禁止性交，纠正不良卫生习惯。发现异常及时诊治，防止因反复发作而转为慢性。

(二) 病情监测

(1) 急性炎症期卧床休息。

(2) 注意体温变化。

(3) 观察局部肿胀、疼痛程度，分泌物的量及性状变化，及时给予局部擦洗、热敷和理疗等护理，减轻患者疼痛，增加患者的舒适感。

(三) 治疗配合

(1) 患者认真执行医嘱，对外阴局部进行清洁护理，可选用清热解毒中药、局部热敷或坐浴，必要时给予抗生素。

(2) 患者配合医生进行脓肿切开引流或开窗术，医护人员准备手术器械，做好术中和术后护理。

(四) 心理护理

医护人员耐心向患者解释炎症发生的原因、诱因及防护措施；指导患者注意个

 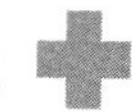

人生活卫生，增强其对炎症的预防意识；告诉患者及时就诊的重要性；消除患者的焦虑情绪，使其主动配合治疗。

（五）一般护理

急性炎症期，患者应采取半卧位休息，避免劳累，增加营养，发热时多饮水。医生耐心教会患者坐浴的方法及浴液的配制，包括浴液的温度和坐浴的注意事项：每次坐浴 15～30 分钟，每日两次，5～10 次为 1 疗程，月经期暂停坐浴。对于脓肿切开引流或开窗术术后患者，需每天更换引流条，外阴用 1∶5000 氯己定（洗必泰）或 1∶40 络合碘棉球擦洗，每日两次；伤口愈合后，改用 1∶5000 高锰酸钾溶液坐浴，每日两次[①]。

（六）健康指导

医生需指导患者注意经期、孕期、分娩期及产褥期卫生。患者要勤换内裤，勿穿紧身化纤内裤，保持外阴部清洁、干燥；局部严禁搔抓，勿用过热的热水烫洗外阴或用刺激性药物、肥皂擦洗外阴，如果有外阴溃破者要预防继发感染，使用柔软无菌会阴垫，减少摩擦和交叉感染的机会。

第三节　阴道炎症

一、滴虫性阴道炎

滴虫性阴道炎是由阴道毛滴虫引起的性传播性疾病。阴道毛滴虫是一种厌氧性原虫，对不同的环境适应能力十分强大：能在 25～40℃之间生长繁殖，在 3～5℃的低温下仍能存活 21 天之久，在 46℃的高温环境下能存活 20～60 分钟；在沸水中 5 分钟死亡，在半干燥环境中能生存 10 小时；在 pH 值为 5.2～6.6 时，最容易生存。阴道毛滴虫常隐藏于腺体及阴道皱襞中，还常侵入尿道、尿道旁腺以及男性的包皮皱褶、尿道和前列腺中。滴虫性阴道炎经性交直接传播，也可通过被滴虫污染的浴巾、游泳池、便桶、衣物及器械等间接传播。

① 张扬，李娟，张淑娟 . 高职院校护生自主学习准备度和学习风格的现状研究 [J]. 护理研究，2016，30(24)：3015-3017.

(一) 临床表现

约有半数带虫者无明显症状。患者可有白带增多病史，分泌物呈稀薄脓性黄绿色分泌物，常呈泡沫状，有臭味，严重时白带可混有血性。外阴可有瘙痒、灼热感，有性交痛。有尿道感染时，可有尿频、尿痛甚至血尿。

(二) 辅助检查

阴道分泌物生理盐水悬滴液检查滴虫，阳性率可达98%以上。

(三) 诊断思维

1. 临床诊断思维

根据症状及体征不难诊断，查到阴道毛滴虫方能确诊，但应注意取分泌物前24～28小时患者需避免性交、阴道灌洗和阴道用药。

2. 鉴别诊断思维

(1) 下生殖道淋球菌感染。白带为脓性，阴道充血多不明显，宫颈外口充血明显，有脓性白带流出。分泌物涂片可在白细胞内找到革兰阴性双球菌。

(2) 老年性外阴道炎。绝经老年患者白带增多且为脓性或血性，常有阴道灼热、疼痛感，严重者阴道呈点片状出血点，但阴道分泌物找不到滴虫。

(四) 治疗

1. 全身用药

滴虫性阴道炎的患者常伴有泌尿系统及肠道内滴虫感染，单纯局部用药，不易彻底消灭滴虫，应结合全身用药。

(1) 甲硝唑 (灭滴灵)。每次200 mg，口服，每日3次，7天为1个疗程；或每次400 mg，口服，每日两次，共5天；或大剂量疗法，即每次2 g口服。服药后个别患者可出现食欲不振、恶心和呕吐等胃肠道反应，偶尔出现头痛、皮疹及白细胞减少等反应，可对症处理或停药。甲硝唑能通过乳汁排泄，用药期间及用药后24小时内不宜哺乳。另外，妊娠期滴虫性阴道炎是否用甲硝唑治疗，尚存在争议，国内妊娠期作为禁用药物。

(2) 对甲硝唑有抗药性的患者可考虑采用替硝唑，800 mg口服，每日两次，连续7天；儿童用药15 mg / (kg · d)，分3次服，共用7日；甲苯咪唑，100 mg口服，每日两次，连续3天；硝呋拉太 (商品名麦咪诺)，200 mg口服，每日3次，连续7天。

2. 局部治疗

(1) 清除阴道分泌物，改变阴道内环境，提高阴道防御功能。可用1%乳酸或0.5%醋酸或1：5000高锰酸钾溶液，亦可于500 ml水中加食醋1～2汤匙灌洗阴道或坐浴，每日1次。

(2) 阴道上药。患者在灌洗阴道或坐浴后，取甲硝唑泡腾片200 mg放入阴道，每日1次，10天为1个疗程，亦可选用乙酰胂胺或卡巴胂等。

3. 治疗中的注意事项

夫妇双方需同时接受治疗，治疗期间禁性生活；内裤及用过的毛巾应煮沸5～10分钟并在阳光下晒干；患者服药期间应忌酒；未婚女性以口服甲硝唑治疗为主，若确需阴道上药应由医护人员放入；滴虫转阴后应于下次月经净后继续治疗1个疗程，以巩固疗效。

4. 治愈标准

滴虫转阴后，患者需每次月经净后复查白带，连续3次检查滴虫均为阴性方为治愈。

(五) 临床治疗思维

1. 用药

对反复发作者，可全身及局部联合用药。该病常见于月经后复发，故治疗后检查滴虫阴性时，患者仍应继续用药1个疗程。

2. 注意事项

避免重复交叉感染，内裤及毛巾应煮沸消灭病原体；已婚者应检查男方是否有生殖器滴虫病，如有，需同时治疗。

3. 治愈标准

滴虫转阴后，患者每次月经净后复查白带，连续3次检查滴虫均为阴性方为治愈。

二、念珠菌性阴道炎

念珠菌外阴阴道炎是指由念珠菌所引起的外阴皮肤及阴道黏膜炎症，其中绝大多数病原菌为白色念珠菌。正常人的口腔、肠道与阴道黏膜中可有此菌寄生，但与其他菌种互相抑制而不致病。念珠菌对热抵抗力差，加热至60℃，1小时即可死亡，但对干燥、日光、紫外线及化学制剂抵抗力较强。最适宜繁殖的pH值为4.0～4.7，通常小于4.5。

(一) 临床表现

患者主要表现为外阴瘙痒、灼痛，严重时坐卧不宁，异常痛苦，还可伴有尿频、尿痛及性交痛；急性期白带增多，白带特征是白色稠厚呈凝乳或豆腐渣样；检查见外阴抓痕，小阴唇内侧及阴道黏膜附有白色膜状物，去除后露出红肿黏膜面，急性期还可能见到糜烂及浅表溃疡。

(二) 辅助检查

1. 直接镜检

悬滴法是取 10% 氢氧化钾或生理盐水 1 小滴滴于玻片上，再取少许阴道分泌物混于其中，在光镜下寻找白念珠菌孢子和假菌丝(假菌丝是白念珠菌致病的特征形态，芽生孢子则是其共生菌形态)，也可用革兰染色后镜检，其阳性发现率也比较高。

2. 培养法

若有症状而多次悬滴法检查均为阴性或顽固复发的病例可用此法检查，可以明确诊断是哪一种念珠菌造成的感染，是最可靠的检查方法。

3. 尿糖及血糖检查

经常复发的顽固病例应检查尿糖及血糖，以了解患者是否有糖尿病。

(三) 诊断思维

1. 临床诊断思维

典型病例根据症状和体征不难诊断，有的患者白带呈水样，稀薄、无臭味，尤其是孕妇、慢性念珠菌阴道炎患者多无典型表现，此时诊断要靠病史、妇科检查及详细的辅助检查。进行阴道分泌物检查时，悬滴法在高倍镜下可找到芽孢和假菌丝，可靠性为 60%；如果涂片后用革兰染色镜检，其可靠性可提高到 80%；最可靠的检查为念珠菌培养。

2. 鉴别诊断思维

(1) 细菌性阴道病。患者的主要表现为阴道排液并伴有腥臭味，多呈灰白色，较稀薄，可有外阴瘙痒及烧灼感。镜下可找到线索细胞，氨臭味试验阳性，即可明确诊断。

(2) 下生殖道淋球菌感染。患者的主要表现为白带为脓性，有时尿道旁或前庭大腺脓肿开口可挤出脓性分泌物，阴道充血多不明显，宫颈管外口充血，有脓液外溢，脓性分泌物涂片可在白细胞内找到淋球菌。

(四)治疗

1. 一般治疗

采用2%～4%碳酸氢钠溶液冲洗外阴、阴道或坐浴，改变阴道酸碱度，使其不利于念珠菌生存。

2. 阴道上药

上述碱性溶液冲洗或坐浴后，患者应选用杀真菌药物给阴道上药。常用药物为制霉菌素栓或片，1粒或1片放入阴道深处，每晚1次，连用7～14天；其他还有克霉唑、硝酸咪康唑（达可宁）等栓剂或片剂；另外，还可选用上述药物的霜剂或膏剂涂擦外阴或阴道，每日1～2次。

3. 顽固病例的处理

久治不愈的患者应注意查尿糖及血糖，看是否患有糖尿病，同时还应注意是否有滴虫性阴道炎并存。必要时，除局部治疗外，口服制霉菌素片以预防肠道念珠菌的交叉感染。局部治疗无效或反复发作者，可服用酮康唑，每日400 mg，顿服（与用餐同时），5天为1个疗程，孕妇慎用，急慢性肝炎患者禁用。

4. 孕妇患念珠菌性阴道炎

患病的孕妇应积极进行局部治疗，以免感染新生儿，预产期前两周停止阴道上药。

5. 临床治疗思维

（1）孕妇以局部用药为主，除非有很强的指征，一般不主张在妊娠前3个月用药。

（2）治疗结束后，患者应于下次月经干净后复查，若为阴性，需再巩固1～2个疗程。

（3）念珠菌性阴道炎极易复发，因此治疗必须彻底，疗程必须足够。对于依从性较差的妇女更要强调这一点，初始治疗后可再维持治疗6个疗程。

三、细菌性阴道病

细菌性阴道病为阴道内正常菌群失调所致的一种混合感染，是由加特纳菌与某些厌氧菌等多种病原体共同引起的一种阴道黏膜非炎症性的疾病，多由性接触感染。频繁、混乱的性生活成为细菌性阴道病的主要传播途径。

(一)临床表现

白带增多，呈稀薄均质状或稀糊状，为灰白色、灰黄色或乳黄色，带有特殊的鱼腥臭味，性交时或性交后臭味加重；经期或经期后臭味也可加重。外阴有不适感，包括不同程度的外阴瘙痒，一般无明显时间性，但在休息及心情紧张状态下痒感更加明显。有不同程度的外阴灼热感，有的患者出现性交痛。极少数患者出现下腹疼痛、性交困难及排尿异常感。

(二) 辅助检查

(1) 胺臭味试验。取阴道分泌物少许放在玻片上，加入 10% 氢氧化钾 1 ~ 2 滴，产生一种烂鱼肉样腥臭气味。

(2) 线索细胞阳性。取少许分泌物放在玻片上，加 1 滴生理盐水混合，高倍显微镜下寻找线索细胞，严重病例线索细胞可达 20%。

(3) 目前已有细菌性阴道病试剂盒用于检测。

(三) 诊断思维

1. 临床诊断思维

下列四项中至少三项为阳性即可诊断为细菌性阴道病。

(1) 分泌物稀薄均质状或稀糊状，为灰白色，带有特殊的鱼腥臭味，常黏附于阴道壁。

(2) 胺臭味试验阳性。

(3) 线索细胞阳性。

(4) 阴道 pH 值大于 4.5。

2. 鉴别诊断思维

本病常可伴其他阴道性传播疾病，故其临床表现可受到并发症的影响而有所不同，应和下列疾病相鉴别。

(1) 滴虫性阴道炎。此病症主要表现为外阴瘙痒、灼热，阴道分泌物非糊状而呈泡沫状，且无鱼腥臭味，镜检见白细胞增多，并可见活动滴虫。

(2) 念珠菌性阴道炎。此病症主要表现为外阴明显瘙痒，阴道分泌物为较稠的白色或黄白色凝乳状或豆腐渣样；阴道壁往往充血，镜检见白细胞增多，并可查到并培养到念珠菌孢子及菌丝。

(3) 淋球菌性宫颈炎。淋球菌性宫颈炎发生时，宫颈充血明显，宫颈口及阴道可见多量黄色黏稠脓性分泌物。患者常伴有尿路刺激征，镜检见上皮细胞内有革兰染色阴性的双球菌存在。

(4) 性心理异常或性病疑病症。患者常有不洁性生活史或知配偶有性传播疾病史后，自觉外阴不适，如果有不同程度的痒痛及虫咬感，但阴道分泌物无异常、无

线索细胞或偶见，且无其他病原菌检出。

（5）外阴瘙痒症。患者可能有不洁性生活史，自觉外阴瘙痒，但无分泌物异常及无病原体检出。该病主要与精神因素及个体素质有关，为一种皮肤病而非性传播疾病。

（四）治疗

1. 一般治疗

（1）注意个人卫生，不随便用药物进行阴道冲洗，以减少对阴道正常菌群的破坏。

（2）阴道放置活的阴道乳酸杆菌，恢复其正常的生理状态，减少阴道炎症的发生。

2. 药物治疗

（1）全身用药。甲硝唑 400 mg，每日 2 ~ 3 次口服，共 7 日；或单次给予 2 g，必要时 24 ~ 48 小时重复给药 1 次，近期有效率达 82% ~ 97%；克林霉素 300 mg，每日两次，连服 7 日，有效率达 94%。

（2）阴道用药。甲硝唑 400 mg 阴道给药，每日 1 次，共 7 日；或 2% 克林霉素软膏涂抹，每晚 1 次，连用 7 日。此外可选用过氧化氢溶液冲洗阴道，每日 1 次，共 7 日；或用 1% 乳酸液或 0.5% 醋酸液冲洗阴道，以改善阴道内环境，提高疗效。

（五）临床治疗思维

（1）本病虽与多个性伴侣有关，但对性伴侣治疗并未改善患者的治疗效果，降低复发，故性伴侣无须常规治疗，但应注意卫生，避免传播感染。

（2）由于该病可导致绒毛膜羊膜炎、胎膜早破和早产等不良妊娠结局，故该病合并妊娠应积极治疗。患者多选择口服药物，甲硝唑 200 mg，每日 2 ~ 3 次，连服 7 日。

四、老年性阴道炎

绝经后、手术切除双侧卵巢及卵巢功能衰退的妇女，由于雌激素缺乏，阴道壁萎缩，黏膜变薄，上皮细胞内糖原含量减少，阴道内 pH 值上升，局部抵抗力减弱，致病菌入侵、繁殖而引起的炎症，称为老年性阴道炎。

（一）临床表现

白带增多，呈黄水样或血性或脓性，常伴有臭味。外阴有瘙痒或灼热感，有时盆腔坠胀不适。炎症波及前庭及尿道口周围黏膜时，可有尿频、尿急等症状。

(二) 辅助检查

阴道涂片和激素测定雌激素水平明显偏低。取阴道分泌物检查滴虫及念珠菌，以便确诊。

(三) 诊断思维

1. 临床诊断思维

根据发病年龄、病史，结合局部检查可见外阴潮红、湿润，阴道壁充血，有散在的出血点，以后穹隆及宫颈最明显。阴道黏膜剥脱后可形成溃疡，一般不难诊断。当形成慢性炎症后，可产生两种结果：一是阴道黏膜下结缔组织纤维化，阴道失去弹性，最后形成阴道狭窄和瘢痕；另一种情况为阴道壁粘连形成阴道闭锁，甚至在闭锁以上形成阴道积脓。此种情况虽属少见，但病情严重。在选择辅助检查诊断时，需考虑以下几方面的问题。

(1) 取阴道分泌物做镜下检查，通过检查阴道毛滴虫和念珠菌，既可排除二者的感染，也可查明是否同时存在滴虫和念珠菌感染，以便临床有针对性地选择相关药物治疗，获得较好疗效。

(2) 患者有阴道溃疡应通过阴道脱落细胞检查或局部活检，与阴道癌相鉴别。

(3) 对于有血性分泌物的老年患者，特别要注意子宫颈和子宫内膜的检查。通过子宫颈活检、子宫内膜活检以及宫腔镜检查等方法，及早排除子宫颈癌和子宫内膜癌①。

2. 鉴别诊断思维

(1) 念珠菌性阴道炎及滴虫性阴道炎。阴道分泌物做悬滴涂片镜检，可见滴虫、芽孢和假菌丝。

(2) 子宫恶性肿瘤。可采用阴道细胞学检查、宫颈活检及子宫内膜活组织检查。

(四) 治疗

1. 局部治疗

(1) 用 1% 乳酸或醋酸液冲洗阴道，每日 1 次，拭干后喷撒磺胺或氯霉素粉于阴道内。

(2) 采用已烯雌酚栓，每次 1 枚，每日 1 次，阴道冲洗后上药，7 ~ 10 日为 1 个疗程。

---

① 邓海艳，贾小英，李潘等 .PDCA 循环法在《外科护理学》教学中的效果评价 [J]. 临床医学研究与实践，2016，1(9)：118-125.

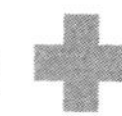

(3) 复方氯霉素软膏：氯霉素 32 g、苯甲酸雌二醇 2 万单位 ×16 支、鱼肝油 240 ml，按此比例加凡士林 120 g 制成糊状。阴道冲洗拭干后，将蘸有软膏的带线棉球纳入阴道内，每日 1 枚，隔日 1 次，共 3～4 次，次日自行拉线取出棉球。

2. 全身治疗

(1) 己烯雌酚：每次 0.05～0.1 mg，每日 1 次，口服，连续 7 日，以后改为隔日 1 次，再服 1 周。

(2) 尼尔雌醇：每月 2.5～5 mg，口服，连续 2 ～ 3 个月。

(五) 临床治疗思维

(1) 雌激素治疗不可过久或剂量过大，以免引起撤退性出血。

(2) 患者应用雌激素前应先排除子宫肌瘤、恶性肿瘤、肝脏疾病、肾病及血栓静脉炎等。

第四节　子宫颈炎症

一、疾病概述

子宫颈炎症是妇科常见的疾病之一。正常情况下，宫颈具有多种防御功能，包括黏膜免疫、体液免疫和细胞免疫，是阻止病原体进入上生殖道的重要防线，但宫颈易受分娩、性交及宫腔操作的损伤，且宫颈管单层柱状上皮抗感染能力较差，易发生感染。子宫颈炎症有急性和慢性两种，临床以慢性子宫颈炎多见，本节仅介绍慢性子宫颈炎。

(一) 病因

子宫颈炎症多见于宫颈损伤后，病原体从损伤处侵入引起感染，或由急性宫颈炎未治疗或治疗不彻底转变而来。病原体主要为葡萄球菌、链球菌、大肠埃希菌和厌氧菌。目前，沙眼衣原体及淋病奈瑟菌感染引起的慢性宫颈炎亦日益增多，已引起注意。

(二) 病理

1. 宫颈糜烂

宫颈外口处的宫颈阴道部呈细颗粒状的红色区称为宫颈糜烂，是慢性子宫颈炎最常见的一种病理改变。目前，西方国家妇产科教科书已废弃“宫颈糜烂”这一术语，而改称“宫颈柱状上皮异位”，并认为这种病理改变仅是宫颈的生理变化之一。本书沿用国内惯用的“宫颈糜烂”这一术语、宫颈糜烂的分型及分度。

(1) 宫颈糜烂的临床分为三型

单纯型糜烂：炎症初期，鳞状上皮脱落后由柱状上皮覆盖，表面平坦。

颗粒型糜烂：炎症继续发展，腺上皮过度增生并伴有间质增生，糜烂面凹凸不平呈颗粒状。

乳突型糜烂：柱状上皮和间质继续增生，糜烂面高低不平更加明显，呈乳突状突起。

(2) 根据糜烂面积的大小可分为三度

轻度：糜烂面积小于整个宫颈面积的 1/3。

中度：糜烂面积占整个宫颈面积的 1/3 ~ 2/3。

重度：糜烂面积占整个宫颈面积的 2/3 以上。

2. 宫颈肥大

由于慢性炎症的长期刺激，宫颈组织充血、水肿、腺体及间质增生，还可能在腺体深部有黏液潴留形成囊肿，使宫颈呈不同程度的肥大，硬度增加，但表面多光滑，有时可见到宫颈腺囊肿。

3. 宫颈息肉

慢性炎症的长期刺激使宫颈局部黏膜增生，子宫有排除异物的倾向，使增生的黏膜逐渐自基底层向宫颈外口突出形成息肉，色红、质脆、易出血。由于炎症存在，息肉除去后常易复发。

4. 宫颈腺囊肿

在宫颈糜烂愈合的过程中，新生的鳞状上皮覆盖宫颈腺管口或伸入腺管，将腺管口堵塞。腺管周围的结缔组织增生或瘢痕形成压迫腺管，使腺管变窄甚至堵塞，腺体分泌物引流受阻、潴留形成囊肿。囊肿表面光滑，呈白色或淡黄色。

5. 宫颈黏膜炎

病变局限于宫颈管内的黏膜及黏膜下组织，宫颈阴道部外观光滑，宫颈管黏膜增生向外突出，可见宫颈口充血发红，炎性细胞浸润和结缔组织增生致宫颈肥大。

(三) 临床表现

1. 症状

主要是阴道分泌物增多。依据病原体的种类、炎症的程度不同，白带的性状可呈乳白色黏膜状，也可呈淡黄色脓性或血性。当炎症涉及膀胱下结缔组织时，可出现尿急、尿频。若炎症沿宫骶韧带扩散到盆腔，可有腰骶部疼痛、下腹坠痛等。因黏稠脓性分泌物不利于精子穿过，可造成不孕。

2. 体征

妇科检查可见宫颈有不同程度糜烂、肥大、充血、水肿，有时质较硬，可见息肉、裂伤及宫颈腺囊肿等。

（四）处理原则

治疗前先行宫颈刮片、碘试验或宫颈组织切片检查，排除早期宫颈癌。慢性宫颈炎以局部治疗为主，物理治疗最常用。

1. 物理治疗

物理治疗是最常用的有效治疗方法。其原理是以各种物理方法将宫颈糜烂面单层柱状上皮破坏，使其坏死脱落后为新生的复层鳞状上皮覆盖。创面愈合需 3 ~ 4 周，病变较深者约需 6 ~ 8 周，宫颈恢复光滑外观。临床常用的方法有激光治疗、冷冻治疗、红外线凝结疗法及微波疗法等①。

2. 药物治疗

局部药物治疗适用于糜烂面积小和炎症浸润较浅的病例。目前临床多用康妇特栓剂，疗效令人满意，患者每天放入阴道 1 枚，连续 7~10 天。中药有许多验方、配方，临床应用有一定疗效。对宫颈管内有脓性分泌物的患者需全身治疗，治疗前取宫颈管分泌物做培养及药敏试验，根据检查结果采用相应的抗感染药物，以提高治疗效果。

3. 手术治疗

宫颈息肉可手术摘除，宫颈肥大、宫颈糜烂较深且累及宫颈管者可行宫颈锥形切除术。

二、疾病护理

（一）护理评估

1. 健康史

了解患者的婚育史、阴道分娩史、妇科手术史、宫颈损伤等情况，评估患者的日常卫生习惯。

2. 身体评估

（1）症状

了解白带性状，有无血性白带或性交后出血、腰骶部疼痛、盆腔部下坠疼等

① 谢虔 . PDCA 循环法在高职院校教学质量持续改进系统中的应用 [J]. 职业时空，2012，8（8）：21–22.

症状。

(2) 体征

评估糜烂面积大小和程度，有无息肉、囊肿、肥大。

3. 心理社会评估

慢性宫颈炎病程长，白带多有异味致外阴不舒适或精神不爽，患者思想压力大。接触性出血的表现使患者惊疑而害怕，拒绝性生活，又害怕癌变，引起患者的焦虑与不安。

(二) 护理诊断

1. 舒适的改变

此现象与白带增多、腰骶部疼痛有关。

2. 焦虑

患者产生焦虑与害怕恶变有关。

(三) 护理目标

(1) 患者症状减轻或消失，舒适感增加。

(2) 患者焦虑感减轻或消失，积极面对生活。

(四) 护理措施

1. 疾病预防

医生需提高技术水平，分娩或手术时减少宫颈裂伤，发现裂伤及时正确缝合；加强预防，避免分娩时或器械损伤宫颈，发现宫颈损伤及时缝合。

2. 术后护理

患者术后每天清洗外阴两次，保持外阴清洁，禁止性交、盆浴及阴道灌洗两个月。医护人员要告知患者物理治疗后均有阴道分泌物增多的现象，术后1~2周脱痂时可有少量血水或少许流血，此为正常，不需就诊，但出血量多者需急诊处理。处理时，局部用止血粉或压迫止血，必要时加用抗生素。一般于两个月后复查，未痊愈者可择期再做第二次治疗。治疗前常规行宫颈刮片细胞学检查，以排除癌变可能。

3. 心理护理

医护人员耐心倾听患者倾诉，及时解答患者的提问，及时汇报病情，以缓解患者不良情绪。

 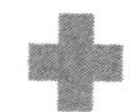

（五）健康教育

医护人员向患者传授防病知识，让其注意个人卫生，每天清洗外阴、更换内裤，着棉制内裤，定期做妇科检查，发现宫颈炎予以积极治疗。物理治疗的时间应选择月经干净后 3~7 日内进行。急性生殖器炎症者，列为禁忌。

第五节　盆腔炎症

一、急性盆腔炎

（一）引起盆腔炎的高危因素

（1）宫腔内手术操作后感染。如刮宫术、输卵管通液术、子宫输卵管造影术、子宫镜检查、人工流产、放置宫内节育器等，由于手术消毒不严格引起感染或术前适应证选择不当，引起炎症急性发作并扩散。

（2）下生殖道感染。下生殖道的性传播疾病，如淋病奈瑟菌性宫颈炎、衣原体性宫颈炎和细菌性阴道病等。

（3）性活动。盆腔炎多发生在性活跃期的妇女，尤其是早年性交、多个性伴侣、性交过频及性伴侣有性传播疾病者。

（4）性卫生不良。使用不洁的月经垫、经期性交等，均可使病原体侵入而引起炎症。上述感染的病原体以下生殖道内源性菌群的病原体为主，如葡萄球菌、链球菌、大肠杆菌、厌氧菌等。

（5）邻近器官炎症直接蔓延。如阑尾炎、腹膜炎等，以埃希大肠菌为主。

（6）慢性盆腔炎急性发作。

（二）病理

（1）急性子宫内膜炎及急性子宫肌炎。多见于流产、分娩后。

（2）急性输卵管炎、输卵管积脓及输卵管卵巢脓肿。急性输卵管炎主要由化脓菌引起，根据不同的传播途径而有不同的病变特点。

①如果病原菌通过宫颈的淋巴播散到宫旁结缔组织，首先侵及浆膜层，发生输卵管周围炎，然后累及肌层，而输卵管黏膜层可不受累或受累极轻。输卵管管腔常可因肌壁增厚受压变窄，但仍能保持通畅。病变以输卵管间质炎为主，轻者输卵管

仅有轻度充血、肿胀、略增粗；重者输卵管明显增粗、弯曲，纤维素性脓性渗出物多，造成与周围粘连。

②如果炎症经子宫内膜向上蔓延，首先引起输卵管黏膜炎、输卵管黏膜肿胀、间质水肿、充血及大量中性粒细胞浸润，重者输卵管上皮发生退行性变或成片脱落，引起输卵管黏膜粘连，导致输卵管管腔及伞端闭锁，若有脓液积聚于管腔内则形成输卵管积脓。

卵巢极少单独发炎。白膜是良好的防御屏障，卵巢常与发炎的输卵管伞端粘连而发生卵巢周围炎，称为输卵管卵巢炎，习惯称附件炎。炎症可通过卵巢排卵的破孔侵入卵巢实质形成卵巢脓肿，脓肿壁与输卵管积脓粘连并穿通，形成输卵管卵巢脓肿。输卵管卵巢脓肿可发生在急性附件炎初次发病后，但往往是在慢性附件炎屡次急性发作的基础上形成的。脓肿多形成于子宫后方、子宫阔韧带后叶及肠管间粘连处，可破入直肠或阴道，如果破入腹腔则引起弥漫性腹膜炎。

(3) 急性盆腔腹膜炎。盆腔内器官发生严重感染时，往往蔓延到盆腔腹膜。发炎的腹膜充血、水肿，并有少量含纤维素的渗出液，形成盆腔脏器粘连。当有大量脓性渗出液积聚于粘连的间隙内，可形成散在小脓肿；积聚于直肠子宫陷凹处则形成盆腔脓肿，较多见。脓肿的前面为子宫，后方为直肠，顶部为粘连的肠管及大网膜。脓肿可破入直肠而使症状突然减轻，也可破入腹腔而引起弥漫性腹膜炎。

(4) 急性盆腔结缔组织炎。患者患有内生殖器急性炎症或阴道、宫颈有创伤时，病原体经淋巴管进入盆腔结缔组织而引起结缔组织充血、水肿及中性粒细胞浸润，常见宫旁结缔组织炎。此时结缔组织开始局部增厚，质地较软，边界不清，以后向两侧盆壁呈扇形浸润。如果组织化脓则形成盆腔腹膜外脓肿，可自发破入直肠或阴道。

(5) 败血症及脓毒血症。当病原体毒性强、数量多、患者抵抗力低时，常发生败血症，多见于严重的产褥感染、流产感染及播散性淋病。近年来发现放置宫内节育器、人工流产及输卵管绝育手术损伤器官引起的败血症若不及时控制，往往很快出现感染性休克，甚至死亡。发生感染后，若身体其他部位发现多处炎症病灶或脓肿者，应考虑有脓毒血症存在，但需要经血培养证实。

(6) Fit Hugh Curtis 综合征。其是指肝包膜炎症而无肝实质损害的肝周围炎。淋病奈瑟菌及衣原体感染均可引起。肝包膜上有脓性或纤维渗出物。临床表现为继下腹痛后出现右上腹痛，或下腹痛与右上腹痛同时出现。

(三) 临床表现

可因炎症轻重及范围大小而有不同的临床表现。常见症状为下腹痛、发热及阴

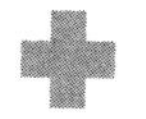

道分泌物增多。若病情严重可有寒战、高热、头痛、食欲不振。月经期发病可出现经量增多、经期延长。若有腹膜炎，则出现消化系统症状，如恶心、呕吐、腹胀、腹泻等；若有脓肿形成，可有下腹包块及局部压迫刺激症状：包块位于前方可出现膀胱刺激症状，如排尿困难、尿频，若引起膀胱肌炎还可有尿痛等；包块位于后方可有直肠刺激症状，若在腹膜外可致腹泻、里急后重感和排便困难。根据感染的病原体不同，临床表现也有不同。

淋病奈瑟菌感染起病急，多在48小时内出现高热、腹膜刺激征及阴道脓性分泌物。非淋病奈瑟菌性盆腔炎起病较缓慢，高热及腹膜刺激征不明显，常伴有脓肿形成。若为厌氧菌感染，则容易有多次复发，脓肿形成，患者的年龄偏大，往往大于30岁。

沙眼衣原体感染病程较长，高热不明显，长期持续低热，主要表现为轻微下腹痛，久治不愈，阴道不规则出血。患者呈急性病容，体温升高，心率加快，腹胀，下腹部有压痛、反跳痛及肌紧张，肠鸣音减弱或消失。盆腔检查提示阴道可能充血，并有大量脓性分泌物。拭净宫颈表面的分泌物，若见脓性分泌物从宫颈口外流，说明宫颈黏膜或宫腔有急性炎症。穹窿有明显触痛，须注意是否饱满。宫颈充血、水肿、举痛明显。宫体稍大，有压痛，活动受限。子宫两侧压痛明显，若为单纯输卵管炎，可触及增粗的输卵管，有明显压痛；若为输卵管积脓或输卵管卵巢脓肿，则可触及包块且压痛明显。对于宫旁结缔组织炎，可扪到宫旁一侧或两侧有片状增厚，或两侧宫旁韧带高度水肿、增粗，压痛明显；若有脓肿形成且位置较低时，可扪及后穹窿或侧穹窿有肿块且有波动感，三合诊常常能协助进一步了解盆腔情况。

(四) 诊断

根据病史、症状和体征可做出初步诊断。此外，还应该做必要的化验，如血常规、尿常规、宫颈管分泌物及后穹窿穿刺物检查，诊断必须具有基本标准，附加标准可增加诊断的特异性，具备特异标准则可基本诊断。由于临床诊断急性输卵管炎有一定的误诊率，腹腔镜检查能提高确诊率。

腹腔镜的诊断标准有：①输卵管表面明显充血；②输卵管壁水肿；③输卵管伞端或浆膜面有脓性渗出物。在诊断急性盆腔炎后，要明确感染的病原体，通过开腹探查或腹腔镜直接采取感染部位的分泌物做细菌培养及药敏结果最为准确，但临床应用有一定的局限性。宫颈管分泌物及后穹窿穿刺液的涂片、培养及免疫荧光检测临床较实用，对明确病原体有帮助。涂片可做革兰染色，若找到淋病奈瑟菌可确诊；除查找淋病奈瑟菌外，还可以根据细菌形态及革兰染色为选用抗生素及时提供线索；培养阳性率高，可明确病原体；免疫荧光主要用于衣原体检查。除病原体的检查外，还可根据病史、临床症状及体征特点做出病原体的初步判断。

(五) 鉴别诊断

急性盆腔炎应与急性阑尾炎、输卵管妊娠流产或破裂、卵巢囊肿蒂扭转或破裂等急症相鉴别。

(六) 预防

(1) 医护人员要做好经期、孕期及产褥期的卫生宣传。

(2) 医生要严格掌握产科、妇科手术指征，做好术前准备；术时注意无菌操作，包括人工流产、放置宫内节育器及诊断性刮宫术等常用手术；术后预防感染。

(3) 治疗急性盆腔炎时，患者应做到及时治疗、彻底治愈，防止转为慢性盆腔炎。

(4) 患者要注意性生活卫生，减少性传播疾病，经期禁止性交。

(七) 治疗

1. 门诊治疗

若患者一般状况好，症状轻，能耐受口服抗生素，并有随访条件，可在门诊予口服抗生素。

2. 住院治疗

(1) 支持疗法

患者要卧床休息。半卧位有利于脓液积聚于直肠子宫陷窝而使炎症局限。给予高热量、高蛋白、高维生素流食或半流食，补充液体，注意纠正电解质紊乱及酸碱失衡，必要时少量输血。高热时采用物理降温。尽量避免不必要的妇科检查以免引起炎症扩散。若有腹胀应行胃肠减压。

(2) 药物治疗

抗生素的选用应根据药敏试验较为合理，但在化验结果获得之前，需根据病史、临床特点推测为何种病原体，并参考发病后用过何种抗生素等选择用药。由于急性盆腔炎的病原体多为需氧菌、厌氧菌及衣原体的混合感染，需氧菌及厌氧菌又有革兰阴性及革兰阳性之分，所以在抗生素的选择上多采用联合用药。

常用抗生素的抗菌谱如下：①青霉素类：对革兰阳性球菌，如链球菌、肺炎球菌及敏感的葡萄球菌的抗菌作用较强。②头孢菌素类：第一代头孢菌素对革兰阳性球菌的抗菌作用强，虽然对革兰阴性杆菌有抗菌作用，但由于对革兰阴性菌的β内酰胺酶的抵抗力较弱，革兰阴性菌对本代抗生素较易耐药；第二代头孢菌素的抗酶

性能强、抗菌谱广，对革兰阴性菌的作用增强，但对革兰阳性菌的抗菌效能与第一代相近或稍低；第三代头孢菌素的抗菌谱及抗酶性能优于第二代头孢菌素，对革兰阴性菌的作用较第二代更强，可用于对第二代耐药的革兰阴性菌株。此外，某些第三代药物对厌氧菌有效，但第三代头孢菌素对革兰阳性菌的作用与第一代头孢菌素近似或较弱。③氨基糖苷类：抗菌谱为革兰阴性杆菌。④大环内酯类：敏感细菌主要为革兰阳性球菌及支原体、衣原体。⑤四环素类：主要用于衣原体、支原体及立克次体的感染。⑥硝咪唑类：主要用于厌氧菌感染。⑦其他抗生素有克林霉素及林可霉素等。联合用药的配伍应合理，药物种类要少，毒性要小。抗生素的应用要求达到足量，且须注意毒性反应。在治疗过程中，根据药敏试验结果与临床治疗反应，随时予以调整。给药途径以静脉滴注收效快。

急性盆腔炎常用的抗生素配伍方案如下：①青霉素或红霉素与氨基糖苷类药物及甲硝唑联合；②克林霉素与氨基糖苷类药物联合；③第二代头孢菌素或相当于第二代头孢菌素的药物及第三代头孢菌素或相当于第三代头孢菌素的药物；④奎诺酮类与甲硝唑联合；⑤青霉素类与四环素类药物。放置宫内节育器者，抗生素治疗后应将其取出。

3. 手术治疗

手术治疗主要用于治疗抗生素控制不满意的输卵管卵巢脓肿或盆腔脓肿的患者。手术指征为：①药物治疗无效：输卵管卵巢脓肿或盆腔脓肿形成，经药物治疗48～72小时，体温持续不降，患者中毒症状加重或包块增大者，应及时手术，以免发生脓肿破裂；②脓肿持续存在：经药物治疗病情有好转，继续控制炎症数日，肿块仍未消失但已局限化，应行手术切除，以免日后再次急性发作或形成慢性盆腔炎；③脓肿破裂：突然腹痛加剧、寒战、高热、恶心、呕吐、腹胀，检查腹部拒按或有中毒性休克表现，均应怀疑为脓肿破裂，需立即剖腹探查。

手术可根据情况选择经腹手术或腹腔镜手术。手术范围应根据病变范围、患者年龄及一般状态等全面考虑。原则以切除病灶为主。年轻妇女应尽量保留卵巢功能，以采用保守性手术为主；对于年龄大、双侧附件受累或附件脓肿屡次发作者，行全子宫及双附件切除术；对极度衰弱危重患者的手术范围须按具体情况决定。若为盆腔脓肿或盆腔结缔组织脓肿（腹膜外脓肿），可根据脓肿位置经阴道或下腹部切开排脓引流；若脓肿位置低、突向阴道后穹窿时，可经阴道切开排脓，同时注入抗生素；若脓肿位置较高，且较表浅，如盆腔腹膜外脓肿向上延伸超出盆腔者，于髂凹处可扪及包块时，可在腹股沟韧带上方行腹膜外切开引流排脓。

4. 中药治疗

采用的中药主要为活血化瘀、清热解毒药物，如银翘解毒汤、安宫牛黄丸及紫血丹等。

二、慢性盆腔炎

慢性盆腔炎常为急性盆腔炎未能彻底治疗，或患者体质较差，病灶迁延所致，但亦可无急性炎症病史。病情较顽固，当机体抵抗力较差时，可有急性发作。

（一）病理

(1) 慢性子宫内膜炎。子宫内膜充血、水肿，间质大量浆细胞或淋巴细胞浸润。

(2) 慢性输卵管炎与输卵管积水、输卵管卵巢炎及输卵管卵巢囊肿。慢性输卵管炎多为双侧性，输卵管呈轻度或中度肿大，伞端可部分或全部闭锁，并与周围组织粘连。输卵管炎症较轻时，伞端及峡部粘连闭锁，浆液性渗出物积聚而形成输卵管积水；有时输卵管积脓变为慢性，脓液渐被吸收，浆液性液体继续自管壁渗出而充满管腔，亦可形成输卵管积水。积水的输卵管表面光滑，管壁甚薄形似腊肠，可游离或与周围组织粘连。输卵管炎波及卵巢，可相互粘连形成炎性肿块，或输卵管伞端与卵巢粘连贯通，液体渗出而形成输卵管卵巢囊肿，也可由输卵管卵巢脓肿的脓液被吸收而成。

(3) 慢性盆腔结缔组织炎。炎症蔓延至宫骶韧带处，纤维组织增生、变硬。广泛蔓延时，宫旁组织也增厚。

（二）临床特点

(1) 慢性盆腔痛。下腹坠胀、疼痛，腰骶部酸痛，劳累、性交后及月经前后加剧。

(2) 不孕及异位妊娠。

(3) 月经失调。

(4) 全身症状多不明显，有时有低热、疲乏、精神不振、失眠及急性发作。

(5) 妇科检查。子宫压痛；或输卵管增粗，轻压痛；或子宫活动受限，两宫旁增厚及轻压痛，形成囊肿时可触及囊性肿物。

（三）综合治疗

1. 一般治疗

解除患者的思想顾虑，使其增强治疗的信心。患者还需增加营养，锻炼身体，注意劳逸结合，提高机体抵抗力。

2. 子宫内膜炎的治疗

产后或流产后疑有胎盘胎膜残留者应用抗生素后刮宫；老年性子宫内膜炎采用

全身抗生素治疗，必要时应用小剂量雌激素，若有宫腔积脓，需行扩宫术。

3. 输卵宫炎或输卵管卵巢炎的治疗

（1）物理治疗。物理治疗可促进盆腔局部血液循环，改善组织的营养状态，提高新陈代谢，以利炎症的吸收和消退。常用的有超短波及微波及离子透入（可加入各种药物，如青霉素、链霉素等）等。

（2）中药治疗。慢性盆腔炎以湿热型居多，治则以清热利湿、活血化瘀为主，有些患者为寒凝气滞型，治则为温经散寒、行气活血。

（3）抗生素治疗。对年轻需保留生育功能者，或急性发作时可应用，最好同时采用抗衣原体药物。

（4）其他药物治疗。在用抗炎药物时，也可同时采用 α 糜蛋白酶 5 mg 或透明质酸酶 1500 U，肌肉注射，隔日 1 次，7 ~ 10 次为一疗程，以利粘连和炎症的吸收。

（5）手术治疗。存在感染灶，反复引起炎症发作或伴有严重盆腔痛，经综合治疗无效者亦宜手术治疗。手术以彻底治愈为准则，避免遗留病灶再有复发的机会，行单侧附件切除术或子宫全切除术加双侧附件切除术。对年轻妇女应尽量保留卵巢功能。

4. 输卵管积水或输卵管卵巢囊肿的治疗

患者若抗生素治疗无效，则需手术治疗。对年轻患者可行输卵管造口或开窗术；对无生育要求者可行双侧附件切除术。

三、生殖器结核

（一）传染途径

生殖器结核是全身结核的一个表现，常继发于身体其他部位结核，如肺结核，以血行传播最多见。青春期正值生殖器发育，血供丰富，结核菌易借血行传播，使生殖器受累，多数患者在日后发现生殖器结核时，原发病灶已愈。还可由腹膜结核或肠结核直接蔓延，淋巴传播较少见，性交传播极罕见。

（二）病理

（1）输卵管结核。输卵管结核约占女性生殖器结核的 90% 以上，多为双侧性，外观可有不同的表现：输卵管增粗、肥大，其伞端外翻如烟斗嘴状是特有表现，有时伞端封闭，管腔内充满干酪样物质；有的输卵管增粗，管壁内有结核结节；有的输卵管僵直变粗，峡部有多个结节隆起。少数输卵管浆膜面可见粟粒结节，有时盆腔腹膜、肠管表面及卵巢表面也布满类似结节，或并发腹水型结核性腹膜炎；有的在输卵管管腔内见到干酪样物质，这时有助于鉴别。

(2) 子宫内膜结核。子宫内膜结核常由输卵管结核蔓延而来。由于子宫内膜受到不同程度的破坏，最后代以瘢痕组织，可使宫腔粘连变形、缩小。

(3) 宫颈结核。宫颈结核较少见，常由子宫内膜结核蔓延而来，或经淋巴、血循环传播。病变可表现为乳头状增生成为溃疡，这时外观不易与宫颈癌区别。

(4) 卵巢结核。卵巢结核亦由输卵管结核蔓延而来，通常仅有卵巢周围炎，侵犯卵巢深层较少见。但由于血循环传播的感染，则可在卵巢深部形成结节及干酪样坏死性脓肿。

(5) 盆腔腹膜结核。盆腔腹膜结核多合并输卵管结核，分为两种类型：渗出型腹膜炎以渗出为主，在腹膜上散在无数大小不等的灰黄色结节，渗出物为浆液性草黄色澄清液体，积聚于盆腔，有时因粘连可形成多个包裹性囊肿；粘连型腹膜炎以粘连为主，特点为腹膜增厚，与脏器之间发生紧密粘连，粘连间的组织常发生干酪样坏死，易形成瘘管。

(三) 临床特点

1. 不孕

由于输卵管管腔阻塞、输卵管周围粘连及黏膜纤毛被破坏，输卵管僵硬、蠕动受限，丧失其运输功能；子宫内膜结核妨碍受精卵着床和发育，可引起不孕。在原发性不孕患者中，生殖器结核常为主要原因之一。

2. 月经失调

患者可有月经过多、月经稀少或闭经症状。

3. 下腹坠痛

下腹坠痛由盆腔炎症和粘连引起，经期腹痛加重。

4. 全身症状

若为活动期，可有结核病的一般症状，有时仅有经期发热症状。

5. 全身及妇科检查

较多患者因不孕行诊断性刮宫才发现患有子宫内膜结核，而无明显体征和其他自觉症状。较严重患者若有腹膜结核，检查时腹部有柔韧感或腹水征；形成包裹性积液时，可触及囊性肿块，边界不清，不活动，表面因有肠管粘连，叩诊为鼓音。子宫活动亦受限。若附件受累，在子宫两侧可触及大小不等及形状不规则的肿块，质硬、表面不平、呈结节或乳头状突起。

(四) 辅助诊断方法

(1) 子宫内膜病理检查。患者于经前一周或月经来潮 6 小时内做刮宫术。注意

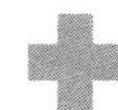

刮取子宫两角部内膜送病检，如找到典型结核结节即可确诊。

（2）X线检查。①胸部及腹部X线拍片；②子宫输卵管碘油造影可见输卵管有典型串珠状或僵直改变；③子宫腔边缘呈锯齿状等。

（3）腹腔镜检查。可取腹腔液做结核菌培养或在病变处做活检。

（4）结核菌培养。急性活动期细菌培养阳性率可略高。

（5）鉴别诊断。生殖器结核应与非特异性慢性盆腔炎、子宫内膜异位症、卵巢肿瘤、宫颈癌做鉴别[①]。

（五）治疗

1. 支持疗法

急性患者至少休息3个月；慢性患者可从事部分工作与学习，但应加强营养，劳逸结合，适当进行体育锻炼。

2. 抗结核治疗

利福平，每日450～600 mg，饭前1小时空腹顿服，便于吸收；异烟肼，口服300 mg，顿服；链霉素，肌肉注射，0.75 g，每日1次；乙胺丁醇，每日0.75～1 g；吡嗪酰胺，每次1.5～2 g，一日3次。

治疗方案：①利福平、异烟肼联合应用9个月；②利福平、异烟肼和乙胺丁醇三种药联合应用6个月；③利福平、异烟肼、链霉素或吡嗪酰胺三种药联合应用两个月后，再每周两次用药，利福平、异烟肼共6个月，以上方案可根据病情酌情选用。

3. 手术治疗

以下情况可选用手术治疗：①盆腔肿块用药物治疗后缩小，但未能完全消退者；②治疗无效或治疗后又有反复发作者；③盆腔结核形成较大的包块或较大的包裹性积液；④子宫内膜结核药物治疗无效者。术前、术后两个月均应使用抗结核药，以达彻底治愈。手术以子宫全切术及双侧附件切除术为主，年轻患者应保留健侧卵巢。

第六节　尖锐湿疣

尖锐湿疣又称生殖器疣，是由人乳头状瘤病毒感染引起的性传播疾病。近年来发病率明显升高，仅次于淋病，居第二位，常与多种性传播性疾病同时存在。

---

① 袁菲菲，李慧娟．基于“PDCA”循环的无机化学课程“理实一体化”教学模式探讨[J].长春师范大学学报，2016，35(4)：130–134.

一、病因

发病高危因素包括早年性交、多个性伴侣、免疫力低下、吸烟以及高性激素水平等。人乳头状瘤病毒主要感染上皮细胞，其复制需要分化好的鳞状上皮，温暖、潮湿的外阴皮肤利于其生长。患者在妊娠、糖尿病以及患有影响细胞免疫功能的全身疾病时，尖锐湿疣生长迅速，且不易控制。

二、传播途径

尖锐湿疣主要的传播途径是经性交直接传播，其次通过污染的衣物、器械间接传播。新生儿则可通过患病母亲的产道传播感染。

三、护理

(一) 护理评估

1. 健康史

了解患者的个人卫生习惯及有无不洁性交史。

2. 身体状况

(1) 症状

临床症状常不明显，部分患者外阴瘙痒、灼热痛或性交后疼痛。

(2) 体征

初起为微小散在乳头状疣，柔软，其上有细小的指样突起，或为小而尖丘疹，质地稍硬，孤立、散在或呈簇状，粉色或白色。病灶逐渐增大、增多，互相溶合成鸡冠状或菜花状，顶端可有角化或感染溃烂。病变多发生在外阴。

3. 心理状态

患者常因不洁性生活感染疾病而产生自责、愤怒 (或迁怒) 及恐惧心理。

4. 治疗要点

治疗原则为去除外生疣体，改善症状和体征。小病灶进行局部治疗，也可采用物理疗法；大病灶或多次顽固性复发的病灶应及时取活检排除恶性病变，采用手术方法切除病灶。

(二) 护理措施

1. 一般护理

患者要加强营养，注意劳逸结合，增强机体抵抗力；注意个人卫生，特别是性

生活卫生，每天更换内裤，保持外阴清洁。

2. 心理护理

医护人员以耐心、热情、诚恳的态度对待患者，了解并解除其思想顾虑，使患者做到患病后及早到医院接受正规治疗。

3. 治疗护理

(1) 妊娠36周前病灶小位于外阴者可选用局部药物治疗和物理治疗，用药前可先行表面麻醉以减轻疼痛，药物选用50%三氯醋酸或5%氟尿嘧啶软膏等涂于患处[①]。

(2) 患者若病灶大，有蒂，或有复发的顽固性病灶可行物理治疗及手术治疗，如激光、微波、冷冻、电灼等。巨大的尖锐湿疣可直接行手术切除湿疣主体，待痊愈后再采用药物局部治疗。

(3) 妊娠近足月或足月病灶局限于外阴者，可行冷冻或手术切除病灶，经阴道分娩；患者的病灶广泛，存在于外阴、阴道、宫颈，或巨大病灶堵塞软产道时，均应行剖宫产术结束分娩。

(4) 患者配偶或性伴侣需要同时接受治疗。

(5) 患者使用药物外涂时，要保护好正常部位的皮肤不受损伤。

四、健康教育

(1) 嘱患者保持外阴清洁卫生，避免混乱的性生活。

(2) 指导患者贯彻预防为主的原则，并强调配偶或性伴侣同时治疗。

(3) 嘱患者要把被污染的衣裤、生活用品进行及时消毒。

第七节　淋病

淋病是最常见且发病率最高的女性性传播疾病，居我国性传播疾病首位。该病任何年龄均可发生，多见于20~30岁，以有性生活史的妇女多见。

一、病因

淋病由革兰染色阴性的淋病奈瑟菌（简称淋菌）所引起。淋菌喜潮湿，怕干燥，最适宜的温度为35~36 ℃，在微湿的衣裤、毛巾和被褥中可生存10~17小时，离体

① 张瑞花．PDCA循环结合多媒体技术在产科护理实训教学中的应用[J]. 实用临床医药杂志，2014，18(10)：136–138.

后在完全干燥的情况下1~2小时死亡。一般消毒剂或肥皂均能使其迅速灭活。淋菌主要侵袭生殖、泌尿系统黏膜的柱状上皮和移行上皮。

二、传播途径

(一)直接传播

性生活是淋病的主要传播途径。成人淋病绝大多数是通过性生活经黏膜受感染，多为男性先感染淋菌后再传播给女性，可波及尿道、尿道旁腺和前庭大腺处，以宫颈管受感染最为多见。

(二)间接传播

接触患者污染的衣物、床上用品、浴盆、坐便器垫及消毒不严格的检查器械等可间接传播。幼女可通过间接途径，如接触染菌衣物、毛巾、床单、浴盆等物品及消毒不彻底的检查器械感染外阴和阴道，所占比例很小。

(三)其他

产妇分娩时经产道传给新生儿致新生儿感染结膜炎。

三、护理

(一)护理评估

1. 健康史

了解患者的个人卫生习惯、有无不洁性交史和性生活紊乱史。

2. 身体状况

淋病的潜伏期为3~7日，有60%~70%的患者无症状，易被忽视或致他人感染。感染初期病变局限于生殖道和泌尿道，随病情发展可累及上生殖道。按病理过程分为急性和慢性两种。

(1)急性淋病。患者在感染淋病后1~14日出现尿频、尿急和尿痛等急性尿道炎的症状，白带增多呈黄色、脓性，外阴部红肿、有灼热样痛。继而出现前庭大腺炎、急性宫颈炎。如果病程发展至上生殖道时，可发生子宫内膜炎、急性输卵管炎及积脓、输卵管卵巢脓肿、盆腔脓肿、弥漫性腹膜炎，甚至中毒性休克。

(2)慢性淋病。急性淋病未经治疗或治疗不彻底可逐渐转为慢性淋病。淋菌虽不存在于生殖道的分泌物中，但可长期潜伏在尿道旁腺、前庭大腺或宫颈黏膜腺体

 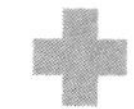

深处，作为病灶可引起反复急性发作。

3. 辅助检查

（1）涂片检查。取尿道或宫颈脓性分泌物染色涂片，在核心细胞内见到多个革兰阴性双球菌即可初步诊断 ①。

（2）宫颈管分泌物淋菌培养。对涂片可疑或临床表现可疑但涂片呈阴性者，再做分泌物培养。

4. 治疗要点

治疗原则为尽早彻底治疗。急性淋病者以药物治疗为主；慢性淋病者单纯药物治疗效果差，应采用综合疗法，包括支持疗法、对症处理、物理疗法和手术治疗等。

（二）护理措施

1. 一般护理

做好严密的床边隔离。将患者接触过的生活用品进行严格的消毒灭菌，防止交叉感染。

2. 心理护理

尊重患者，给予适当的关心、安慰，解除患者求医的顾虑；帮助患者树立治愈的信心。

3. 治疗护理

（1）急性淋病者以药物治疗为主，首选头孢曲松钠，加用红霉素、阿奇霉素或多西环素，夫妻双方同治。

（2）慢性淋病者单纯药物治疗效果差，需要采用综合治疗方案，包括支持疗法、对症处理、物理疗法、封闭疗法或手术治疗等。

（3）孕期禁用喹诺酮类药物。淋病孕妇娩出的新生儿应用 1% 硝酸银液滴眼，预防淋菌性眼炎，并预防性使用头孢曲松钠。

四、健康教育

（1）治疗期间，患者严禁性生活，一般治疗后 7 日复查分泌物，以后每月查 1 次，连续 3 次结果为阴性，方能确定治愈。

（2）因为淋病患者有同时感染滴虫和梅毒的可能，所以随访应同时监测阴道滴虫、梅毒血清反应。

（3）教会患者自行消毒隔离的方法。患者的内裤、浴盆和毛巾应煮沸消毒 5~10

---

① 廖雪梅 . 应用课前微课学习资源对高职护生自主学习能力培养的研究 [J]. 卫生职业教育，2016，34（18）：3–4.

分钟，患者所接触的物品及器具宜用 1% 的石炭酸溶液浸泡。

(4) 在淋病高发地区，孕妇应于产前做常规筛查淋菌，最好在妊娠早、中、晚期各做一次宫颈分泌物涂片镜检淋菌，进行淋菌培养，以便及时确诊并得到彻底治疗。

(5) 患者的配偶或性伴侣同时治疗。

第八节 梅毒

一、病因

梅毒是由苍白密螺旋体引起的慢性全身性的性传播疾病。苍白密螺旋体在体外干燥条件下不易生存，一般消毒剂及肥皂水可杀灭。

二、传播途径

(1) 直接传播。性生活是主要传播途径。

(2) 间接传播。梅毒通过输血、哺乳、衣裤、接吻、握手可间接传播。

(3) 垂直传播。妊娠的梅毒患者可通过胎盘传给胎儿，引起晚期流产、早产、死产或分娩先天梅毒儿，也可通过产道感染新生儿。

三、护理

(一) 护理评估

1. 健康史

评估性伴侣及患者本人有无性生活紊乱史；性伴侣有无梅毒病史及治疗史；疑为先天梅毒者，询问其生母有无梅毒病史。

2. 身体状况

梅毒的潜伏期为 2~4 周，早期主要表现为皮肤黏膜受损，晚期可侵犯心血管、神经系统等重要脏器，造成劳动力丧失甚至死亡。根据梅毒的症状、体征和发展经过可分为三期。

(1) 一期梅毒。一期梅毒又称为硬下疳。①症状：外阴、阴唇、阴蒂、子宫颈等部位出现无痛性红色炎性结节；②体征：大部分发生于生殖器部位，多在大小阴唇、阴蒂等部位。呈圆形，1 cm 左右，表面呈表浅性溃疡，边缘整齐、隆起。经 3~8 周后常可自行愈合。

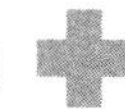

（2）二期梅毒。①症状：一期梅毒自然愈合后1~3个月出现皮肤黏膜的广泛病变，即梅毒疹，并可见骨骼、心血管和神经系统等病变。②体征：躯干、四肢、面部、前额部出现梅毒疹，表现为斑丘疹、滤疱疹或脓疱疹。

（3）三期梅毒。一类发生于皮肤、黏膜和骨骼，不危及生命，称为良性晚期梅毒；一类则累及心血管、神经系统等，称为恶性晚期梅毒。

3. 心理社会评估

患者易遭遇社会及家庭的歧视，缺乏对梅毒相关知识的认知，或对其了解不透，因此易产生恐惧，故应评估患者及其性伴侣的认知程度及心理状态。

4. 辅助检查

（1）病原体检查。在一期梅毒的硬下疳部位取少许血清，放于玻片上，置暗视野显微镜下观察，依据苍白密螺旋体强折光性和运动方式进行检测，对早期梅毒的诊断有重要意义。

（2）快速血清反应素试验。此检查对于二期、三期梅毒，以及判断梅毒的发展、痊愈及判断药物的疗效有重要意义。

（3）神经梅毒需做脑脊液检查(CSF)。对于晚期梅毒患者，当出现神经症状，经过驱梅治疗无效时，应做脑脊液检查。

5. 治疗要点

治疗原则是早期明确诊断，及时治疗，用药足量，疗程规则。

（1）早期梅毒(包括一、二期梅毒及早期潜伏梅毒)。采用苄星青霉素240万U分两侧臀部肌注，每周1次，共2~3次。青霉素过敏者应用盐酸四环素500 mg，每日4次口服，连用15日。

（2）晚期梅毒(包括三期皮肤、黏膜、骨骼梅毒，晚期潜伏梅毒)及二期复发梅毒。采用苄星青霉素240万U分两侧臀部肌注，每周1次，共3次。青霉素过敏者应用盐酸四环素500 mg，每日4次口服，连用30日[①]。

(二)护理措施

1. 一般护理

嘱患者卧床休息，保持外阴清洁，做好严密的床边隔离。将患者接触过的生活用品进行严格的消毒灭菌，污染的手需经消毒液浸泡消毒等，防止交叉感染。

2. 心理护理

正确对待患者，尊重患者，帮助患者建立治愈的信心和生活的勇气。

① 邓蓓蓓．微信平台在妇产科临床护理实习带教中的应用[J].中国继续医学教育，2019，11(23)：20–22.

3. 病情观察

观察外阴、阴唇、阴蒂、子宫颈等部位出现的无痛性红色炎性结节以及皮肤黏膜的梅毒疹等。

4. 治疗护理

治疗期间，患者应避免性生活，同时性伴侣也应接受检查及治疗。

四、健康教育

指导患者治疗期间禁性生活，性伴侣同时进行检查及治疗，治疗后进行随访，第一年每三个月复查一次，以后每半年复查一次，连续 2~3 年。如果发现血清由阴性变为阳性或滴定度升高 4 倍或症状复发，应加倍量治疗。

第九节　获得性免疫缺陷综合征

获得性免疫缺陷综合征又称艾滋病，是由人类免疫缺陷病毒 (HIV) 引起的一种以人体免疫能力严重损害为临床特征的性传播疾病。病人机体完全丧失抵御各种微生物侵袭的能力，极易遭受各种机会性感染及多种罕见肿瘤，死亡率高，确诊后一年病死率为 50%。

一、病因

HIV 感染引起机体 T 淋巴细胞损害，导致持续性免疫缺陷，患者机体完全丧失抵御各种微生物侵袭的能力，极易遭受各种机会性感染及多种罕见肿瘤。

二、传播途径

HIV 主要存在于感染者的体液，如血液、精液、阴道分泌物、眼液、尿液、乳汁、脑脊液中。

(1) 通过性接触直接传播，包括同性性接触和异性性接触。

(2) 通过感染 HIV 的注射器和血制品的血行传播。

(3) 母婴通过胎盘垂直传播，分娩时经阴道传播和出生后母乳传播。

三、护理

(一) 护理评估

1. 健康史

评估患者有无性生活紊乱史，有无其他性病史，是否有接受血制品史，性伴侣是否已证实感染 HIV，是否来自 HIV 高发区。

2. 身体状况

艾滋病的潜伏期为 6 个月至 5 年或更长，儿童最短，妇女最长。艾滋病患者早期常无明显异常，部分患者有原因不明的淋巴结肿大，颈、腋窝最明显。发病后，表现为全身性、进行性病变，主要表现为以下几个方面。

(1) 机会性感染。感染范围广，发生率高，病原体多为正常宿主中罕见的、对生命威胁大的病原体。主要病原体为卡氏肺囊虫、弓形体、隐球菌、假丝酵母菌、巨细胞病毒、疱疹病毒等。患者起病缓慢，全身表现为原因不明的发热、乏力、不适、消瘦；呼吸系统表现为发热、咳嗽、胸痛、呼吸困难等；中枢神经系统表现为头痛、人格改变、意识障碍、局限性感觉障碍及运动神经障碍；消化系统表现为慢性腹泻、体重下降，严重者电解质紊乱，酸中毒死亡。

(2) 恶性肿瘤。卡氏肉瘤最常见，多见于壮年。肉瘤呈多灶性，除发生皮肤广泛损害外，常累及口腔、直肠和淋巴。

(3) 皮肤表现。口腔、咽喉、食道、腹股沟、肛周等部位感染。

3. 心理社会评估

患者易遭到家庭及社会的歧视，易产生报复心理；缺乏对 HIV 相关知识的认知，或对其了解不透而恐惧，因此易产生自杀的念头；由于目前尚无治疗良方，易产生焦虑、抑郁、情感异常反应等心理障碍。

4. 辅助检查

(1) HIV 抗体检测。初筛试验包括酶联免疫吸附试验和颗粒凝集试验；确认试验包括免疫印迹试验。

(2) 病毒分离培养。病毒分离培养是诊断 HIV 感染最可靠的方法，但敏感度低。

(3) 病毒相关抗原检测。双抗体夹心法检测 HIV 相关抗原 ①。

(4) 核酸检测。聚合酶链式反应 (PCR) 技术检测血浆中 HIV 和核糖核酸 (RNA)。

---

① 黄瑜，梁青莲，黄美华等 . 微信平台在妇产科临床护理实习带教中的应用 [J]. 广西医学，2018，40(13)：1509–1510.

5. 治疗要点

目前无特效药物，多为对症治疗。常用的药物为抗病毒药物、干扰素和免疫刺激剂等。

(二) 护理措施

1. 一般护理

在护理过程中，医护人员与患者及其家人、朋友一起学习艾滋病的相关知识，帮助他们正确认识和对待艾滋病。

2. 心理护理

对 HIV 感染和艾滋病患者给予积极的心理护理和心理治疗。

3. 病情观察

观察 HIV 感染和艾滋病患者有无发热、乏力、消瘦、咳嗽、胸痛、头痛等症状。

4. 治疗护理

目前无治愈方法，主要采用抗病毒药物及一般对症治疗。HIV 疫苗及免疫球蛋白正在研制中。

(1) 药物治疗护理。抗 HIV 药物有较严重的不良反应，可出现恶心、呕吐、发热、头痛等症状，还可引起肝功能损害及骨髓抑制，同时抗病毒药需连续用药才能达到效果。

(2) 对症护理。对患者出现的各种症状，如发热、乏力、腹泻、疼痛等进行对症处理，密切观察患者的病情变化。

(3) 防止继发感染。加强口腔护理及皮肤护理，预防感染的发生。

(4) 新生儿哺乳。母亲感染 HIV，禁止哺乳，采用人工喂养。

四、健康教育

(1) 积极、科学地宣传艾滋病的防治知识，帮助人们建立健康的生活方式。

(2) 尽量使用国产血液制品，用进口血液制品需经 HIV 检测合格。

(3) 采取自我保护措施，医护人员避免针头、机械刺伤皮肤，用 1∶10～1∶100 次氯酸钠液擦拭物品表面。

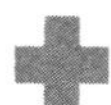

第七章　月经失调病人的护理

月经失调为妇科常见病，是由于神经内分泌调节紊乱引起的异常子宫出血，而全身及内外生殖器官无器质性病变存在。

第一节　功能失调性子宫出血病人的护理

一、功能失调性子宫出血概述

功能失调性子宫出血（简称功血），主要表现为反复的不正常的子宫出血，为妇科的常见病。它是由于调节生殖的神经内分泌机制发生紊乱引起的，而不是全身及内外生殖器官有器质性病变。功血可发生于月经初潮至绝经期的任何年龄，50% 的病人发生于绝经前期，30% 发生于育龄期，20% 发生于青春期。常表现为月经周期长短不一、经期延长、经量过多，甚至不规则阴道流血。功血可分为排卵性和无排卵性两类。

二、病因

体内外任何因素都可影响下丘脑 - 垂体 - 卵巢轴的调节功能，常见的因素有精神紧张、恐惧、气候和环境骤变、过度劳累、营养不良及全身性疾病的影响，使卵巢功能失调、性激素分泌失常，致使子宫内膜失去正常的周期性变化，出现一系列月经紊乱的现象。在整个月经周期中，上述任何干扰因素阻碍下丘脑对垂体的控制，不能形成 FSH 与 LH 的峰状分泌，致使卵巢不能排卵，出现无排卵性功血。有时虽有排卵，但早期的 FSH 水平不高，卵泡发育延迟，致使黄体期的 LH 水平相对不足。出现黄体功能不足的有排卵性功血；也有 FSH 水平正常，但 LH 水平相对不足或持久分泌，出现内膜脱落不全的有排卵性功血。

三、护理评估

(一) 健康史

询问病人的年龄、月经史和婚育史。详细询问出血病史，如出血时间、出血量、出血持续时间、出血性状，以及出血前是否有停经史等。了解其对工作、学习和生活是否满意，以掌握因意外事件、精神紧张、忧虑、考试竞争、气候和环境骤变、过度劳累等对性腺轴不良刺激的情况。了解病人以往是否有此病史或其他的慢性病史，如血液病、肝病、代谢性疾病等，以往曾治疗此病的治疗方案、疗效和副作用。

(二) 临床分类及表现

1. 无排卵性功血

功血约有 85% 是无排卵性功血，多见于青春期与更年期，由于下丘脑 - 垂体 - 卵巢轴尚未发育成熟或衰退，卵巢虽能分泌雌激素，卵泡亦发育，但因不能形成正常月经周期时的 FSH 和 LH 高峰，使卵泡不能继续发育成熟，没有排卵，卵巢不能分泌孕激素，没有黄体形成，以致月经紊乱。

主要表现为月经周期或经期长短不一，出血量异常。有时先有数周或数月停经，然后有大量阴道流血，持续 2 ~ 3 周或更长时间，不易自止；也有长时间少量出血，但淋漓不净。经期无下腹痛，常伴有贫血，妇科检查无异常。

2. 有排卵性功血

有排卵性功血较无排卵性功血少见，多见于生育期，都有排卵功能，但黄体功能异常。常见的有两种类型：一种是黄体功能不足，因为黄体期孕激素分泌不足，或黄体过早衰退，使子宫内膜分泌反应不良；另一种是子宫内膜不规则脱落，虽然黄体发育良好，但萎缩过程延长，使子宫内膜脱落不全。

一般表现为月经周期正常或缩短，但经期延长。黄体功能不足时，月经周期可缩短至 3 周，且经期前点滴出血。子宫内膜不规则脱落时，月经周期正常，但经期延长达 9 ~ 10 天，且出血量较多。

(三) 辅助检查

1. 诊断性刮宫（简称诊刮）

诊刮术一方面能刮取内膜组织送病理检查，能明确诊断；另一方面将内膜全部刮净后达到止血的目的，兼有治疗的作用。诊刮时须注意宫腔大小、形态、宫壁的光滑程度以及刮出组织的性质和量，须搔刮整个宫腔，以排除子宫内膜病变。

需了解排卵或黄体功能时，应在月经前期或月经来潮6小时内刮宫。病理检查报告子宫内膜见增生期反应或增生过长，无分泌期，提示无排卵性功血；病理报告子宫内膜见分泌期反应，提示黄体功能不足，需了解子宫内膜脱落情况，应在月经第五天刮宫。病理报告子宫内膜仍见到分泌期反应，且与出血期和增生期内膜并存。需止血时，则任何时间都可刮宫。

2. 基础体温测定

基础体温测定是观察排卵的最简易可行的方法。基础体温呈单相型，提示无排卵；基础体温呈双相型，但排卵后体温上升缓慢且幅度偏低，升高时间较短，9~11天即下降，提示黄体功能不全；基础体温呈双相型，但下降缓慢，提示子宫内膜不规则脱落。

3. 宫颈黏液结晶检查

月经前出现羊齿状结晶，提示无排卵。

4. 阴道脱落细胞涂片检查

月经前见底层细胞增生，表层细胞出现角化，整个上皮的厚度增加，此为雌激素中、重度影响的现象，提示无排卵性功血；如见到脱落的阴道上皮细胞为中层或角化前细胞，但缺乏典型的细胞堆集和皱褶，此为孕激素不足的现象，提示黄体功能不足。

5. 激素测定

可通过血、尿标本测定体内的性激素和神经内分泌激素，了解下丘脑－垂体－卵巢轴的功能。

6. 宫腔镜检查

利用宫腔镜检查可见到子宫内膜的情况、宫腔表面的光滑程度，还可在直视下选择病变区域进行活检，比盲目地刮取内膜的诊断方法价值更高。

（四）心理社会评估

青春期的病人一怕影响学业，二因害羞而不及时就诊，反而因长期大出血而产生焦虑和无助感；育龄期的病人总认为下次会好转而一拖再拖，往往是严重贫血晕倒后才被家属急送医院，对住院治疗一怕影响工作，二愁增加开支，三忧家中无人照顾而不安心住院治疗；更年期的病人担心是否会恶变而到处咨询。

（五）治疗原则

无排卵性功血：青春期病人以止血、调整月经周期促进排卵为主；围绝经期病人以止血和调整月经周期为主。

1. 止血

要求在6小时内明显见效，24～48小时内止血。

(1) 药物止血

① 孕激素内膜脱落法。孕激素内膜脱落法即药物刮宫法，适用于有一定雌激素水平，而孕激素不足的患者。给足量的孕激素，常用黄体酮10～20 mg，每日肌注，连续5天，用药后使增生过长的子宫内膜转化为分泌期，停药后内膜脱落，出现撤药性出血。当出现撤药性出血时，出血量很多，故只适用于血红蛋白大于60～70 g/L的病人。

② 雌激素内膜生长法。雌激素内膜生长法适用于无排卵性的青春期或未婚者的功血。大剂量雌激素能快速升高体内雌激素水平，使子宫内膜生长，达到短期内修复创面和止血的目的。

③ 雄激素。雄激素适用于围绝经期的功血，有拮抗雌激素的作用，能增强子宫平滑肌及子宫血管的张力，减轻盆腔充血，从而减少出血量。因雄激素不能立即改变子宫内膜脱落的过程，也不能迅速修复内膜，故单独应用效果不佳。

(2) 诊断性刮宫

围绝经期功血的病人在用激素治疗前宜常规行诊刮术，以排除宫腔内器质性病变。刮出的子宫内膜送病理检查，可协助明确诊断和指导用药。但对未婚者不宜选用。

2. 调整月经周期

使用性激素人为地控制出血量，并形成有规律的月经周期，是治疗功血的一项过渡性措施，其目的一方面为暂时抑制病人自身的下丘脑－垂体－卵巢轴，借以恢复正常月经的内分泌调节；另一方面直接作用于生殖器官，使子宫内膜发生周期性变化，能按预期时间脱落，且出血量不多。在调整阶段，病人能摆脱因大出血而带来的精神上的忧虑或恐惧，同时有机会改善病人的机体状况。一般连续用药3个周期。常用的调整月经周期的方法有：

(1) 雌激素和孕激素序贯法（人工周期）。模拟自然月经周期中卵巢的内分泌变化，使子宫内膜发生相应变化，引起周期性脱落。适用于青春期功血的病人。一般连续使用2～3个周期后，即能自发排卵。

(2) 雌激素和孕激素合并应用。雌激素使子宫内膜再生修复，孕激素可限制雌激素引起的内膜增生过长，适用于育龄期（计划生育者）与更年期功血的病人。

(3) 孕激素和雄激素合并法。该法适用于更年期功血的病人。

3. 促进排卵

(1) 氯米芬。氯米芬通过抑制内源性雌激素对下丘脑的负反馈，诱导促性腺激

素释放而诱发排卵。此药有较高的促排卵作用，适用于体内有一定雌激素水平的病人。一般连续用药3～4个周期，不宜长期连续用药，避免对垂体产生过度刺激，导致卵巢过度刺激综合征，或多排卵引起多胎妊娠。

（2）人绒毛膜促性腺激素（HCG）。HCG具有类似LH的作用而诱发排卵，适用于体内有一定水平FSH、并有中等水平雌激素的病人。用B型超声波监测卵泡发育到接近成熟时，或于月经周期第9～10天，HCG1000μ肌注，次日2000μ，第三日5000μ，可引起排卵。

（3）雌激素。雌激素适用于月经稀少且雌激素水平低下的病人，以小剂量雌激素做周期疗法。于月经第六天起，每晚口服己烯雌酚0.125～0.25 mg，连续20天为一周期，连续用3～6个周期。

有排卵性功血的治疗：以调整黄体功能为主。

1. 黄体功能不足的治疗方法

（1）促进卵泡发育。针对发生的原因，调整性腺轴功能，促使卵泡发育和排卵，以利形成正常的黄体。首选氯底酚胺，适用于黄体功能不足的卵泡期过长的病人。

（2）黄体功能刺激疗法。该法常用HCG以促进和支持黄体功能。于基础体温上升后开始，HCG2000～3000μ隔天肌注，共5次。

（3）黄体功能替代疗法。该法于排卵后开始应用黄体酮10 mg，每日肌注，共10～14天，以补充黄体分泌的黄体酮不足。用药后月经周期正常，出血量减少。

2. 子宫内膜不规则脱落所用的药物

（1）孕激素。孕激素调节下丘脑－垂体－卵巢轴的反馈功能，使黄体及时萎缩，内膜较完整脱落。于下次月经前第8～10天起，黄体酮20 mg，每日肌注，或甲羟孕酮（安宫黄体酮）10～12 mg，共5天。

（2）HCG。HCG有促进黄体功能的作用。用法同黄体功能不全采用的方法。

四、可能的护理诊断和医护合作性问题

（1）精神困扰。精神困扰指对治疗的道德和伦理方面的含义产生怀疑，与心身发育尚未成熟有关。

（2）照顾者角色障碍。照顾者角色障碍是指照顾者感到与自己在生活中担任的角色有冲突，与照顾者健康欠佳、应对方式有关。

（3）知识缺乏。患者由于缺乏对疾病的认识而表现出反复、过分地寻求咨询，与错误理解信息有关。

（4）潜在的并发症。潜在的并发症主要指失血性休克，与长期月经紊乱有关。

（5）有感染的危险。感染危险与严重贫血、第二道防线不完善、月经淋漓不尽、

未修复的内膜过久地暴露于环境的机会增加等有关。

五、计划与实施

(一) 预期目标

(1) 通过对本病有关医学知识的了解和健康教育后，病人摆脱了精神困扰，愿意参与治疗。

(2) 医护人员与病人及家属共同商量，在住院期间依靠社会支持系统暂时照顾其家庭事务，病人和家属乐意接受援助的方式，能安心住院治疗。

(3) 再次向病人讲解本病的诊断依据及经过，病人能接受目前的疾病诊断。

(4) 经过积极的治疗，保证病人营养的摄入，未发生失血性休克的现象。

(5) 加强会阴护理，教会病人自我清洁的卫生技能，未发生生殖道感染。

(二) 计划与实施

(1) 针对主动限制摄入量、正在减肥的病人，让其明白短期性激素治疗不同于长期肾上腺皮质激素治疗，不会引起发胖，以及接受正规治疗与健康的辩证关系。并纠正有些人因偏食习惯而造成的营养不良，让其懂得长期营养不良是诱发本病的因素之一[①]。

(2) 针对照顾者角色障碍的病人，让其懂得住院能得到最快、最好的治疗，因而能最有效地治愈功血，才能早日恢复健康。说服病人和家属主动寻找能帮助病人照顾家务的社会支持系统人员（亲朋好友、街坊邻居、领导同事、子女的教师等）。

(3) 针对害怕误诊的病人，详细了解其发病经过和症状，让其阅读实验室报告。医护人员为其讲解报告的临床意义，并帮助其排除恶变的症状，甚至可将有关书籍借给其仔细阅读理解，或请主治医生再次与病人讲解病情及诊断依据。

(4) 记录出血量。嘱病人保留卫生巾、尿垫及内裤等，便于准确估计失血量，为及时补充体液和血液提供依据。对严重出血的病人需按时观察血压、脉搏、呼吸、尿量，并督促其卧床休息且不单独起床，以防发生晕倒受伤。对于给予静脉输液，做好配血、输血的准备；对于发生出血性休克，要积极配合医生进行抗休克治疗。

(5) 正确给药。严格执行性激素给药的护理措施：①重点交班，治疗牌醒目标记；②按量按时给药，不得随意停药或漏药，让病人懂得维持血液内药物浓度的恒定可避免造成意外的阴道出血；③必须按规定在血止后开始减量，每 3 天减去原剂

---

① 黄瑜，梁青莲，黄美华等 . 微信平台在妇产科临床护理实习带教中的应用 [J]. 广西医学，2018，40(13)：1509-1510.

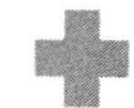

量的 1/3 量；④让病人懂得药物维持量是以停药后 3 ~ 5 天发生撤药性出血，以上一次月经时间为参考依据而制定的，要坚持服完维持量；⑤告知病人及家属，若治疗期间有不规则阴道出血，应及时汇报值班护士或医生，必须立即做出处理。

（6）预防感染。做好会阴护理，并教会病人使用消毒的卫生巾或会阴垫，保持内裤和床单的清洁，每晚用 PP 液（1∶5000 高锰酸钾）清洁外阴，以防逆行感染。观察与生殖器感染有关的体征，如宫体压痛，卫生巾、外阴有无臭味，体温、脉搏、呼吸、白细胞计数和分类的报告，一旦有感染症状，及时与医生联系，加用抗生素治疗。

（7）补充营养。成人体内大约每 100 ml 血液含铁 50 mg ，因此每天应从食物中吸收 0.7 ~ 2.0 mg 铁，功血病人更应增加铁剂的摄入量。根据病人喜爱的食品，推荐富铁剂的食谱，若是青春期病人可多食猪肝、禽蛋类食品；更年期病人则可多食鱼虾、新鲜水果和蔬菜类等低胆固醇、高铁剂的食品。下列食品中含铁剂 0.7 ~ 2.0 mg: 牛奶 700 ~ 2000 g；瘦猪肉 29 ~ 83 g；猪肝 3 ~ 8 g；鸭蛋 22 ~ 63 g；带鱼 63 ~ 182 g；鲤鱼 44 ~ 125 g；苋菜 15 ~ 42 g；黄豆 6 ~ 18 g；榨菜 10 ~ 30 g；土豆 77 ~ 222 g；黄瓜或西红柿 175 ~ 500 g。同时再注意添加大量的维生素，补充锌剂，以促进病人尽可能地在短期内纠正贫血。

（三）健康指导

针对不同年龄期的病人讲解其发病的机制、国内外对此病的最新研究信息、正规治疗的整体方案、疗程的时间，写出书面的用药方法及时间表，尤其强调擅自停药或不正规用药的副作用。

六、护理评价

（1）青春期病人愿意接受治疗。

（2）育龄期病人得到社会支持系统的帮助，能安心住院治疗。

（3）围绝经期病人能讲述本病大致的发病机制和临床表现，积极配合治疗。

（4）病人能陈述营养不良与本病发生的关系，能执行推荐的食谱。

（5）未发生生殖道或全身的感染。

第二节 闭经病人的护理

一、闭经病人护理概述

月经停止6个月称为闭经，它是妇科疾病的一种常见症状，而不是疾病。通常把闭经分为原发性和继发性两类：前者是指女性年满18岁或第二性征发育成熟两年以上，仍无月经来潮者；后者是指曾有规律的月经周期，后因某种病理性原因而月经停止6个月以上者。根据发生的原因，闭经又可分为生理性和病理性两类：凡青春期前、妊娠期、哺乳期和绝经期后的停经，均属生理性闭经；因下丘脑-垂体-卵巢性腺和靶器官子宫，任何一个环节发生问题导致的闭经为病理性闭经。

二、病因及分类

正常月经周期的建立与维持依赖于下丘脑-垂体-卵巢轴的神经内分泌调节和靶器官子宫内膜对卵巢性激素的周期性反应，如果其中一个环节功能失调就会导致月经紊乱，严重时发生闭经。根据闭经的常见原因，按病变部位分为以下几类。

(一) 子宫性闭经

子宫性闭经的原因在于子宫，即月经调节功能正常，卵巢亦正常，但子宫内膜对卵巢性激素不能产生正常的反应。因子宫发育不全或缺如、子宫内膜炎、子宫内膜损伤或粘连和子宫切除后或宫腔内放射治疗后等所致的闭经。

(二) 卵巢性闭经

卵巢性闭经的原因在于卵巢，因卵巢发育异常，或卵巢功能异常使卵巢的性激素水平低下，不能作用于子宫内膜发生周期性变化所致的闭经。如因先天性卵巢未发育或仅呈条索状无功能的实体、卵巢功能早衰、卵巢切除后或放射治疗后组织破坏和卵巢功能性肿瘤等所致的闭经。

(三) 垂体性闭经

病变主要在垂体，垂体前叶器质性病变或功能失调都会影响促性腺激素的分泌，继而导致卵巢性闭经。如垂体梗死的席汉综合征、原发性垂体促性腺功能低下和垂体肿瘤等所致的闭经。

（四）下丘脑性闭经

下丘脑性闭经是最常见的一类闭经，因中枢神经系统的下丘脑功能失调而影响垂体，继而引起卵巢性闭经。如环境骤变、精神创伤等外界不良的精神或神经刺激因素作用于下丘脑 - 垂体 - 卵巢轴，影响卵泡成熟导致闭经；神经性畏食和长期消耗性疾病的严重营养不良，影响下丘脑合成和分泌 GnRH 与生长激素，进而抑制促性腺激素、性腺功能下降所致的原发性或继发性的闭经；下丘脑的生乳素抑制因子或多巴胺减少和 GnRH 分泌不足所致的闭经溢乳综合征；下丘脑 - 垂体 - 卵巢轴的功能紊乱，LH/FSH 比率偏高，卵巢产生的雄激素太多，而雌激素相对较少所致的无排卵性多囊卵巢综合征的闭经；剧烈运动后 GnRH 分泌减少，再加运动员的肌肉 / 脂肪比率增加或总体脂肪减少使月经异常，进而导致闭经；甲状腺功能减退、肾上腺皮质功能亢进、肾上腺皮质肿瘤等其他内分泌功能异常所致的闭经。

三、护理评估

（一）健康史

详细记录病人的初潮年龄、月经周期、经期和经量。对青春期病人了解闭经发生的时间和经过、曾经接受过哪些治疗及疗效，并且依据闭经的年龄区分原发性和继发性的闭经，询问自幼生长发育过程中有无先天性缺陷或其他疾病，以及家族史；对生育期病人详细了解生育史，尤其是闭经前是否有产后大出血史，是否与产后并发症有关，发病前有无任何导致闭经的外界不良因素的刺激，如精神因素、环境改变或各种疾病和服药情况等。

（二）身心状况

对病人进行全身体格检查，了解其身高、体重、四肢与躯干的比例等发育状况，有无畸形；了解其五官生长特征，观察精神状态、智力发育、营养和健康状态。此外，重点检查妇科内外生殖器的发育，有无先天性缺陷、畸形，第二性征的发育是否正常，如毛发分布、乳房发育及有无乳汁分泌等。

虽然闭经病人常无不适的症状，但精神压力却较大。生殖器发育不良的青春期女性因忧虑今后不能成婚或不能生育而产生自卑感；已婚育的妇女因发病而致性欲下降，影响正常的性生活，害怕破坏夫妻感情而内疚。大多数病人都因病程较长或反复治疗效果不佳，甚至得不到亲人的理解而感到悲哀、沮丧，因而对治疗失去信心。严重的病人影响食欲、睡眠等，诸多的不良心情反过来更加重了病情。

(三) 辅助检查

1. 子宫功能检查

可采用诊断性刮宫和子宫内膜活组织检查，或孕激素试验、雌激素试验，引起撤药性出血，以了解子宫内膜对卵巢性激素周期性变化的反应。通过子宫输卵管碘油造影，可了解子宫腔的形态、大小及输卵管通畅情况，也能诊断生殖系统发育不良、畸形等病变。在内腔镜检查直视下观察子宫、输卵管和卵巢的外形、子宫腔和内膜的病变，取内膜组织送病理检查，可诊断结核、宫腔粘连等。

2. 卵巢功能检查

(1) 测定基础体温。在月经周期的后两周基础体温较前升高 0.3～0.5℃，呈双相型，提示卵巢内有排卵和黄体形成。

(2) 阴道脱落细胞检查。表层细胞的百分率越高，则雌激素水平越高。

(3) 子宫颈黏液结晶检查。见羊齿状结晶越明显、越粗则雌激素水平越高；见成排的椭圆体，则提示在雌激素基础上已有孕激素的作用。

(4) 测定血中雌激素和孕激素含量的高低。提示卵巢功能的兴盛或衰退。

3. 垂体功能检查

采用血 FSH、LH、PRL 放射免疫测定。PRL 大于 25μg/L 时，需作头颅 X 线摄片或 CT 检查，排除垂体肿瘤；月经周期中 FSH 大于 40U/L，提示卵巢功能衰竭，LH 大于 25 U/L，高度怀疑多囊卵巢；当 FSH、LH 均小于 5U/L，提示垂体功能减退，病变可能在垂体或下丘脑。

垂体兴奋试验。注射促黄体素释放激素后，LH 含量升高，提示病因在下丘脑或以上部位；如果注射后 LH 值不上升，则提示病因可能在垂体。

蝶鞍 X 线摄片或 CT 检查能明确垂体肿瘤。

4. 其他检查

血 T_3、T_4 促甲状腺素（TSH）值异常，提示闭经可能与甲状腺功能异常有关；尿 17- 酮、17- 羟类固醇或血皮质醇值异常，则闭经可能与肾上腺功能异常有关。

(四) 闭经的诊断步骤

病人经询问病史、体格检查后，初步排除器质性病变和妊娠后，按步骤逐项检查。

(五) 处理原则

(1) 纠正全身健康状况，积极治疗慢性病。

(2) 针对病因治疗。

(3) 性激素替代疗法：

① 小剂量雌激素周期治疗。该法促进垂体功能，分泌黄体生成素，使雌激素升高，促进排卵。

② 雌、孕激素序贯疗法。该法有抑制下丘脑 - 垂体轴的作用，停药后可能恢复月经并出现排卵。

③ 雌、孕激素合并治疗。该法抑制垂体分泌促性腺激素，停药后出现反跳作用，使月经恢复及排卵。

④ 诱发排卵。卵巢功能未衰竭、又希望生育的病人，可根据临床情况选用促排卵的药物。

⑤ 溴隐亭的应用。溴隐亭适用于溢乳闭经综合征，其作用是抑制促催乳激素以减少催乳激素[①]。

四、可能的护理诊断和医护合作性问题

(1) 自我形象紊乱。自我形象紊乱是指患者害怕被其他人拒绝，与较长时期的闭经有关。

(2) 功能障碍性悲哀。该现象主要表现为患者诉说闭经带来的压抑和沮丧，与治疗效果反复、亲人不理解有关。

(3) 社交障碍。社交障碍患者自述无法获得满意的归属感，与闭经引起的自我概念紊乱有关。

(4) 营养失调——低于机体的需要量。该症状主要表现为体重低于理想状态的20%，与不合理的节食有关。

五、计划与实施

(一) 预期目标

(1) 病人懂得闭经的发生、治疗效果与本人的精神状态有较密切的关系，逐渐克服自卑感，最终能战胜自我，重塑自我。

(2) 病人家属理解闭经治疗的复杂性和病人的心情变化，学会更细微体贴地关心病人。

(3) 病人懂得营养不良与闭经的关系，放弃不合理的节食，配合诊治方案。

---

① 赵淑梅 . 微信平台在普外科护理带教中的应用研究 [J]. 卫生职业教育，2018，36(11)：87–88.

(二) 计划与实施

1. 建立护患关系。表现出医护人员应有的同情心，取得病人的信赖，鼓励病人逐渐地袒露心声，如对治疗的看法、对自我的评价、对生活的期望及面临的困难等。

2. 查找外界因素。引导病人回忆发病前不良因素的刺激，指导病人调整工作、生活节奏，建立病人认可的体育锻炼计划，增强适应环境改变的体能，学会自我排泄心理抑郁和协调人际关系的方法。

3. 指导合理用药。病人领到药后，向其说明每个药物的作用、服法以及可能出现的副作用等，并具体写清服药的时间、剂量和起始日期，最后评价病人的掌握程度，直到完全明白为止。

(三) 健康指导

向病人讲解医学知识，耐心讲述闭经发病原因的复杂性、诊断步骤的科学性以及实施检查的阶段性，只有了解这些知识才能取得准确的检查效果，对查明病因是有利的。对有接受能力的病人，可用简图表示下丘脑-垂体-卵巢性腺轴产生月经的原理，用示意图说明诊断步骤、诊断意义和实验所需的时间，使病人理解诊治的全过程，能耐心地按时、按需接受有关的检查。

六、护理评价

(1) 病人能得到家人的理解和关心，其压抑、自卑感逐渐有所改善，最终能战胜自我。

(2) 病人清楚诊断全过程，认真配合完成各项辅助检查。

(3) 原先形成的不良习惯正在不断地被克服，病人的身心状态得到改善，有信心坚持长期治疗。

第三节　围绝经期综合征病人的护理

一、围绝经期综合征病人护理概述

妇女生命的1/3是在绝经后度过的。绝经后，由于雌激素缺乏常可导致一系列的疾病，影响生活质量，甚至会缩短寿命。卵巢功能衰退呈渐进性，人们一直用“更年期”来形容这一渐进的变更时期。由于“更年期”定义含糊，1994年，WHO

提出废弃“更年期”一词，推荐采用“围绝经期”一词。围绝经期是女性从性成熟期逐渐进入老年期的过渡阶段，包括绝经前期、绝经期和绝经后期。绝经是指月经完全停止一年以上。据统计，目前我国的平均绝经年龄：城市妇女为49.5岁，乡村妇女为47.5岁。约1/3的围绝经期妇女能以神经内分泌的自我调节适应新的生理状态，一般无特殊症状；约2/3的妇女会出现一系列性激素减少引起的自主神经功能失调和精神神经等症状，称为围绝经期综合征。自20世纪50年代起，许多国家对绝经后激素替代治疗进行了大量的研究。目前，在有些国家已广泛应用激素替代治疗有症状的围绝经期妇女，还用于无症状的绝经后妇女，以达到预防疾病、提高生命质量和延长寿命的目的。

二、围绝经期的内分泌变化

最早的变化是卵巢功能衰退，而后出现下丘脑和垂体功能下降。在此阶段，卵巢渐趋停止排卵，雌激素水平下降，而促性腺激素分泌增加，但FSH/LH值仍小于1。绝经后，卵巢几乎停止分泌雌激素，只分泌雄激素；促性腺激素水平逐渐上升，而FSH上升比LH更明显，使FSH/LH值大于1。老年期，雌激素稳定于低水平，促性腺激素也略微下降。

（1）卵巢的变化。进入围绝经期，卵巢体积、质量均变小，血供减少，卵巢皮质变薄，所剩无几的原始卵泡也对促性腺激素不敏感，卵泡成熟受阻，以致不能排卵。

（2）性激素变化。由于围绝经期卵巢功能退化，雌激素水平下降，孕激素分泌停止，虽能分泌雄激素，也因卵巢内芳香化酶减少而不能转化为雌激素，故绝经后妇女体内仅有少量的以雌酮为主的雌激素。

（3）促性腺激素的变化。因围绝经期雌激素水平不足，对下丘脑、垂体的负反馈作用减弱，使垂体分泌较多的促性腺激素在绝经后2～3年达到最高峰，约持续10年，以后逐渐下降。

（4）催乳激素的变化。由于雌激素具有对肾上腺能耗竭的作用，可抑制下丘脑分泌催乳激素抑制因子，使PRL的分泌增加。绝经后，雌激素水平下降，使催乳激素抑制因子上升，致使PRL下降。

（5）促性腺激素释放激素的变化。绝经后GnRH的分泌增高，与LH相平行，表明下丘脑、垂体间仍保持良好的状态。

三、护理评估

1. 健康史

了解病人的年龄、月经史、有无月经紊乱史、血管舒缩症状是如何表现的；外阴、尿道口是否干燥甚至感染，有无萎缩的表现；还要了解有无腰背关节酸痛、身高下降，甚至易骨折等骨质疏松症状；是否有精神、神经方面的改变；以往是否有妇科手术史和放疗史。

2. 临床表现

更年期综合征一般持续 2 ~ 5 年，甚者 10 余年。

(1) 月经紊乱及闭经。绝经前 70% 的妇女出现月经紊乱，从月经周期缩短或延长、经量增多或减少，逐渐演变为周期延长、经量减少至闭经。少数人直接转为闭经。

(2) 血管舒缩症状。病人常见阵发性潮热、出汗、心悸、眩晕，这是卵巢功能减退的信号。典型的表现为无诱因、不自主的、阵发性的潮热、出汗，起自胸部皮肤阵阵发红，继而涌向头颈部，伴烘热感，随之出汗，持续时间为几秒至数分钟不等，后自行消退。

(3) 精神、神经症状。病人常表现为情绪不稳定、挑剔寻衅、抑郁多疑、注意力不集中、记忆力衰退、失眠、头痛等。少数人有精神病症状，不能自控，这种变化不能完全用雌激素水平下降来解释。

(4) 泌尿、生殖道的变化。外阴萎缩，阴道变短、干燥、弹性减弱、黏膜变薄，致性交疼痛，甚者见点状出血，易发生感染，出现白带黄色或带血丝，外阴烧灼样痛；宫颈萎缩变平，宫体缩小，盆底松弛；尿道缩短，黏膜变薄，尿道括约肌松弛，常有尿失禁；膀胱黏膜变薄，易反复发作膀胱炎；乳房萎缩、下垂。

(5) 心血管系统的变化。绝经后，冠心病发生率增高，多认为与雌激素下降致血胆固醇、低密度脂蛋白、甘油三酯上升及高密度脂蛋白下降有关，也有出现心悸、心前区疼痛，但无器质性病变，称为“假性心绞痛”。

(6) 骨质疏松。绝经后妇女因骨质丢失而变为疏松，骨小梁减少，最后可引起骨骼压缩，体格变小，甚者导致骨折，常发生于桡骨远端、股骨颈和椎体等部位。骨质疏松与雌激素分泌减少有关。因为雌激素可促进甲状腺分泌降钙素，它是一种强有力的骨质吸收抑制剂，一旦雌激素水平下降，致使骨质吸收增加。此外，甲状旁腺激素是刺激骨质吸收的主要激素。绝经后，甲状旁腺功能亢进，或由于雌激素下降使骨骼对甲状旁腺激素的敏感性增强，也促使骨吸收加剧。

3. 辅助检查

(1) 激素测定。围绝经期病人的血 E_2 不稳定，血 FSH 和 LH 升高，但 FSH 小于 LH；绝经后，血 E_2 低于卵泡早期水平，FSH 和 LH 升高超过正常排卵前峰值。

(2) 骨密度测定。围绝经期妇女出现骨密度改变。

(3) 妇科检查。早期时，阴道壁为充血性改变，发红；晚期时，血管减少，黏膜

 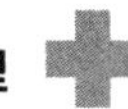

变薄，皱襞减少，弹性差，阴道、宫颈分泌物减少，易发生老年性阴道炎或尿路感染。子宫和卵巢均可萎缩。

4. 心理社会评估

围绝经期病人常因一系列不自主的血管舒缩症状和神经功能紊乱症状而影响日常工作和生活，可用改良的 Kupperman 的围绝经期综合征评分法评价其症状的程度。某些家庭、社会环境变化构成对围绝经期妇女身心的不良刺激，如丈夫工作变迁、自己工作负担加重或在竞争中力不从心甚至下岗、自己容貌或健康的改变、家庭主要成员重病或遭遇天灾人祸等，这些都导致了病人情绪低落，抑郁多疑。少数病人曾有过精神状态不稳定史，在围绝经期更易激动、多虑、失眠等，甚至表现为喜怒无常，被周围人误认为精神病，更加重了病人的心理压力，因而也就更渴望得到理解和帮助。

5. 治疗

(1) 一般治疗

围绝经期综合征可因精神、神经不稳定而加剧症状，故应先进行心理治疗，甚至必要时选用适量的镇静剂以利睡眠，如夜晚口服阿普唑仑（佳静安定）1 mg，和调节自主神经功能的谷维素，每天 30 ~ 60 mg。

(2) 雌激素和孕激素替代治疗

该法适用于因雌激素缺乏引起的老年性阴道炎、泌尿道感染、精神神经症状及骨质疏松的变化。治疗时，以剂量个体化、取最小有效量为佳，如大剂量单用雌激素 5 年，增加子宫内膜癌的发病率，但小剂量雌激素配伍孕激素，则能降低子宫内膜癌的发生。若有严重肝胆疾病、深静脉血栓性疾病和雌激素依赖性肿瘤的病人禁用。

①常用雌激素制剂。尼尔雌醇每次 1 ~ 2 mg ，半月 1 次；或戊酸雌二醇每天 1 ~ 4 mg；或利维爱每天 1.25 ~ 2.5 mg；或炔雌醇每天 5 ~ 25 mg，以上各药均为口服给药。近年来流行经皮给药，皮肤贴剂，每天释放 E_2 0.05 ~ 0.1 mg，每周更换 1 ~ 2 次；或爱斯妥霜剂，每天涂腹部 2.5 mg；皮下埋植 E_2 胶丸 25 ~ 100 mg，半年 1 次；结合雌激素、戊酸雌二醇、已烯雌酚均可阴道给药。

②配伍孕激素。有子宫的妇女必须配伍孕激素，以减少子宫内膜癌的发病危险。常用安宫黄体酮。服用尼尔雌醇时，每 3 ~ 6 个月加服安宫黄体酮 7 ~ 10 天，每天 6 ~ 10 mg。配伍方案有以下三种。

周期序贯治疗：每月服雌激素 23 ~ 26 天，在第 11 ~ 14 天起加用孕激素，共 10 ~ 14 天，两者同时停药 1 周，再开始下一周期的治疗。

连续序贯治疗：连续每天服雌激素不停，每月周期性加用孕激素 14 天。

连续联合治疗：每天同时服雌激素和孕激素连续不断，安宫黄体酮每天2～2.5 mg。

③单纯孕激素。有雌激素禁忌证的病人可单独用孕激素。已证实孕激素可缓解血管舒缩症状，延缓骨质丢失，若采用醋酸甲孕酮150 mg肌注，可减轻潮热出汗，能维持2～3个月。

四、可能的护理诊断和医护合作性问题

(1) 精神困扰。该问题主要表现为患者有偏见、易怒、焦虑等情感的变化，与围绝经期性激素紊乱有关。

(2) 性生活形态改变。该问题主要表现为性交痛、阴道分泌物减少及阴道变短，与缺乏应对健康状况改变的知识和技能有关。

(3) 自我形象紊乱。该问题主要表现为昔日风采不复存在、生殖道结构变化，与心理、文化上不认同衰老有关。

五、计划与实施

(一) 预期目标

(1) 病人能识别精神困扰的起因，学会自我调节不稳定情绪。

(2) 病人能掌握性激素替代治疗的具体方法，并懂得寻求性保健咨询。

(3) 病人能再塑老有所乐的生活观。

(二) 计划与实施

1. 潮热的护理

记录发生潮热的情形，以找出引发潮热的因素，加以避免。尽量采用多件式纽扣的穿着方式，当潮热时可以脱下，即使没有隐蔽处也可解开纽扣散热；当感到冷时，又能方便再穿上。避免过于激动而引发潮热。少食调味重、辛辣食品和兴奋性食品，以免发生潮热。幻想电扇、空调和冷毛巾擦拭等方法，借以缓解潮热。

2. 指导用药

使病人懂得补充性激素的目的、用药后效果及可能出现少量阴道出血、乳房胀、恶心等症状，多能自行消失。一旦未见好转到医院就诊，排除其他原因后，调整剂量。为解除围绝经期综合征，用药后症状消失即可停药；为防止骨质疏松，则需长期用药。与长期用药的病人商讨定期随访的计划，并具体书写药名、服用剂量、服用次数和日期，确认病人能掌握用法。

3. 预防阴道干燥

维持性生活或手淫的方式，有助于加强阴道的血液循环，并可维持组织的伸缩性；也可使用水溶性的润滑剂，以润滑阴道壁；必要时亦可试用雌激素软膏[①]。

4. 预防骨质疏松

鼓励病人参加适量的户外活动，如去环境安静、空气新鲜的场地散步和锻炼，阳光直接照射皮肤；增加钙质食品（鱼虾、牛奶、深绿色和白色蔬菜、豆制品、坚果类等），最好每天喝牛奶 500 ml，或服用保健钙。专家建议，围绝经期妇女每天从食品中摄取钙量应是 800 ~ 1000 mg；保健钙应在饭后 1 小时或睡前服用；若饮用牛奶有腹胀、腹泻等不适的病人，可改饮酸奶；必要时服用降钙素，有助于防止骨质丢失并预防自主神经功能紊乱的症状。

（三）健康指导

向病人介绍有关围绝经期综合征的医学常识，让病人了解这一生理过程，解除不必要的猜疑和烦恼。争取家庭成员和同事们的关心爱护，给病人创造一个良好的生活和工作的环境。同病人商讨有规律的生活和工作日程，保证病人充足的休息和睡眠。劝病人不要观看情节感人、刺激性强或忧伤的影视片。

六、护理评价

（1）病人能陈述围绝经期综合征的原因，逐渐学会控制情绪的方法。

（2）病人能复述用药的具体方法及注意事项，对围绝经期的性生活有了新的认识。

（3）病人不再害怕围绝经期综合征的不适，情绪稳定，对晚年生活充满信心。

① 刘德芬．翻转课堂模式在高职护理专业《妇产科护理学》教学中的应用——以“异位妊娠”教学内容为例 [J]. 科技资讯，2019，17(23)：156–158.

第八章　不孕症妇女的护理

第一节　不孕症

凡婚后未避孕、有正常性生活、同居1年而未妊娠者，称为不孕症。婚后未避孕而从未妊娠者称为原发不孕；曾有过妊娠而后未避孕连续1年不孕者称为继发不孕。夫妇一方有先天或后天生理解剖的缺陷，无法纠正而不能妊娠者，称为绝对不孕；夫妇一方因某种因素阻碍受孕，一旦得到纠正仍能受孕者，称为相对不孕。我国不孕症发病率为7%~10%。反复流产和异位妊娠而一直没有活婴，目前也属不孕不育范畴。

一、疾病概要

(一) 病因

影响受孕的因素包括女方、男方和男女双方。据调查，女方因素占40%，男方因素占30%~40%，男女双方因素占10%~20%。

1. 女方不孕因素

女方不孕因素包括输卵管、卵巢、子宫、宫颈和阴道因素，以输卵管因素和排卵障碍为多。

(1) 输卵管因素。输卵管因素是最常见的不孕因素，占女性不孕因素的1/2。输卵管具有运送精子、摄取卵子和把受精卵送入宫腔的作用，任何影响输卵管功能的情况都可能导致不孕。常见有：①慢性输卵管炎。输卵管渗出、粘连、堵塞可导致不孕，如衣原体、淋球菌及结核杆菌等引起的感染，阑尾炎或人工流产引起的继发感染等。②输卵管发育不良。输卵管肌层菲薄、纤细、输卵管纤毛缺如等。③子宫内膜异位症。异位内膜种植于输卵管等①。

(2) 卵巢因素。卵巢因素是指凡导致卵巢排卵功能障碍的因素。①卵巢病变。

① 仇成华．基于微信平台的混合式教学在手术室护生实习带教中的探索 [J]. 卫生职业教育，2017，35(22)：51–52.

 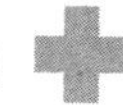

如先天性卵巢发育不全、多囊卵巢综合征、卵巢功能早衰、功能性卵巢肿瘤、卵巢不敏感综合征、卵巢子宫内膜异位囊肿等。②下丘脑 - 垂体 - 卵巢轴功能紊乱。包括下丘脑和垂体功能障碍引起无排卵。③全身性因素。如营养不良、压力、肥胖、甲状腺功能亢进、肾上腺功能异常及药物副作用等，影响卵巢功能，导致不排卵。

（3）子宫因素。子宫先天畸形或发育不良、子宫内膜炎、子宫内膜结核、宫腔粘连或子宫黏膜下肌瘤等均影响受精卵着床导致不孕。

（4）宫颈因素。宫颈管是精子上行的通道，其解剖结构和宫颈黏液的分泌性状与生育存在着密切关系。宫颈狭窄或先天性宫颈发育异常可以影响精子进入宫腔。宫腔感染、慢性宫颈炎改变了宫颈黏液的量和性状，不利于精子的活动和穿透，也可影响受孕。

（5）外阴、阴道因素。外阴、阴道发育异常或损伤后可影响性交并阻碍精子进入；患有严重阴道炎时，阴道 pH 值发生改变，降低了精子的活力，可影响受孕。

2. 男方不孕因素

男方不孕的因素主要有生精障碍和输精障碍。

（1）生精障碍和精液异常。先天性睾丸发育不全、腮腺炎并发睾丸炎、结核侵犯睾丸、隐睾引起曲细精管萎缩均影响精子产生；慢性中毒（吸烟、酗酒）、精神过度紧张及性生活过频等，会导致精子数量异常、活力减弱、形态异常及精液液化不全等。

（2）精子运送障碍。附睾或输精管炎症（如淋球菌、梅毒和结核等）和外伤等因素导致输精管阻塞；性生活障碍，如阳痿、早泄，往往不能使精子进入女性生殖道。

（3）免疫因素。男性体内产生对抗自身精子的抗体，使射出的精子发生自身凝集而不能通过宫颈黏液。

（4）内分泌功能障碍。如甲状腺功能减退、肾上腺皮质功能亢进及垂体功能减退等可影响精子产生而导致不孕。

3. 男女双方因素

（1）缺乏性生活的基本知识。男女双方因不了解生殖系统解剖和生理导致不正确的性生活。

（2）精神因素。夫妇双方过分期盼妊娠、精神过度紧张或过度焦虑者，都可能影响神经内分泌系统，从而影响卵巢功能，造成不孕。

（3）免疫因素。

① 同种免疫。精子、精浆或受精卵是抗原物质，被阴道或子宫内膜吸收后，通过免疫反应产生抗体，使精子与卵子不能结合或受精卵不能着床。

② 自身免疫。不孕妇女血清中存在透明带自身抗体，与透明带起反应后可阻止

精子穿透卵子，从而影响受精。

(4) 原因不明。有少数不孕夫妇经系统检查，各项指标都正常，不孕原因又无法明确。

(二) 治疗原则

1. 一般处理

病人要纠正营养不良和贫血，戒烟、戒毒、不酗酒，增强体质，促进健康；掌握性知识，学会自测基础体温，预测排卵，选择适当日期性交，性交次数适当，以增加受孕机会。

2. 病因处理

(1) 输卵管慢性炎症及阻塞的治疗。

① 一般疗法。可口服活血化瘀中药，中药保留灌肠，同时配合理疗等促进局部血液循环，消除炎症。

② 输卵管内注药。用地塞米松 5 mg，庆大霉素 8 万 U，加于 20 ml 生理盐水中，在 150 mmHg 压力下，以每分钟 1 ml 速度缓慢注入，有减轻局部充血、水肿，抑制纤维组织梗阻形成，达到溶解或软化粘连的目的。于月经干净后 2 ~ 3 日开始，每周两次，直到排卵期前，可连用 2 ~ 3 个周期。

③ 输卵管成形术。对不同部位输卵管阻塞可行造口术、吻合术及输卵管子宫移植术等，应用显微外科技术达到输卵管再通的目的。

(2) 卵巢肿瘤。卵巢肿瘤可影响内分泌或导致输卵管扭曲而致不孕，直径大于 5 cm 者，有手术探查指征，予以切除。

(3) 子宫病变。可针对不同的病变选择子宫肌瘤剔除、子宫纵隔切除、慢性宫颈炎物理治疗或局部治疗、宫颈息肉摘除等方法治疗。

(4) 阴道炎、生殖系统结核治疗。可行细菌培养及药敏试验指导治疗。

(5) 子宫内膜异位症。该病症影响妊娠各环节，可行保守治疗或腹腔镜下松解粘连，清除异位病灶。重症或复发者可考虑使用辅助生殖技术帮助妊娠。

3. 诱发排卵所用药物

(1) 氯米芬（CC）。氯米芬为首选促排卵药，适用于体内有一定雌激素水平者。从月经周期第五日起，每日口服 50 mg (最大剂量达 150 mg)，连用 5 日，3 个周期为 1 个疗程。排卵率高达 80%，受孕率为 30% ~ 40%。用药后 B 超监测卵泡，卵泡成熟后用 HCG 5000U 一次性肌注，36 ~ 40 小时后排卵。若用药后有排卵但黄体功能不全，可加用 HCG 5000U，每隔 3 日肌注 1 次；或用黄体酮每日 20 ~ 40 mg 肌注或口服。

（2）HCG。HCG 具有类似 LH 的作用，常在促排卵周期卵泡成熟后一次性肌注 HCG 5000 ~ 10000U，模拟内源性 LH 峰，诱导排卵。

（3）尿促性素（HMG）。尿促性素含有 FSH 和 LH 各 75U，促使卵泡生长发育、成熟。于月经周期第 2 ~ 3 日起，每日或隔日肌注 HMG 75 ~ 150U，直至卵泡发育成熟，加用 HCG 5000 ~ 10000U 一次性肌注，促进排卵及黄体形成。

（4）黄体生成素释放激素（LHRH）。LHRH 脉冲疗法适用于下丘脑性无排卵。采用微泵脉冲式静脉注射，脉冲间隔 90 分钟，连续用药 17 ~ 20 日可获得较好效果。

（5）溴隐亭。该药适用于高催乳素血症无排卵者。从每日 1.5 mg 开始，于进餐中间服用，若无反应，1 周后改为日量 2.5 mg，分两次口服，一般连续用药至血催乳激素降至正常范围后继续用药 1 ~ 2 年，恢复排卵率为 75% ~ 80%，妊娠率为 60%。

4. 免疫性不孕治疗

抗精子抗体阳性者可于性生活时应用避孕套 6 ~ 12 月，可使部分病人抗精子抗体水平下降。抗磷脂抗体阳性的自身免疫性不孕者，可采用泼尼松 10 mg，3 次 / 日，加阿司匹林每日 80 mg，孕前和孕中期长期口服，防止反复流产和死胎的发生。辅助生育技术包括人工授精、体外受精与胚胎移植、配子输卵管移植等。

二、护理

（一）护理评估

1. 健康史

详细询问男女双方的病史，包括男女双方的个人发育史，儿童期是否患影响性腺发育的疾病，如结核病、腮腺炎等；家族中有无遗传病史；双方结婚年龄、婚育史、是否两地分居、性生活情况（包括是否采用避孕措施、性生活频率、有无性交困难）；双方的嗜好等。

重点了解妇女的月经情况（包括初潮年龄、经期、经量及伴随症状等），生殖器官炎症史（包括阴道炎、宫颈炎和盆腔炎等）。继发不孕者应了解以往流产、分娩情况，有无产后感染病史等。

2. 身体状况

（1）症状

不孕是病人就诊的主要症状。

（2）体征

夫妻双方均应进行全身检查进行评估。男方应检查外生殖器有无畸形或病变，包括阴茎、阴囊、睾丸和前列腺的大小、形状等；女方应做妇科检查，了解有无处女膜过厚或坚韧，有无阴道痉挛或横膈、纵膈、瘢痕或狭窄，有无子宫颈或子宫异常，子宫附件有无压痛、增厚或肿块等。

(3) 辅助检查

① 男方检查

重点是精液常规检查。正常精液量为2～6 ml，平均为3～4 ml，小于1.5 ml为异常；正常pH值为7.0～7.8，在室温中放置30分钟内完全液化，精子密度为（20～200）$\times 10^9$/L，精子活率大于50%，正常形态精子占66%～88%。

② 女方检查

卵巢功能检查：包括基础体温测定、宫颈黏液结晶检查、阴道脱落细胞涂片检查、B超监测卵泡发育、月经来潮前子宫内膜活组织检查及女性激素测定等，了解卵巢有无排卵及黄体功能状态。

输卵管功能检查：常用的方法有输卵管通液术、子宫输卵管碘油造影、B超下输卵管通液术及子宫输卵管超声造影，了解输卵管通畅情况，明确阻塞部位。

宫腔镜检查：了解宫腔情况，能发现宫腔粘连、黏膜下肌瘤、内膜息肉和子宫畸形等。

腹腔镜检查：用以进一步了解盆腔情况，直接观察子宫、输卵管和卵巢有无病变或粘连，并可结合输卵管通液术，在腹腔镜直视下确定输卵管是否通畅，必要时在病变处取活检。

性交后精子穿透力试验：夫妇双方上述检查未见异常时，进行性交后试验。根据基础体温选择在预测的排卵期进行，试验前3日禁止性交，避免阴道用药或冲洗，在性交后2～8小时内取阴道后穹隆液检查有无活动的精子，验证性交是否成功等。

免疫检查：可用宫颈黏液、精液相合试验，判断免疫性不孕的因素是男方的自身抗体因素还是女方的抗精子抗体因素。

3. 心理社会评估

要仔细评估夫妇双方对不孕的心理反应。不孕病人的心理因素主要体现在：自卑感，心神不安，精神紧张，社交减少，对生活缺乏兴趣，焦躁多虑，失落感，她们不愿也忌讳和他人交谈生育方面的问题，这种现象在农村文化水平偏低的不孕症病人中表现得更为突出。许多女性随着婚龄的延长、年龄的增大，心理上的压力就会更加沉重，从而失去了治愈的信心。不孕不育虽然不是致命的疾病，但它不仅对病人的身心健康造成严重的影响，而且会带来一系列的社会问题，如夫妻感情破裂、家庭不和、离婚等。对大多数不育夫妇来说，不孕症是其生活中经历的最有压力的事件之一，极易出现情绪不稳定和精神压力，因此不孕症不但是一种生理疾病，更是一种心理创伤。

（二）护理诊断

(1) 知识缺乏。病人缺乏妊娠和不孕症的相关知识。

(2) 自我认同紊乱。此问题与长期不孕及不孕症诊治无效等有关。

(3) 社交孤立。患者出现社交孤立与缺乏家人的支持理解、不愿与他人沟通有关。

（三）护理目标

(1) 病人了解妊娠各环节及导致自己不孕的原因等有关信息。

(2) 病人能够正确地自我评价。

(3) 病人与他人（包括家庭成员）能够彼此沟通。

（四）护理措施

1. 对症护理

(1) 向妇女介绍诊断性检查可能引起的不适，如子宫输卵管碘油造影可能引起腹部痉挛感，术后约持续 1～2 小时，可以于当日即正常工作，无后遗症；子宫内膜活检后可能引起下腹部不适感，还可能出现阴道流血，术后应注意保持外阴清洁，两周内禁盆浴和性生活；腹腔镜手术后 1～2 小时病人可能感到一侧或双侧肩部疼痛，可遵医嘱用可待因等止痛。

(2) 教会妇女提高受孕的技巧。指导病人加强营养，增强体质；减轻压力，与伴侣多沟通，不把性生活单纯地看作是为了妊娠而进行的；在性交前、中、后不使用阴道润滑剂或进行阴道灌洗，不要在性交后立即起床，宜卧床并抬高臀部，持续 20～30 分钟，以便精子进入宫颈；在排卵期增加性交次数等。

2. 用药护理

指导妇女正确服药的时间和量；告知药物的副作用，如服用克罗米酚类促排卵药物，多有月经间期下腹一侧疼痛、卵巢囊肿和潮热，偶有恶心、呕吐、食欲增加、体重增加、乏力、头昏、抑郁、风疹、皮疹、过敏性皮炎、畏光、复视、多胎妊娠、自然流产、乳房不适及可逆性脱发等，若出现上述情况应及时报告医生给予处理；指导妇女在发生妊娠后立即停药。

3. 心理护理

心理性因素是导致女性不孕的重要原因之一，也是不孕症病人的重要护理问题，需要尽早治疗和家人、社会的关心。为了更准确地寻找针对性护理措施，需要护理人员耐心、细致地与不孕女性进行沟通，了解不孕女性的心理。护理人员应提供对夫妇双方的护理，可以单独进行以保证隐私，也可夫妇双方同时进行。与不孕夫妇共同讨论影响其受孕和治疗决策的因素，告知不孕症治疗可能的结果，帮助不孕夫妇选择停止治疗或继续治疗，和他们探讨适合自己的辅助生殖技术，对他们的选择给予支持，减轻他们的焦虑心理。不孕的时间越长，夫妇双方对生活的控制感越差，因此应积极采取措施帮助他们尽快度过悲伤期。鼓励不孕夫妇多沟通交流，并及时给予鼓励和疏导，防止长期悲伤、孤独、压抑造成心理疾病。

(五) 护理评价

(1) 病人是否掌握了妊娠及不孕症的相关知识。

(2) 病人能否正确地自我评价并表现出积极的应对方式。

(3) 病人能否与人沟通，表达自己对不孕的感受。

(六) 健康教育

向病人介绍妊娠的相关知识；指导病人推测排卵时间，以正确掌握性交的时间和次数；帮助病人调适心理，鼓励病人纠正一些错误观念，消除不孕引起的羞耻感，使病人满怀信心，保持良好的情绪状态。

第二节　辅助生育技术及护理

辅助生殖技术是指在体外对配子和胚胎采用显微操作技术，帮助不孕夫妇受孕的方法。辅助生殖技术包括人工授精、体外受精与胚胎移植以及在这些技术基础上派生的各种新技术。

一、辅助生殖技术

(一) 常见的辅助生殖技术

1. 人工授精（AI）

人工授精是用器械将精液注入女性生殖道内取代性交使女性妊娠的技术。按精液来源不同分丈夫精液人工授精（AIH)、供精者精液人工授精（AID）和混合精液人工授精（AIM）。

（1）人工授精的适应证

①AIH 适应证。主要适用于男方性功能障碍，如阳痿、早泄、逆行射精、尿道下裂等；女方先天或后天生殖道畸形及宫颈性不孕，如宫颈狭窄、子宫高度屈曲、宫颈黏液异常等。

②AID 适应证。主要适用于男方精子质量问题，包括少精子症、弱精子症、精液液化不良、免疫性不孕等。

③AIM 适应证。适用于男方少精子症或精子质量差，有心理治疗意义。

（2）人工授精的禁忌证

患有严重躯体疾病、生殖泌尿系统急慢性感染（如严重的宫颈炎、输卵管堵塞）、性传播疾病、生殖器官发育不全或者畸形、不排卵等。

（3）人工授精的主要步骤：

① 收集及处理精液。

② 促进排卵或预测自然排卵的规律。

③ 选择人工授精的时间：受孕的最佳时间是排卵前后的 3 ~ 4 日。于排卵前和排卵后各注射一次精液为宜[①]。

2. 体外受精与胚胎移植（IVF−ET）

体外受精与胚胎移植，即试管婴儿。体外受精指从妇女体内取出卵子放入试管内培养一个阶段与精子受精后发育成早期胚泡；胚胎移植指将胚泡移植到妇女宫腔内使其着床发育成胎儿的全过程。IVF-ET 的主要步骤为：促进与监测卵泡发育，取卵，体外受精，胚胎移植及移植后处理。

3. 卵细胞胞浆内单精子注射（ICSI）

卵细胞胞浆内单精子注射是借助于显微技术将一个精子直接注射到卵细胞胞浆内使卵子受精的方法。该技术又称第二代试管婴儿，主要适用于重度少、弱、畸精症男性不育病人。

4. 胚胎植入前遗传学诊断（PGD）

此法也称第三代试管婴儿，指在 IVF-ET 的胚胎移植前，取胚胎的遗传物质进行分析，诊断是否有异常，筛选出健康胚胎进行移植，防止遗传病传给下一代。此法用于解决有严重遗传病风险和染色体异常夫妇的生育问题。

---

① 岳华英 . 微信平台在临床护理带教管理中的应用效果观察 [J]. 中国民康医学，2017，29（9）：56–57.

(二) 常见并发症

1. 卵巢过度刺激综合征（OHSS）

卵巢过度刺激综合征是一种由于诱发促排卵所引起的医源性并发症。轻度主要表现为腹胀，卵巢增大；中度有明显下腹胀痛，明显腹水，少量胸水，双侧卵巢明显增大；重度表现为腹胀痛加剧，腹水明显增多，可因腹水而使膈肌上升或胸水致呼吸困难，卵巢直径不小于 12 cm，严重者可出现急性肾衰竭、血栓形成及成人呼吸窘迫综合征，甚至死亡。

2. 多胎妊娠

多胎妊娠是由于促排卵药物应用及多个胚胎移植引起。它会增加母体孕产期并发症，增加围生儿的病死率。

3. 流产和宫外孕

IVF-ET 的流产率较高，宫外孕发生率为 3%。

二、护理

(一) 护理评估

1. 健康史

基本同不孕症，重点了解不孕夫妇双方有无做辅助生殖技术的适应证，特别是有无辅助生殖技术治疗经历、既往治疗的方法及效果、有无并发症的发生等。

2. 身体状况

基本同不孕症。辅助检查女方应增加术前检查项目，如血常规、凝血酶原时间、肝肾功能、胸部摄片、阴道超声检查等。

3. 心理社会评估

做辅助生殖技术的不孕夫妇多经过多次治疗无效，加之对辅助生殖技术缺乏了解，多存在较严重的焦虑心理，担心治疗再次失败。因为做辅助生殖技术的费用较高，也会给不孕夫妇家庭带来一定的经济压力。

(二) 护理诊断

1. 知识缺乏

患者缺乏辅助生殖技术相关知识。

2. 焦虑

患者产生焦虑是由因知识缺乏和担心辅助生殖技术治疗再次失败等造成。

（三）护理措施

1. 心理护理

护理人员在护理过程中注意态度要和蔼，操作要严谨、认真。根据不孕夫妇的具体情况与他们一起分析应采取何种辅助生殖技术助孕、可能出现的问题及应对方法，减轻不孕夫妇因知识缺乏产生的焦虑。此外，应客观告知病人他们选择的辅助生殖技术的成功率，鼓励他们调整好心态，树立信心。

2. 治疗配合

遵医嘱对中重度 OHSS 住院病人静脉使用人白蛋白、低分子右旋糖酐等；对卵巢反应不足的病人使用 HMG 等诱发超排卵；若三胎及以上妊娠者教育其在早期进行选择性胚胎减灭术。

3. 病情观察

在用药过程中关注病情变化，中重度 OHSS 住院病人每 4 小时测量生命体征，记录出入量，每天测量体重和腹围。注意识别继发于 OHSS 的严重并发症，如卵巢破裂或蒂扭转、肝肾功能损害甚至衰竭、血栓形成、成人呼吸窘迫综合征等。加强多胎妊娠产前检查的监护，要求病人提前住院观察，足月后尽早终止妊娠。

（四）健康教育

教育妇女采取各项预防措施预防自然流产；合理用药；避免多胎妊娠；充分补充黄体功能；移植前进行胚胎染色体分析，防止异常胚胎的种植；预防相关疾病等。

结束语

《妇产科护理学》是一门重要的护理专业课程，主要介绍妇女妊娠、分娩、产后的正常过程及其护理，在此基础上介绍异常过程及患病妇女的护理、计划生育等内容。

全书本着突出“以人为中心”的宗旨，按护理程序组织内容，力求使其具有科学性、思想性、先进性、启发性和实用性。在此基础上保证专业课程的基本理论和基本知识内容，适当反映学科发展趋势，各校授课教师在使用本教材时可根据教学目标和具体学时数选择取舍内容，进行重点讲授。为使学生学会在临床实践中正确运用护理程序的科学方法管理病人，促进整体化护理的开展，各章节提示性列出2~3个可能的护理诊断或合作性问题，并列举预期目标，在护理程序系统中列出主要的护理措施和结果评价，供学生为护理对象制定护理计划时参考使用。在临床教学活动中，教师应充分发挥学生的主观能动性，学生则要积极开展评判性思维，切忌照抄书本内容，必须结合护理对象的实际情况制定相应的护理计划。

妇产科是一个涉及心理学、社会学及伦理学问题的科室，与此同时还牵动着家庭和社会的方方面面。疾病涉及面广，危急重症多，手术多，随机性强，孕期和分娩期的各种并发症又难以杜绝等，加之病人的躯体护理观察项目繁多，工作脏、苦、累，因此导致的护患矛盾与医疗纠纷相对较多，医护人员的抱怨也多。在妇科微创技术不断普及的今天，“微创”的概念正在发生质的变化，将舒适护理应用于护理实践中，在注重病人疾病的同时，更要注重病人心理需求的满足和人格尊严的完善。

总之，学习妇产科护理学的目的在于学好理论、掌握技能，发挥护理特有职能，为病人提供缓解痛苦、促进康复的护理活动，帮助护理对象尽快获得生活自理能力；为健康妇女提供自我保健、预防疾病并维持健康状态的知识。

参 考 文 献

[1] 朱钰琦 . 改良 PBL 教学法在中职信息化教学中的应用研究——以妇产科护理学为例 [J]. 卫生职业教育，2019，37(21)：75-76.

[2] 刘杨 . 信息化融合 PBL 教学法在中职医药市场营销技术课程中的应用与探索 [J]. 卫生职业教育，2019，37(2)：94-95.

[3] 谢林峰，孙亚男，向俊蓓 . 高职护理 PBL 教学质量评价量表的编制 [J]. 卫生职业教育，2019，37(6)：54-56.

[4] 李会明 . 妇产科护生沟通能力教学培养研究——“以学生为中心”教学法的应用 [J]. 黑龙江科学，2019，10(21)：56-57.

[5] 王芳菲 . 以云课堂为依托的信息化教学在妇产科护理实践教学中的作用研究 [J]. 中国卫生产业，2019，16(27)：132-133.

[6] 李红燕，丁萍，宋真等 . 微课在护理教学模式与实践中的应用进展 [J]. 安徽医药，2017，21(2)：204-207.

[7] 王艳波，陶维天，崔宇红，吉秀家，许瑞，李芳 . 妇产科护理学网络在线课程建设及线上、线下教学应用实践 [J]. 甘肃中医药大学学报，2019，36(05)：93-97.

[8] 毛力，王慧琴，王民等. 基于网络教学平台的通信原理课程混合教学模式研究 [J].中国管理信息化，2017，20(3)：244-245.

[9] 王巍，谢海军，孙增民.借鉴建构主义教育理论促进教学改革研究 [J].教育现代化，2016，3(4)：32-33.

[10] 何姗，孔令娜，朱文芬等.基于网络教学平台的混合式教学模式在《社区护理学》教学中的应用初探 [J].中国医学教育技术，2019，33(3)：323-325.

[11] 张学新. 对分课堂：大学课堂教学改革的新探索 [J]. 复旦教育论坛，2014，12(5)：5-10.

[12] 陈爱香，秦志萍. 混合式教学模式用于妇产科护理学课程的实践效果研究 [J].护理研究，2019，33(6)：1023-1028.

[13] 李会明 . 双轨教学法在妇产科护理实习带教中的应用 [J]. 黑龙江科学，2019，10(19)：86-87.

[14] 姚祚星，张丹.SPOC混合教学模式在高职《妇产科护理》中的设计及探索[J].继续医学教育，2019，33(09)：43-46.

[15] 吴旻瑜，武晓菲.教育信息化2.0的时代逻辑——《教育信息化2.0行动计划》解读之一[J].远程教育杂志，2018，36(4)：4-10.

[16] 张广君."互联网+教学"的融合与超越[J].教育研究，2016，37(6)：12-14.

[17] 张扬，李娟，张淑娟.高职院校护生自主学习准备度和学习风格的现状研究[J].护理研究，2016，30(24)：3015-3017.

[18] 邓海艳，贾小英，李潘等.PDCA循环法在《外科护理学》教学中的效果评价[J].临床医学研究与实践，2016，1(9)：118-125.

[19] 谢虔.PDCA循环法在高职院校教学质量持续改进系统中的应用[J].职业时空，2012，8(8)：21-22.

[20] 袁菲菲，李慧娟.基于"PDCA"循环的无机化学课程"理实一体化"教学模式探讨[J].长春师范大学学报，2016，35(4)：130-134.

[21] 张瑞花.PDCA循环结合多媒体技术在产科护理实训教学中的应用[J].实用临床医药杂志，2014，18(10)：136-138.

[22] 廖雪梅.应用课前微课学习资源对高职护生自主学习能力培养的研究[J].卫生职业教育，2016，34(18)：3-4.

[23] 张翠方.网络环境下PDCA循环驱动法在教学中的应用——以思想政治理论课为例[J].广西民族师范学院学报，2014，31(3)：117-119.

[24] 邓蓓蓓.微信平台在妇产科临床护理实习带教中的应用[J].中国继续医学教育，2019，11(23)：20-22.

[25] 黄瑜，梁青莲，黄美华等.微信平台在妇产科临床护理实习带教中的应用[J].广西医学，2018，40(13)：1509-1510.

[26] 赵淑梅.微信平台在普外科护理带教中的应用研究[J].卫生职业教育，2018，36(11)：87-88.

[27] 陆盛艳.微信平台和QQ群在外科护理临床实践带教中的应用[J].中医药管理杂志，2018，26(5)：172-173.

[28] 冯文.微信平台在护理实习带教管理的优势与发展前景[J].实用临床护理学电子杂志，2017，2(49)：165，177.

[29] 仇成华.基于微信平台的混合式教学在手术室护生实习带教中的探索[J].卫生职业教育，2017，35(22)：51-52.

[30] 岳华英.微信平台在临床护理带教管理中的应用效果观察[J].中国民康医

学，2017，29(9)：56-57.

[31] 易水晶，马洁稚，肖松舒等 .CBL 联合 TBL 在妇产科临床见习教学中的应用分析 [J]. 中国继续医学教育，2018，10(1)：19-21.

[32] 韩文卉，杨耀祖 . 探讨微信公众平台在护理带教中的应用效果 [J]. 中国数字医学，2017，12(2)：107-108.

[33] 代招弟 . 探讨微信结合 PBL 教学模式在蒙医妇产科带教中的应用 [J]. 世界最新医学信息文摘，2016，16(4)：190-191.

[34] 尹小妹，陈宁，王荣花等 . 微信平台在护理实习带教管理的优势及发展前景 [J]. 中国卫生产业，2015，12(34)：74-75，78.

[35] 石芳，吴婷，周云燕等 . 微课在中职护理专业翻转课堂中的应用研究 [J]. 当代教育实践与教学研究（电子刊)，2017，15(03)：280-281.

[36] 刘德芬 . 翻转课堂模式在高职护理专业《妇产科护理学》教学中的应用——以“异位妊娠”教学内容为例 [J]. 科技资讯，2019，17 (23)：156-158.

[37] 钟晓流，宋述强，焦丽珍 . 信息化环境中基于翻转课堂理念的教学设计研究 [J]. 开放教育研究，2013，19(1)：58-64.

[38] 朱家华 . 互动媒体支持下的 PBL 课堂教学研究 [D]. 武汉：华中师范大学，2015.

[39] 关超然 . 问题导向学习之理念、方法、实务与经验——医护教育之新潮流 [M].2 版 . 北京：北京大学医学出版社，2015.